内科护理学学习指导

NEIKE HULIXUE XUEXIZHIDAO

主　编　刘建芳　叶传芬

副主编　龚金根　黄笑燕　巫章华　王　伟

编　者（排名不分先后）

王　伟（南昌市卫生学校）

王　芳（赣州卫生学校）

叶传芬（赣州卫生学校）

代思琦（九江市卫生学校）

刘建芳（南昌市卫生学校）

余传松（江西护理职业技术学院）

陈　军（赣州卫生学校）

陈　刚（赣州卫生学校）

陈　皓（赣州卫生学校）

巫章华（赣州卫生学校）

胡水莲（南昌市卫生学校）

胡欢平（江西医学院上饶分院）

黄小丽（江西医学院上饶分院）

黄笑燕（江西医学院上饶分院）

龚金根（南昌市卫生学校）

戚雯琰（江西护理职业技术学院）

江西科学技术出版社

图书在版编目(CIP)数据

内科护理学学习指导/刘建芳，叶传芬主编．一南昌：江西科学技术出版社，2011.5

ISBN 978-7-5390-4114-8

I. ①内… II. ①刘…②叶… III. ①内科学：护理学-中等专业学校一教学参考资料 IV. ①R473.5

中国版本图书馆CIP数据核字(2011)第080550号

国际互联网(Internet)地址：
http://www.jxkjcbs.com
选题序号:KX2011051
图书代码:X11018-105

内科护理学学习指导　　刘建芳　叶传芬　主编

出版 发行	江西科学技术出版社
社址	南昌市蓼洲街2号附1号 邮编:330009 电话:(0791)86623491 86639342(传真)
印刷	南昌市群众印刷厂
经销	各地新华书店
开本	787mm 1092mm 1/16
字数	400千字
印张	17.25
版次	2011年7月第1版 2013年12月第5次印刷
书号	ISBN 978-7-5390-4114-8
定价	30.00元

赣版权登字-03-2011-109

前　言

《内科护理学学习指导》是《内科护理学》教材配套使用的学习指导书，目的是帮助学生掌握教材内容，通过做习题的形式巩固所学知识，供各医学院校学生使用，同时也可作为教师教学参考用书。

本书按教材的章节编排，《2011年护士执业资格考试大纲》(试行)新增的内容分别衔接在各章的后几节，各章分为教学重点、难点，习题，参考答案3个部分。其中：①重点、难点部分对每章节的重点、难点内容进行整理、归纳，对需要重点记忆的知识点用波浪线的形式加以突出，以加深学生对教材内容的理解和掌握；②习题包括名词解释、填空题、选择题(A型题)和病例讨论4种题型，并紧扣《2011年护士执业资格考试大纲》(试行)，尤其是选择题按考试的A1、A2、A3/A4型题练习，使学生对《内科护理学》教材进行学习和复习，掌握并领会其重点、难点，提高学生分析问题、解决问题的能力，顺利地通过护士执业资格考试；③参考答案便于学生验证答案的正确性，检查学习效果。

本书编写组的各位教师来自各院校且具有多年丰富的教学经验，将《内科护理学》中各章节的教学重点、难点及典型例题融入到书中，它将会成为学生学习《内科护理学》的良师益友。

本书在编写过程中，得到了各编者所在院校的大力支持，对此表示诚挚的感谢！

由于编写时间仓促和编者水平限制，书中如有不妥之处，敬请广大师生批评指正，以便不断完善。

编者

2011年5月

目　　录

第一章 绪 论

[重点、难点]

(一)内科护理学的定义

内科护理学是研究生物-心理-社会因素对内科病人的影响,介绍维护人类身心健康的内科护理理论知识、技能和运用护理程序对护理对象实施整体护理的思维和方法,以达到减轻痛苦、促进康复、增进健康的一门临床护理学科。

(二)内科护士的基本素质

内科护士承担着护理者、计划者、管理者、教育者、协调者、代言者、研究者等多种角色。护士要运用护理程序独立地为病人解决健康问题,这就要求内科护士应具备如下基本素质:

1. 职业道德素质

热爱护理事业,有全心全意为人民服务的精神,有诚实的品德和较高的慎独修养,有自尊、自爱、自强的品质。

2. 文化科学素质

要具有自然科学、社会科学和人文科学等多学科知识,掌握一门外语和计算机应用技能以及现代科学发展的新理论、新技术。

3. 专业素质

具有完整的护理专业理论和较强的护理操作技能,具有敏锐的观察能力和综合、分析、判断能力及护理教学和科研能力。

4. 身体心理素质

具有健康的体魄和良好的职业形象,有健康的心理和自我控制能力,具有良好的人际关系和协作能力。

(三)内科护理的一般原则

1. 评估及满足病人的需要

护士应随时评估病人的基本需要,以便于帮助病人获得这些需要的满足。

2. 运用护理程序评估、诊断和处理病人健康问题的反应

护理程序包括:护理评估、护理诊断、制定护理计划、实施护理措施和护理评价5个要素。

(1)护理评估:是护理程序的第一阶段。护士要收集病人的主观和客观资料。

(2)护理诊断:护士对病人的现存或潜在的健康问题的专业描述。

(3)护理计划:依据病人的健康问题,提出解决问题的措施和预期要达到的目标。

(4)护理措施:根据计划进行实施。

(5)护理评价:对实施护理计划后,病人的健康问题改善情况作评价。

3. 协助对病人的诊断治疗

检查和治疗前要告知病人检查或治疗的目的、内容及方法等,消除病人的紧张情绪,使其愿意配合,如指导病人正确使用标本容器、检查用药的服用方法、饮食限制等,让病人了解治疗措施和药物的作用、副作用、用药剂量和疗程等。

4. 注意环境护理

病室要整洁、安静、温湿度适宜,空气新鲜。

5. 注意饮食护理

根据病人的病情,给予病人饮食指导,如慢支病人应给予高热量、高蛋白、高维生素饮食,慢性心衰病人应给予低盐、低脂、低热量饮食。

6. 观察和预防并发症

护士应警惕病人的病情变化,密切观察和预防并发症的发生,并协助医生做好并发症的处理。

7. 做好心理护理

帮助病人消除紧张、焦虑心理,协助减少癌症病人的恐惧心理。

8. 健康教育

护士应告诉病人疾病的基本知识、饮食、休息、运动、用药和防治等。

(四)内科病人的临床分级护理

1. 特级护理

(1)分级依据:病情危重,随时需抢救。如急需进行心、肺、脑复苏及复苏后病人,多系统、多器官功能严重衰竭病人、急性心肌梗死、甲亢危象等。

(2)护理标准:安置病人进抢救室、监护室或单人病房。专人24小时看护,严密观察病情变化,随时测量生命体征。备齐抢救用物,以备急用。

2. 一级护理

(1)分级依据:病情严重,随时可能发生变化,如急性失血、休克、高热、惊厥、昏迷、瘫痪、外伤等。

(2)护理标准:需绝对卧床休息,每15~30分钟巡视1次,根据病情需要定时测量生命体征。

3. 二级护理

(1)分级依据:病情尚稳定,需卧床休息,生活不能自理。

(2)护理标准:每1~2小时巡视1次,按常规给病人测量生命体征。

4. 三级护理

(1)分级依据:病情较轻、一般的慢性病或恢复期的病人,生活完全可以自理。

(2)护理标准:按常规定期巡视病人,给病人测量生命体征。

[习题]

(一)名词解释

内科护理学

(二)填空题

护理程序的5个步骤:________、________、________、________、________。

(三)选择题(A型题)

1. 护士应具有生理-心理-社会方面的素质是指( )

A. 有护理教育与护理科研的基本知识

B. 有观察和分析能力

C. 能用护理程序的工作方法解决病人的健康问题

D. 有必要的护理理论、人文社会科学知识

E. 有健康的体魄、良好的心理素质和良好的人际关系

2. 内科护理学研究的内容是( )

A. 内科常见的多发病的护理评估、诊断与计划实施

B. 如何制定护理程序

C. 如何保持和恢复病人健康

D. 研究内科病人生理、心理和社会方面健康问题的发生、发展规律

E. 诊断和处理病人的健康问题

3. 下列属于医护合作性问题的是( )

A. 便秘:与长期卧床有关

B. 知识缺乏:与缺乏高血压病自我护理知识有关

C. 有皮肤完整性受损的危险:与长期卧床有关

D. 睡眠形态紊乱:与环境陌生有关

E. 潜在并发症:脑出血

4. 下列关于护理程序的说法,错误的是( )

A. 是以系统论为理论框架

B. 其目标是增进或恢复服务对象的健康

C. 是指导护士工作及解决问题的科学方法

D. 是有计划、有决策与反馈功能的过程

E. 是由估计、诊断、计划、实施四个步骤组成

5. 护理程序的初级阶段为( )

A. 评估　　B. 诊断　　C. 计划

D. 实施　　E. 评价

6. 护理评估一般在什么时间进行( )

A. 入院时　　B. 出院时　　C. 入院及出院时都要

D. 自入院时开始至出院为止　　E. 出院期间

7. 下列资料中属于客观资料的是( )

A. 腹痛　　B. 咽部充血　　C. 头晕

D. 感到恶心　　E. 睡眠不好、多梦

8. 下列哪项不是护理诊断( )

A. 真性尿失禁　　B. 营养失调　　C. 体温过高
D. 体液不足　　E. 脑出血

9. 内科护理工作内容不包括(　　)
A. 独立对疾病的病因、病理作出诊断　　B. 给病人制定睡眠计划
C. 指导病人如何戒烟　　D. 举办各项健康教育　　E. 配合进行药物治疗

10. 应给予特别护理的病人是(　　)
A. 瘫痪　　B. 癌症　　C. 肾脏移植术后
D. 高热　　E. 胃大部分切除术

11. 张女士,60 岁。出院时带了 3 种药,周护士交代病人出院后应注意的饮食和这几种药的使用方法,此时周护士的角色功能是(　　)
A. 直接提供护理　　B. 管理　　C. 教师
D. 科研　　E. 协调

12. 王先生,48 岁。发热、咳嗽 3 天入院,入院后诊断为"急性上呼吸道感染"。以下是护士收集到的病人资料,其中属于主观资料的是(　　)
A. 体温 39.5℃　　B. 咳白色痰　　C. 急性病容
D. 头痛 3 小时　　E. 呼吸 20 次/min

(13~14 题共用题干)

李先生,65 岁。排脓血黏液便伴腹痛 3 个月入院,入院后诊断为大肠癌,行大肠癌根治术,术后回病房。

13. 该病人的护理级别为(　　)
A. 特级护理　　B. 一级护理　　C. 二级护理
D. 三级护理　　E. 四级护理

14. 护士巡视该病人的时间宜为(　　)
A. 24 小时专人看护　　B. 每 15~30 分钟巡视 1 次　　C. 每 30~60 分钟巡视 1 次
D. 每 1~2 小时巡视 1 次　　E. 每天巡视 2 次

[参考答案]

(一)名词解释

内科护理学是研究生物-心理-社会因素对内科病人的影响,介绍维护人类身心健康的内科护理理论知识、技能和运用护理程序对护理对象实施整体护理的思维和方法,以达到减轻痛苦、促进康复、增进健康的一门临床护理学科。

(二)填空题

护理程序的 5 个步骤:护理评估、护理诊断、制定护理计划、实施护理措施、护理评价。

(三)选择题(A 型题)

1. E　2. D　3. E　4. E　5. A　6. D　7. B　8. E　9. A　10. C
11. C　12. D　13. B　14. B

第二章　呼吸系统疾病病人的护理

［重点、难点］

第一节　概　述

一、呼吸系统的解剖结构

呼吸系统由呼吸道、肺和胸膜组成。

(一)呼吸道

呼吸道是气体进入肺的通路。以环状软骨为界，分为上、下呼吸道。

1. 上呼吸道

由鼻、咽、喉组成。鼻对吸入气体起过滤、湿化和加温调节的作用；咽是呼吸道和消化道的共同通道；喉是发音的主要器官，在咳嗽中起重要作用。

2. 下呼吸道

由气管和支气管组成。气管在隆突处(位于胸骨角或第4胸椎水平)分为左、右支气管。右支气管较左支气管粗、短而陡直，与气管分叉角度较小；左支气管相对较细长、且趋于水平。因而气管内插管有可能误入右支气管，异物吸入更易进入右支气管，吸入性病变如肺脓肿也以右侧发生率为高。

(二)肺

肺是进行气体交换的器官，左右各一，分别位于胸腔内纵隔的两侧。左肺分为上、下两叶，右肺分为上、中、下三叶。

(三)胸膜

胸膜分脏层和壁层两层。脏层胸膜紧贴在肺的表面，而壁层胸膜则衬于胸壁的内面，两层胸膜在肺根处相互移行并形成一个潜在的密闭间隙，称为胸膜腔。正常胸膜腔呈负压，腔内仅有少量浆液起润滑作用。

二、呼吸系统的生理功能

(一)肺的通气和换气功能

呼吸系统的主要生理功能是机体与外界环境之间进行气体交换，即通气和换气功能，这一过程称为呼吸。通过呼吸，机体从外界吸入氧气，排出二氧化碳。

(二)呼吸系统的防御、免疫功能

呼吸系统的防御功能可通过对空气的过滤、打喷嚏、咳嗽、上皮屏障和黏液的限制等避免吸入异物;肺泡巨噬细胞对细支气管和肺泡有吞噬作用;呼吸道分泌物中多种物质如溶菌酶、免疫球蛋白等对病毒和细菌有抑制和杀灭作用。

(三)其他功能

呼吸系统还参与递质的释放和代谢,是一个重要的内分泌、代谢器官。

三、呼吸系统疾病常见症状和体征的护理

咳嗽和咳痰

(一)概要

咳嗽是呼吸道黏膜受刺激引起的一种保护性的反射动作,借以排出呼吸道内的异物或病理性分泌物。咳痰是指借助支气管黏膜上皮纤毛运动、支气管平滑肌的收缩及咳嗽反射将呼吸道的分泌物或肺泡的渗出物从口腔排出体外的动作。

(二)护理评估

1. 健康史

常见的病因有:①呼吸系统感染是最常见病因,其次有过敏、异物、肿瘤、理化因素刺激等;②胸膜疾病:见于胸膜炎、气胸、胸膜肿瘤等;③循环系统疾病:见于左心衰竭引起的肺淤血、肺水肿等;④其他:累及呼吸系统的传染病、寄生虫病、全身性疾病,如麻疹、百日咳、流行性出血热、肺阿米巴病、系统性红斑狼疮、尿毒症等。

2. 身心状况

(1)咳嗽、咳痰的性质:咳嗽无痰为干性咳嗽,有痰的咳嗽为湿性咳嗽。咳嗽的时间:呼吸道异物或过敏可出现突然咳嗽;夜间阵发性咳嗽常见支气管哮喘和左心衰竭;慢性咳嗽见于肺结核、慢性支气管炎;肺癌病人的咳嗽常呈慢性进行性加重。咳嗽的音色:犬吠样咳嗽常因气管受压引起,若伴有声音嘶哑则有声带受损,见于喉头水肿和喉癌;支气管肺癌的咳嗽常带金属音的咳嗽;咳嗽无力见于喉返神经麻痹及高度衰竭病人。咳嗽的体位:支气管扩张和肺脓肿病人为体位性咳嗽、咳痰。

(2)痰液的外观与气味:白色、无色泡沫状痰多见于支气管炎和支气管哮喘,脓痰提示有化脓性感染,绿脓杆菌感染时常咳黄绿色痰,肺炎杆菌感染时痰呈红棕色胶冻状,铁锈色痰为肺炎球菌肺炎的特征表现,急性肺水肿的特征是咳粉红色泡沫样痰。痰有恶臭提示厌氧菌感染。大量脓痰静止后分为三层,为支气管扩张和肺脓肿病人痰液典型特征。

(3)痰量:痰量大于 100ml/d 为大量咳痰。

(4)伴随症状及并发症:伴发热常提示感染;伴胸痛应警惕病变累及胸膜;剧烈咳嗽可引起气胸、纵隔气肿、咳嗽性晕厥、肌肉损伤、病理性骨折等。

(三)护理诊断及合作性问题

清理呼吸道无效　与痰液黏稠、咳嗽无力有关。

(四)护理措施

1. 一般护理

保持室内空气新鲜流通,温湿度适宜,避免尘埃和烟雾等刺激,注意保暖,并经常变换体

位有利于痰液咳出。给予高蛋白、高维生素饮食，不宜油腻食物。每天饮水量保持1500ml以上。

2. 协助排痰护理

除按医嘱用祛痰药如氯化铵、必嗽平等药物外，协助病人排痰措施有：①指导有效咳嗽：适用于神志清醒尚能咳嗽的病人；②湿化呼吸道：适用于痰液黏稠不易咳出者；③拍背与胸壁震荡：适用于长期卧床、久病体弱、排痰无力病人；④体位引流：适用于痰液量较多者；⑤机械吸痰：适用于痰量较多、排痰困难、咳嗽反射弱的病人，尤其是昏迷或已行气管切开、气管插管者。每次吸痰不超过10秒。

3. 对症护理

咳脓痰者应加强口腔护理；昏迷病人，每2小时翻身1次，每次翻身前后注意吸痰，以免口腔分泌物进入支气管造成窒息。

咯　血

(一)概要

咯血是指喉部以下的呼吸道或肺部组织出血经口腔咯出。根据咯血量的多少，可分为痰中带血，小量、中量、大量咯血。

(二)护理评估

1. 健康史

(1)咯血始发年龄与伴随症状：如自幼咳嗽伴脓痰者为支气管扩张症，年轻人的干咳伴低热、盗汗者以结核病多见，40岁以上的有吸烟史的男性病人持续咯血应警惕为肺癌的可能。

(2)常见病因：肺结核、支气管扩张症、肺癌、风湿性心脏病二尖瓣狭窄为最为常见的病因。其他有慢性支气管炎、肺炎、肺脓肿、肺动脉高压症、血液病、肺出血－肾炎综合征、尿毒症等。

2. 身心状况

(1)咯血先兆：咯血前病人常有喉头发痒、口有腥味或痰中带血丝、胸部压迫感等自觉症状。

(2)咯血量及性状：一次咯血量少于100ml为小量咯血；100～300ml为中等量咯血；大于300ml或24小时内咯血量超过600ml为大量咯血。咯血多为鲜红色、含有泡沫或痰液，不易凝固，呈碱性。咯血需与呕血相鉴别见表2－1。

表2－1　咯血与呕血鉴别

项目	咯血	呕血
病因	肺结核、支气管扩张症、肺癌、二尖瓣狭窄等	消化性溃疡、肝硬化、胃癌等
出血前症状	喉痒、胸闷、咳嗽等	上腹部不适、恶心、呕吐等
出血方式	咯出	呕出，可为喷射状
出血颜色	鲜红色	棕黑色或暗红色(有时鲜红色)
血中混有物	泡沫与痰液	食物残渣
酸碱反应	碱性	酸性

续表

项目	咯血	呕血
黑便	无,将血咽下者可有	有,可持续数日
出血后痰性状	痰中带血	无痰

(3)并发症:窒息、失血性休克是咯血的主要并发症,也是致死的主要原因。另外有肺不张、继发感染等。

(4)心理状况:一旦咯血,病人神情紧张、恐慌;反复咯血者常烦躁不安、焦虑,甚至恐惧。

(三)护理诊断及合作性问题

1. 有窒息的危险　与大咯血导致气道阻塞有关。

2. 焦虑或恐惧　与大咯血有关。

(四)护理措施

1. 一般护理

安静休息,以减少肺部活动度。休息能使小量咯血自行停止。大量咯血时应绝对卧床休息,病人取患侧卧位,有利于健侧通气。若为肺结核病人咯血,则可防止病灶扩散。大量咯血者暂禁食,小量咯血者宜进少量凉或温的流质饮食,避免饮用浓茶、咖啡、酒等刺激性饮料。多饮水及多食富纤维素食物,以保持大便通畅。

2. 病情观察

记录咯血量,监测生命体征及尿量,密切观察窒息的表现。大咯血时出现咯血不畅、胸闷气促、情绪紧张、面色灰暗、喉部有痰鸣音,或喷射性大咯血突然中止等是窒息的先兆表现。若出现表情恐怖、张口瞪目、两手乱抓、抽搐、大汗淋漓、牙关紧闭或神志突然丧失,提示发生了窒息。

3. 用药护理

①止血药物的应用及护理:对中等量以上咯血者,常用脑垂体后叶素缓慢静脉推注,或静脉滴注。有冠心病、高血压、妊娠者禁用。②镇静剂的应用及护理:对烦躁不安者可用地西泮 5~10mg 肌注,或 10% 水合氯醛 10~15ml 保留灌肠,亦可用普鲁卡因缓慢静脉滴注。禁用吗啡、哌替啶,以免抑制呼吸。③镇咳剂的应用及护理:大咯血伴剧烈咳嗽时常用可待因口服或皮下注射。年老体弱、肺功能不全者慎用。

4. 并发症护理

(1)窒息的预防:咯血时注意观察病情变化,大量咯血者暂禁食,应指导病人进行有效咳嗽,劝告病人身心放松,不宜屏气,防止声门痉挛,血液引流不畅形成血块,造成呼吸道阻塞发生窒息。禁用呼吸抑制剂、镇咳剂,以免抑制咳嗽反射及呼吸中枢,使血块不能咳出而发生窒息。准备好抢救用品。

(2)抢救配合:立即置病人于头低足高位,轻拍背部以利血块排出。清除口、鼻腔内血凝块,或迅速用鼻导管接吸引器插入气管内抽吸,以清除呼吸道内积血。必要时立即行气管插管或气管镜直视下吸取血块。气管血块清除后,若病人自主呼吸未恢复,应进行人工呼吸,给高流量吸氧或按医嘱应用呼吸中枢兴奋剂。

胸　痛

（一）概要

胸痛是由于胸内脏器、纵隔或胸壁组织病变引起的胸部疼痛。其疼痛范围和程度不一定与病变部位和程度相一致。

（二）护理评估

1. 健康史

常见病因有胸壁组织病变、胸内脏器病变、神经精神性胸痛及膈下脓肿、肝癌、肝脓肿等可引起胸痛。

2. 身心状况

胸膜炎所致的胸痛，以腋下为明显，且可因咳嗽和深呼吸而加剧；自发性气胸的胸痛在剧咳或劳动中突然发生且较剧烈；肋间神经痛沿肋间神经呈带状分布，为刀割样、触电样或灼痛；冠心病的胸痛位于胸骨后，呈压榨样痛或窒息样痛。

（三）护理诊断及合作性问题

疼痛：胸痛　与胸壁或胸内内脏病变有关。

（四）护理措施

1. 一般护理

舒适的体位，胸膜炎病人取患侧卧位，以减少局部胸壁与肺的活动，缓解疼痛。

2. 对症护理

胸部活动引起剧烈疼痛者，可在呼气末用15cm宽胶布固定患侧胸廓（胶布长度超过前后正中线），以减低呼吸幅度，达到缓解疼痛目的。局部湿热敷、冷湿敷或肋间神经封闭疗法止痛。当病人出现剧烈胸痛伴呼吸困难，或因癌症引起胸痛等情况，可按医嘱适当使用镇痛剂和镇静剂。

肺源性呼吸困难

（一）概要

呼吸困难是指病人自觉空气不足，呼吸费力，并伴有呼吸频率、深度与节律的异常。严重时出现鼻翼扇动、张口或端坐呼吸。肺源性呼吸困难是由于呼吸系统疾病引起肺通气功能和换气功能障碍，导致缺氧和（或）二氧化碳潴留所致。

（二）护理评估

1. 健康史

常见病因为支气管、肺、胸膜病变，如支气管哮喘、慢性支气管炎、肺气肿、肺炎、肺不张、胸膜炎、胸腔大量积液、气胸等。

2. 身心状况

（1）类型及特点：①吸气性呼吸困难：常因上呼吸道、气管、大支气管的炎症，异物或肿瘤等引起呼吸道狭窄、梗阻所致。特点为吸气明显困难伴干咳或高调的吸气性喘鸣音，严重时出现“三凹征”；②呼气性呼吸困难：常由肺组织弹性减弱及小支气管痉挛性狭窄（如支气管哮喘、慢性支气管炎、阻塞性肺气肿等)所致。特点为呼气时间延长、呼气费力,常伴有哮鸣音;③混合性呼吸困难:常因广泛性肺部病变、大量胸腔积液、气胸使呼吸面积减少所致。特点为吸气和呼气均费力,呼吸浅而快,常有呼吸音变化及病理性呼吸音。

(2)起病情况:呼吸困难是突然发生,可能是支气管哮喘或自发性气胸;呼吸困难超过数月且逐渐加重,呼吸浅快,可能是阻塞性肺气肿;肺性脑病时,可出现潮式呼吸、间停呼吸。

(3)呼吸困难程度:①轻度:能与相同年龄的健康人同样地行走,但不能同样地登高或上台阶;②中度:在平地不能与相同年龄健康的人同样地行走,但可按自己的速度行走或步行中需要不断休息;③重度:说话、脱衣也感到呼吸困难,不能外出活动。

(三)护理诊断及合作性问题

1. 气体交换受损　与肺部病变广泛使呼吸减少有关。

2. 低效型呼吸形态　与支气管平滑肌痉挛、气道狭窄或肺气肿有关。

(四)护理措施

1. 一般护理

病室环境应保持空气新鲜,适宜的温湿度,避免刺激性气体。严重呼吸困难时,病人应尽量减少活动和谈话。医护人员应设法分散病人注意力,指导病人作慢而深的呼吸,以缓解症状。宜采取半卧位或端坐位,减轻呼吸困难。保持口鼻腔卫生及呼吸道通畅,若张口呼吸者应清洁口腔2~3次/d,并根据需要补充水分。

2. 氧疗护理

(1)方法:缺氧严重而无二氧化碳潴留者,可用面罩给氧;缺氧伴有二氧化碳潴留者,可用鼻导管或鼻塞法给氧。

(2)流量:①如 PaO_2 在50~60mmHg、$PaCO_2$ 小于50mmHg时,可用一般流量(2~4L/min)、氧浓度为29%~37%给氧;②如 PaO_2 在40~50mmHg、$PaCO_2$ 正常或偏低时,可加大氧流量为3~5L/min、氧浓度为33%~41%给氧;③如 PaO_2 小于40mmHg、$PaCO_2$ 正常时,可短时间、间歇高流量(6~8L/min)、高浓度(45%~53%)加压给氧;④如 PaO_2 小于30mmHg、$PaCO_2$ 大于50mmHg时,应持续低流量(1~2L/min)、低浓度(25%~29%)给氧,以防止缺氧纠正过快,削弱呼吸中枢的兴奋作用,加重二氧化碳潴留。

第二节　急性上呼吸道感染病人的护理

(一)概要

急性上呼吸道感染是指鼻腔、咽或喉部急性炎症的总称,为呼吸道最常见的疾病。全年皆可发病,以冬、春季多见。各年龄段人均可发病,具有较强的传染性,可通过含有病毒的飞沫或被污染的用具传播,常在气候突变时流行。由于病毒的类型较多,人体对各种病毒感染后产生的免疫力较弱且短暂,并无交叉免疫,同时在健康人群中有病毒携带者,故一个人一年内可有多次发病。当炎症消退后,上呼吸道黏膜的结构、功能恢复正常。

本病无特效药物治疗,以对症治疗或中药治疗为主。细菌感染时,给予有效的抗生素。病毒感染一般不用抗生素。

（二）护理评估

1. 健康史

急性上呼吸道感染70%～80%是由病毒引起。细菌感染可伴发或继发于病毒感染之后，以溶血性链球菌多见。

2. 身心状况

（1）普通感冒：以鼻咽部卡他症状为主要表现。最常见的病原体是鼻病毒。检查鼻腔黏膜充血、水肿、有分泌物，咽部轻度充血。一般经5～7天痊愈。

（2）病毒性咽炎、喉炎和支气管炎：临床可表现为咽炎、喉炎和支气管炎的症状。多由鼻病毒、腺病毒、流感病毒等引起。体检咽部或喉部明显充血、水肿、咽后壁淋巴滤泡增生，颌下淋巴结肿大且触痛。急性病毒性支气管炎可闻及干性和湿性啰音。

（3）疱疹性咽峡炎：表现为明显咽痛、发热，病程约1周。由柯萨奇病毒等引起，多见于儿童。检查咽充血，软腭、腭垂、咽及扁桃体表面有灰白色疱疹及浅表溃疡，周围有红晕。

（4）咽结膜热：临床表现有发热、咽痛、畏光、流泪、咽及结合膜明显充血。多由腺病毒、柯萨奇病毒等引起，儿童多见。

（5）细菌性咽、扁桃体炎：由细菌感染引起。起病急，有畏寒、发热可达39℃以上，咽痛明显，吞咽时加剧。体检咽部明显充血，扁桃体充血肿大，表面有黄色点状渗出物，颌下淋巴结肿大、压痛。

（6）并发症：急性鼻窦炎、中耳炎、气管－支气管炎、风湿病、肾小球肾炎、心肌炎等。

3. 实验室及其他检查

血常规检查：病毒感染时白细胞计数正常或偏低，淋巴细胞相对增加；而细菌感染时，白细胞计数及中性粒细胞增加。

（三）护理诊断及合作性问题

体温过高　与感染有关。

（四）护理措施

1. 一般护理

注意休息，不要过度疲劳；保持环境安静，寒战时注意保暖。给予易消化、高热量、高维生素流质或半流质饮食，鼓励多饮水。物理降温或按医嘱应用药物降温。

2. 病情观察

密切观察体温、脉搏、呼吸的变化。警惕并发症发生。

3. 用药护理

咽痛、声嘶者可用淡盐水漱咽部或含服消炎喉片，声嘶者可行局部雾化疗法；鼻塞、流涕者可用1%麻黄素滴鼻，流清涕者可服马来酸氯苯拉敏4mg，3次/d；头痛者给予退热镇痛药；可根据病原菌选用敏感的抗生素药物，可选用病毒唑、大环内酯类、青霉素类、氟喹诺酮类、头孢菌素等。

（五）健康教育

加强体育锻炼和耐寒（如冷水洗脸、冷水擦身等）训练，增强体质。避免受凉、淋雨、过度疲劳等诱发因素。在流行季节，尽量少去公共场所，室内用食醋5～10ml/m^3，以1～2倍清水稀释后关闭门窗以温火加热熏蒸，1次/d，连用3次；用流感疫苗行鼻腔喷雾；也可用中草药预防,贯众、板蓝根、野菊花、桑叶等熬汤饮用。

第三节　慢性支气管炎、阻塞性肺气肿、慢性肺源性心脏病病人的护理

(一)概要

慢性阻塞性肺疾病(简称 COPD)是一种具有气流受限特征的肺部疾病,气流受限不完全可逆,呈进行性发展。慢性支气管炎(简称慢支)是指气管、支气管黏膜及其周围组织的慢性非特异性炎症。阻塞性肺气肿(简称肺气肿)是指终末细支气管远端的气道弹性减退,过度膨胀、充气和肺容积增大或同时伴有气道壁破坏的病理状态。慢性肺源性心脏病(简称肺心病)是由于肺组织、肺血管和胸廓慢性病变所致的肺循环阻力增加、肺动脉压力增高,继而右心肥厚、扩大,右心衰竭的心脏病。

在我国,慢支是形成阻塞性肺气肿最主要的原因,部分病人可继发肺动脉高压、肺源性心脏病,进一步严重可引起呼吸衰竭、肺性脑病。本病是严重危害人民健康的常见病、多发病,尤以老年人多见。我国的患病率为 3% ~5%。随年龄增长而增加,50 岁以上者可高达 15%左右。北方高于南方,农村高于城市。

慢支急性发作期治疗以控制感染、祛痰止咳为主,伴发喘息时,应予解痉平喘的治疗。临床缓解期措施为加强锻炼、增强体质、提高机体抵抗力、戒烟等预防复发为主。肺气肿的治疗目的在于改善呼吸功能,提高病人工作、生活能力。肺心病的急性加重期应积极控制感染,保持呼吸道通畅,改善呼吸功能,纠正缺氧和二氧化碳潴留,控制呼吸和心力衰竭的发生。缓解期应防治原发病及急性呼吸道感染,增强体质,去除诱发因素,减少或避免急性加重期的发生,逐渐使肺、心功能得到部分或全部恢复,从而延缓病情发展。

(二)护理评估

1. *健康史*

病因尚未完全清楚,认为吸烟、大气污染、感染、过敏等为慢支的易感因素。其中感染是慢支发生、发展的重要因素。除以上因素外,尚有呼吸道局部防御及免疫功能减低、植物神经功能紊乱、营养不良、遗传、寒冷气候可诱发慢支发作和加重。慢支是肺气肿最主要的病因,肺心病也是以慢支并发肺气肿最为多见。

2. *身心状况*

(1)症状:①慢支:临床上以咳嗽、咳痰或伴有喘息及反复发作的慢性过程为特征。临床分型:可分为单纯型和喘息型两型。临床分期:急性发作期指在 1 周内出现"咳"、"痰"、"喘"等症状,任何一项明显加剧;慢性迁延期指在不同程度的"咳"、"痰"、"喘"症状迁延 1 个月以上者;临床缓解期指经治疗后临床症状缓解,症状基本消失或偶有轻微咳嗽、少量痰液,持续 2 个月以上者。每年发病持续 3 个月,连续 2 年或以上,并排除其他心、肺疾患时,可作出诊断;②肺气肿:慢支并发肺气肿时,除咳嗽、咳痰、喘息外,可出现逐渐加重的呼吸困难及肺气肿体征;③肺心病:分为肺、心功能代偿期和肺、心功能失代偿期。前者主要为慢支、肺气肿、肺动脉高压和右心室肥大的体征。后者常因急性呼吸道感染诱发,主要表现为呼吸衰竭、心力衰竭。

(2)体征：慢支早期无异常。急性发作时，双肺可有散在的干、湿啰音。喘息型慢支发作时，可闻及哮鸣音及呼气延长。并发肺气肿时有肺气肿体征，即胸部呈桶状，呼吸运动减弱，触诊语颤减弱或消失，叩诊呈过清音，心浊音界缩小，肺下界和肝浊音界下降，听诊呼吸音减弱，呼气延长，心音遥远。肺心病时肺动脉瓣区 P_2 亢进，三尖瓣区出现收缩期杂音或剑突下心脏搏动。

(3)并发症：自发性气胸、肺性脑病、心律失常、水电解质及酸碱平衡失调、上消化道出血等。肺性脑病是最主要死亡原因。

(4)心理状况：病人病程长，身体每况愈下，精神和经济负担重，易出现烦躁不安、忧郁、焦虑的情绪。缺氧，咳嗽无力，容易产生精神不振、失眠、语言交流费力等。

3. 实验室及其他检查

(1)血象：慢支急性发作时，血白细胞计数及中性粒细胞计数增加。

(2)痰培养：可培养出病菌。

(3)动脉血气分析：阻塞性肺气肿动脉血氧分压 PaO_2 降低，$PaCO_2$ 升高，并可出现失代偿性呼吸性酸中毒。肺心病失代偿期可出现低氧血症或合并高碳酸血症，当 PaO_2 小于 60mmHg、$PaCO_2$ 大于 50mmHg 时，表示有呼吸衰竭。H^+ 浓度可正常或升高，碱中毒时可以降低。

(4)呼吸功能检查：慢支并肺气肿时，第 1 秒用力呼气量占用力肺活量比值小于 60%，最大通气量低于预计值的 80%，其中残气容积占肺总量的百分比增加，超过 40% 说明肺过度充气，对诊断肺气肿有重要意义。

(5)胸部 X 线检查：慢支可见双肺纹理增粗、紊乱。肺气肿可见两肺叶透亮度增加，肋间隙增宽，心影常呈垂直状，心影狭长。肺心病显示肺动脉高压和右心室肥大的征象。

(6)心电图：肺心病时右心室肥厚、肺型 P 波，为诊断肺心病的参考条件。

(7)超声心动图检查：测定右肺动脉内径或肺动脉干及右心房增大等指标，可确诊断为肺心病。

(三)护理诊断及合作性问题

1. 清理呼吸道无效　与痰液多、黏稠咳不出或年老体弱咳嗽无力有关。

2. 气体交换受损　与肺气肿有关。

3. 活动无耐力　与肺部原发病及肺、心功能下降引起慢性缺氧有关。

4. 营养失调：低于机体需要量　与呼吸困难、摄入减少和代谢需要量增加有关。

5. 体液过多　与水肿、心衰有关。

6. 潜在并发症　肺性脑病、心律失常、自发性气胸、酸碱失衡及电解质紊乱、消化道出血等。

(四)护理措施

1. 一般护理

取舒适的端坐位或半卧位休息。给予高蛋白、高热量、高维生素、易消化饮食，鼓励少量多餐，避免过冷、过热及产气食物。及时清除痰液，改善通气。

2. 氧疗护理

给予鼻导管低流量持续给氧，流量 1～2L/min。每天氧疗时间不少于 15 小时。随时做血气分析监护，理想的治疗是维持 PaO_2 在 60mmHg 左右。

3. 病情观察

观察病人生命体征、神志、尿量、痰液、呼吸困难、发绀、水肿等改变，注意血电解质、血气分析、血氧饱和度等的监测。

4. 用药护理

按医嘱使用抗感染、祛痰、平喘药物及气雾疗法，慎用强止咳药及镇静剂。有肺心病按医嘱应用利尿剂、强心剂及呼吸兴奋剂，注意药物副作用，特别是由于慢性缺氧及感染，病人对洋地黄类药物耐受性降低，疗效差、易中毒。用药后须严密观察疗效和有无不良反应。

(五)健康教育

宣传防治各种呼吸道感染，尤其是防治感冒的重要性；改善环境卫生，避免有害烟雾和刺激性气体。指导和训练病人掌握有效的咳嗽技术、缩唇呼吸和腹式呼吸锻炼。训练缩唇呼吸、腹式呼吸，呼与吸时间比例为 2～3:1，每分钟 10 次左右，2 次/d。告知坚持长期家庭氧疗，学会自我监测病情变化，若发现有呼吸道感染或肺心病、肺性脑病症状时，应立即就诊。

第四节　支气管哮喘病人的护理

(一)概要

支气管哮喘(简称哮喘)是一种以嗜酸性粒细胞、肥大细胞和 T 淋巴细胞等多种炎症性细胞介导的气道慢性变应性炎症性疾病。易感者对各种激发因子具有气道高反应性，可发生不同程度的可逆性广泛气道阻塞。经合理治疗，可减轻发作或减少发作次数，部分病人可以治愈。如诱发因素未能消除，哮喘反复发作而加重，可并发肺气肿、肺源性心脏病。心、肺功能不全则预后较差。我国的患病率为 1%～4%，近年有增加趋势。半数在 12 岁以前起病，成人男、女患病率大致相同。约 20% 的病人有家族史。

病因还不十分清楚，多数认为是与遗传因素、环境因素(如尘螨、花粉、真菌、动物毛屑、二氧化硫、氨气等各种特异和非特异性吸入物)及感染、食物、药物(如普萘洛尔、阿司匹林等)、气候变化、运动、情绪激动等有关。变态反应、气道慢性炎症、气道高反应性及自主神经功能障碍等因素的相互作用，共同参与哮喘的发病过程。

防治原则包括消除病因、控制急性发作、巩固治疗、改善肺功能、防止复发、提高病人的生活质量。

(二)护理评估

1. 健康史

应注意询问家族史、过敏原接触史、感染史及吸烟、气候变化、剧烈运动、精神因素等病因或诱因。

2. 身心状况

(1)症状：分为外源性哮喘和内源性哮喘。典型的表现为反复发作性、伴有哮鸣音的呼气性呼吸困难或发作性胸闷和咳嗽等症状。可在数分钟内发作，持续数小时至数日，可自行缓解或用平喘药物缓解。严重的哮喘发作持续 24 小时以上，经一般支气管舒张剂治疗不能缓解者，称为重症哮喘。病人表现为极度呼吸困难、端坐呼吸、发绀明显、大汗淋漓、心慌、焦虑不安或意识障碍，甚至出现呼吸及循环衰竭。

(2)体征：发作期视诊胸廓膨隆，叩诊呈过清音，听诊两肺存在广泛的哮鸣音，呼气音延长，严重哮喘病人可有呼吸费力、发绀、胸腹反向运动、心率增快、奇脉等。

(3)并发症：呼吸衰竭、自发性气胸、纵隔气肿和肺不张等。

(4)心理状况：发作时出现呼吸困难，造成病人焦虑、烦躁不安。重症哮喘，易产生濒死感、恐惧感。反复发作会使病人对治疗失去信心。

3. 实验室及其他检查

(1)血液检查：发作时血嗜酸性粒细胞、血清 IgE 在外源性哮喘者均增高。合并感染时白细胞总数及中性粒细胞增高。

(2)痰液检查：可见大量嗜酸性粒细胞，黏液栓。

(3)动脉血气分析：PaO_2有不同程度降低。重症哮喘时 $PaCO_2$可上升，并发呼吸性酸中毒或混合性酸中毒。

(4)肺功能检查：哮喘发作时，有关呼气流速的全部指标均显著下降，有效的支气管舒张剂可使上述指标好转。

(5)胸部 X 线检查：哮喘发作时两肺透亮度增加，缓解期多无异常。

(6)皮肤敏感试验：用可疑的过敏原作皮肤划痕或皮内试验可出现阳性结果。

(三)护理诊断及合作性问题

1. 清理呼吸道无效　与支气管平滑肌痉挛、分泌物增多且黏稠有关。
2. 低效型呼吸形态　与支气管平滑肌痉挛、气道炎症、阻塞或气道高反应性有关。
3. 焦虑或恐惧　与哮喘发作有关。
4. 知识缺乏　与缺乏支气管哮喘的预防保健知识有关。
5. 潜在并发症　自发性气胸、纵隔气肿、肺不张、呼吸衰竭。

(四)护理措施

1. 一般护理

室内空气流通、新鲜，温度维持在 18～22℃，湿度维持在 50%～70% 最适宜。避免接触过敏源，禁放花草等。采取舒适的坐位、半卧位或用小桌横跨于腿部休息。给予营养丰富、高维生素的流质或半流质饮食，多饮水，忌食某些易过敏食物，如鱼、虾、蛋等。

2. 氧疗护理

发作时用鼻导管法一般流量(2～4L/min)吸氧。痰液黏稠不易咳出，可用蒸馏水或生理盐水加抗生素雾化吸入，不宜用超声雾化吸入，否则可使支气管痉挛致哮喘症状加重。

3. 病情观察

严密观察呼吸困难的程度及生命体征情况，及时发现呼吸衰竭及自发性气胸等并发症，并及时采取措施协助医生抢救。注意观察液体和电解质不平衡，每日补液 2500～3000ml，滴速以 40～50 滴/min 为宜，避免单位时间内输液过多而诱发心功能不全。

4. 用药护理

(1)支气管解痉平喘药：①β_2受体激动剂：常用药物有沙丁胺醇 2～4mg/次，3 次/d；②

茶碱类:常用药物有氨茶碱 0.1g,3 次/d。

(2)抗炎药物:①糖皮质激素是目前治疗哮喘最有效的药物;②炎性细胞稳定剂:常用药物有色甘酸二钠 20mg,3~4 次/d 喷吸。

5. 并发症护理

肺泡破裂引起自发性气胸,须立即排气减压。呼吸困难加重,当出现明显发绀、神志不清时,应作气管插管或气管切开的准备工作。呼吸衰竭时,应及时采取措施,如人工辅助呼吸等。

(五)健康教育

①向病人介绍哮喘的基本知识,说明避免接触或吸入特异性过敏原的重要性,对日常生活中可能存在的诱发因素均应尽力避免。过敏原无法回避,可采用脱敏疗法或迁移治疗;②预防继发感染,以免引发哮喘;③向病人解释长期反复发作和感染可引起阻塞性肺气肿及慢性肺源性心脏病的危害性,以积极防治;④指导病人在发病季节前按医嘱进行预防性治疗,常用药物有色甘酸二钠、酮替酚等。

第五节　肺炎病人的护理

肺炎是由多种病原引起的肺实质或间质内的急性渗出性炎症。

肺炎种类较多,有多种分类方法。①按解剖分类:大叶性(肺泡性)、小叶性(支气管性)和间质性肺炎;②按病因分类:细菌最常见,其次为病毒、支原体、真菌、立克次体、衣原体、原虫等。细菌性肺炎中最常见的病原菌是肺炎球菌,其次为金黄色葡萄球菌、肺炎杆菌等;③按感染来源分类:社区获得性肺炎,即病人在医院外罹患的感染性肺实质炎症;医院获得性肺炎,即病人入院时不存在,也不处于感染潜伏期,而在入院 48 小时后在医院内发生的肺炎。

肺炎球菌肺炎病人的护理

(一)概要

肺炎球菌肺炎是由肺炎球菌所引起的急性肺实质的炎症。占院外感染肺炎中的半数以上。毒力强的菌株,不仅引起肺部的炎症,尚可导致全身中毒反应,严重毒血症可致微循环衰竭发生休克,称休克型肺炎,又称中毒性肺炎。多见于男性青壮年。发病以冬季和初春为多。治疗首选青霉素,抗生素药物疗程一般为 5~7 天,或在退热后 3 天停药。疾病预后良好。但年老、原先患有慢性心、肺、肝、肾疾病者,体温和白细胞计数不高者以及免疫缺陷者,病变广泛、多叶受累者、并发症严重,有周围循环衰竭者预后差。

(二)护理评估

1. 健康史

询问起病前有无淋雨、受凉、疲劳、醉酒、饥饿、大手术、应用免疫抑制剂等机体抵抗力低下、呼吸道防御功能受损等因素。肺炎球菌为上呼吸道正常菌群,既往健康青壮年,在其免疫功能低下而患病。

2. 身心状况

(1)症状:发病前有上呼吸道感染的先驱症状。典型症状为起病急骤,寒战、高热,体温在数小时内可达 39~41℃,呈稽留热型。伴有头痛、全身肌肉酸痛。呼吸系统症状有咳嗽、咳痰,典型者咳出铁锈色痰。患侧胸部刺痛,咳嗽或深呼吸时加剧。若病人突然高热,经数小时或 1~2 天后,血压下降到 80/50mmHg,出现烦躁不安、意识模糊、嗜睡、出冷汗、尿少或无尿,常无咳嗽、咳痰症状,有的体温正常或不升,则提示休克型肺炎。

(2)体征:为急性病容,呼吸浅快、鼻翼扇动、口唇微绀、唇周可出现单纯性疱疹。心率增快、患侧呼吸运动减弱、语颤增强、叩诊呈浊音、听诊呼吸音减低或有支气管呼吸音和湿啰音。累及胸膜时,可闻及胸膜摩擦音。

(3)并发症:严重感染可并发休克、败血症、弥漫性血管内凝血、呼吸窘迫综合征、胸膜炎、脓胸、病毒性心肌炎等。

(4)心理状况:疾病来势凶猛,病人及家属思想准备不够而产生焦虑、忧虑不安、恐惧。休克发生后,病人出现意识模糊、嗜睡,故对周围环境表现冷漠、反应迟钝。

3. 实验室及其他检查

(1)血象:白细胞计数升高,可达 $(20 \sim 30) \times 10^9/L$,中性粒细胞占 80% 以上,并有核左移或胞质内毒性颗粒可见。

(2)痰涂片及培养:可见成对或呈链状排列的革兰阳性球菌。

(3)胸部 X 线检查:早期仅见肺纹理增多,典型表现为肺叶、肺段分布一致的片状均匀致密阴影。病变累及胸膜时,可见肋膈角变钝或少量胸腔积液征象。

(4)血气分析:显示 PaO_2 下降或 $PaCO_2$ 增高。休克型肺炎可出现呼吸性酸中毒合并代谢性酸中毒。

(三)护理诊断及合作性问题

1. 体温过高　与细菌感染有关。

2. 气体交换受损　与肺部炎症使呼吸面积减少有关。

3. 疼痛:胸痛　与胸膜炎症有关。

(四)护理措施

1. 一般护理

①卧床休息,胸痛病人采取患侧卧位。出现休克时,应去枕平卧,减少搬动;②给予高蛋白、高热量、高维生素、易消化的流质或半流质饮食。鼓励多饮水,每天 1000~2000ml;③定时清洁口腔,保持口腔湿润、舒适。病人退热时出汗较多,应勤换褥单衣服,以保持皮肤干燥清洁;④指导正确的深呼吸、咳嗽,吸痰、体位引流及拍背都是用来除去分泌物的方法,以维持呼吸道通畅;⑤寒战时注意保暖;高热时给予物理降温,尽量不用退热药。腹胀者可采取局部热敷,肛管排气或口服新斯的明每次 15mg;烦躁不安、谵妄按医嘱给地西泮等镇静剂。

2. 氧疗护理

气急发绀者应持续给氧,流量 2~4L/min,休克型肺炎 4~6L/min,提高血氧饱和度,纠正缺氧,使病人气急、发绀减轻或消失。

3. 病情观察

密切观察病人意识状态、生命体征、皮肤黏膜色泽及温湿度、出血倾向、尿量等变化,及早发现并发症。若出现烦躁不安、表情淡漠、意识模糊,血压下降到80/50mmHg 以下,脉压差小,脉搏细速,四肢厥冷,少尿或无尿,提示出现休克型肺炎。

4. 用药护理

按医嘱早期、足量、有效使用抗生素。抗生素首选青霉素 G,轻症病人用 80 万 U,2 次/d 肌注;重症病人则选用青霉素钠 240 万 ~480 万 U 静脉滴注,每6 小时1 次,亦可联合用氨苄西林或头孢菌素等。在体温正常后 72 小时停药。应用祛痰剂(如氯化铵、复方甘草合剂)等。

5. 抗休克治疗的护理

应立即将病人安置在监护室,去枕平卧,适当保暖,忌用热水袋,高流量给氧。迅速建立静脉通路,按医嘱应用抗休克及抗感染药物。①扩容是抗休克的最基本措施。常先输低分子右旋糖酐,继输 5% 葡萄糖盐水、复方氯化钠溶液等,后用葡萄糖溶液静脉滴注。治疗要求达到收缩压大于 90mmHg,脉压大于 30mmHg,尿量大于 30ml/h,脉率小于 100 次/min;②纠正酸中毒可以增强心肌收缩力,改善微循环。常用 5% 碳酸氢钠液静脉滴注;③补充血容量和纠正酸中毒后,末梢循环仍无改善时应用血管活性药物,如多巴胺、酚妥拉明、间羟胺等。注意用药反应,防止药物外漏。输入液体量以每组 250ml 为宜,以便根据血压情况随时变换药物品种及调整滴速;④糖皮质激素常用氢化可的松、地塞米松加入葡萄糖液中静滴。

(五)健康教育

介绍肺炎的基本知识,注意锻炼身体和摄取营养,增强机体抵抗力;避免受凉和过劳,防止上呼吸道感染;建议病人在出院后仍继续做深呼吸运动约 6 ~8 周。

第六节　支气管扩张症病人的护理

(一)概要

支气管扩张症(简称支扩)是由于支气管及其周围肺组织的慢性炎症,导致直径大于 2mm 的中等大小的支气管管壁肌肉和弹性组织破坏,造成管腔的慢性异常扩张和变形。随着人民生活的改善,麻疹、百日咳疫苗的预防接种及抗生素的临床应用,其发病率大大减少。其发病因素有:①支气管－肺组织感染和阻塞:儿童和青年时期麻疹、百日咳后的支气管肺炎等,感染引起管腔分泌物阻塞管腔,导致引流不畅而加重感染,两者可互为因果,是支扩最常见病因;②支气管先天性发育缺陷和遗传因素;③机体免疫功能低下。

治疗主要是防治呼吸道反复感染,其关键在于呼吸道保持引流通畅和有效的抗生素的治疗。必要时手术治疗。由于抗生素广泛应用,严重的支气管扩张已明显减少,死亡率明显降低。病变严重而广泛时,可并发肺源性心脏病,心、肺功能不全则预后较差。

(二)护理评估

1. 健康史

询问病人既往呼吸道感染反复发作史,支气管阻塞史。如炎性分泌物、异物、肿瘤、肿大淋巴结等阻塞或压迫支气管,引起通气及引流不畅的病史。其他的发病因素。

2. 身心状况

(1)症状:典型症状为慢性咳嗽伴大量脓痰和(或)反复咯血。咳嗽、大量脓痰与体位变化有关,每日晨起及晚间躺下时较重。痰量每天可达100～500ml,静置后分为3层:上层为泡沫,中层为混浊黏液,底层为坏死组织沉淀物。大多数病人有反复咯血,量不等。少数病人仅有反复大咯血,平时无明显的咳嗽或咳痰症状,称为“干性支气管扩张”。

(2)体征:病情较重或继发感染时在下胸部、背部可听见局限性、固定的湿啰音。慢性化脓性支气管扩张病人常见消瘦、贫血、杵状指(趾)。

(3)心理状况:当病人出现迁延不愈的咳嗽、咳大量脓痰及咯血等,治疗效果不显著时,出现焦虑。大咯血或反复咯血不止时,出现精神紧张、烦躁不安及恐惧等。

3. 实验室及其他检查

(1)血常规:继发急性感染时白细胞计数和中性粒细胞可增多,有轻度贫血。

(2)痰涂片或细菌培养可发现致病菌。

(3)影像学检查:胸部X线检查典型者显示不规则环状透亮阴影或沿支气管的卷发状阴影,有感染时阴影内出现液平面。CT检查显示管壁增厚的柱状扩张,或成串成簇的囊样改变。

(4)支气管造影:明确病变部位、性质和范围以及严重程度,为治疗提供重要参考依据。

(5)纤维支气管镜检查:可明确出血、扩张或阻塞的部位,还可进行局部支气管灌洗,取得冲洗液作涂片、细胞学检查,或细菌培养等,对诊断和治疗有帮助。

(三)护理诊断及合作性问题

1. 清理呼吸道无效　与痰多、黏稠、无力或无效咳嗽有关。

2. 焦虑　与担心反复咯血及预后差有关。

3. 营养失调:低于机体需要量　与消耗增多、摄入不足有关。

4. 有感染的危险　与痰多、黏稠不易排出有关。

5. 潜在并发症　窒息、大咯血。

(四)护理措施

1. 一般护理

高热和咯血病人需卧床休息。宜摄取高热量、高蛋白、高维生素饮食,鼓励病人多喝开水。保持口腔清洁,以减少呼吸道感染发生。

2. 对症护理

指导有效咳嗽和排痰,体位引流每天做2～4次,每次15～30分钟,引流时使病肺处于高处,其引流支气管开口向下,并辅以用手轻轻叩背以提高引流效果。痰较多病人引流时,应注意将痰逐渐咳出,以防止大量痰液涌出而窒息。

3. 病情观察

观察痰的性状、颜色、量和气味,注意呼吸困难、咳嗽的程度,是否与感染有关。密切观察咯血量、颜色和咯血次数,有无窒息先兆和窒息,以便及时抢救。

4. 用药护理

遵医嘱使用抗生素、祛痰剂和支气管舒张剂。经治疗效果不佳者可考虑外科手术切除。

(五)健康教育

指导病人积极锻炼身体提高机体的抵抗力,减少上呼吸道感染;减少刺激性气体吸入,坚持戒烟,可防止病情的复发和进展;教育病人坚持实施体位引流的重要性。

第七节　肺结核病人的护理

(一)概要

肺结核是由结核分枝杆菌引起的肺部慢性呼吸道传染病。结核杆菌可累及全身各个器官,但以肺部最多见。我国结核病总的疫情虽有下降,但因人口众多,各地区控制疫情不均衡,它仍为当前一个重要公共卫生问题,是全国十大死亡病因之一,近年来结核病发病率又有回升趋势,应引起我们严重关注。

结核菌属于分枝杆菌,涂片染色具有抗酸性,亦称抗酸杆菌。对外界抵抗力较强,在阴湿处可生存5个月以上,但在烈日下暴晒2小时,70%乙醇接触2分钟,或煮沸1分钟,即可被杀灭。将痰吐在纸上直接烧掉是最简便有效的灭菌方法。

主要通过呼吸道传播,飞沫感染是最为常见的方式。传染源主要是排菌的肺结核病人的痰。也可通过消化道、皮肤、泌尿生殖系道感染。入侵结核菌的数量、毒力和人体免疫、变态反应的高低,决定着感染后结核病的发生、发展与转归。当人体抵抗力处于劣势时,才会发病。

治疗原则是坚持早期、联用、适量、规律和全程使用敏感药物。适当休息、加强营养、精神愉快和生活有规律能对治疗起辅助作用。抵抗力强并接受合理化疗时,病变可吸收消散、钙化而趋于痊愈,预后较好。抵抗力薄弱而又未能得到合理治疗时,病变可干酪样坏死、液化、形成空洞而恶化发展。如果病情反复,恶化与修复交替发生,则新旧病灶同时存在,常合并肺气肿、肺源性心脏病等,预后较差。

(二)护理评估

1. 健康史

询问与结核病人接触史、生活环境和疫苗接种史;病人的既往健康状况,有无削弱机体抵抗力致使结核易感染的因素,如麻疹、糖尿病、矽肺、艾滋病和其他严重疾患以及营养不良或使用免疫抑制剂、糖皮质激素等。

2. 身心状况

(1)症状:全身毒血症状为午后低热、乏力、盗汗、食欲减退、体重减轻等,当肺部病灶急剧进展播散时,可有高热,妇女可有月经失调或闭经。呼吸系统症状有咳嗽、咳痰、咯血、胸痛、呼吸困难等。

(2)体征:患侧肺部呼吸运动减弱,好发生在上叶的尖后段和下叶背段,故锁骨上下、肩胛间区叩诊稍浊,闻及湿啰音。慢性纤维空洞性肺结核可有胸廓塌陷,气管向患侧移位。

(3)临床类型:①原发型肺结核(Ⅰ型):初次感染而在肺内发生的病变,多见于儿童,也可见于边远山区、农村初次进入城市的成人。症状多轻微而短暂,数周好转。肺部原发病灶、淋巴管炎和淋巴结炎,三者统称为原发综合征;②血行播散型肺结核(Ⅱ型):结核菌侵入血循环引起,急性者起病急,全身毒性症状严重,X线摄片见两肺野有分布均匀、大小相等、密度一致的粟粒状阴影。亚急性及慢性者全身毒性症状较轻,X线见双肺上中野有分布不均、大小不等、密度不一致的斑点状阴影；③继发型肺结核（Ⅲ型）：多见于成人。分为：浸润型肺结核（为临床最常见的继发性肺结核）、空洞型肺结核、结核球、干酪样肺炎、慢性纤维空洞型肺结核；④结核性胸膜炎（Ⅳ型）：干性胸膜炎以胸痛为主要症状，可闻及胸膜摩擦音，渗出性胸膜炎全身毒性症状明显，胸痛减轻或消失。大量积液时纵隔被推向健侧；⑤其他肺外结核（Ⅴ型）：如骨结核、肾结核、肠结核等。

（4）心理状况：病人怕影响生活和工作，常出现自卑、多虑、悲观。住院隔离治疗，不能与他人密切接触，病人常感到孤独。病程长，长期服药进展不大，易产生悲观情绪。当出现咯血甚至大咯血时，病人又会因此而感紧张、恐惧。

3. 实验室及其他检查

（1）痰结核菌检查：是确诊肺结核最可靠的方法。痰菌阳性，说明病灶是开放性。

（2）胸部X线检查：是早期诊断肺结核的重要方法。对确定病变部位、范围、性质，了解其演变及选择治疗方法具有重要价值。结核灶在X线上的表现有：①浸润性病灶：云雾状阴影、边缘模糊；②干酪性病灶：有密度较高、浓密不一片状阴影；③空洞：有环形边界的透光区的空洞；④纤维钙化的硬结灶：如斑点、结节状、密度较高阴影、边缘清楚；⑤粟粒性病灶及胸膜腔积液等。

（3）结核菌素（简称结素）试验：是诊断结核感染的参考指标。有旧结素（OT）和纯结素（PPD）两种，目前多采用PPD。①方法：通常取0.1ml（5U）在左前臂屈侧中、上1/3交界处作皮内注射；②结果判断：注射后48～72小时测量皮肤硬结的直径。<5mm为阴性反应（－），5～9mm为弱阳性反应（＋），10～19mm为阳性反应（＋＋），≥20mm或不足20mm但出现水泡、坏死为强阳性反应（＋＋＋）；③临床意义：成人结素试验阳性反应仅表示受过结核菌感染或接种过卡介苗，并不表示一定患病；阴性反应一般可视为没有结核菌感染。某些情况（如重症结核病、应用免疫抑制剂等）的结素反应可呈假阴性。3岁以下婴幼儿强阳性反应者即使无症状也应视为活动性肺结核。

（4）其他检查：重症肺结核外周血象可有继发性贫血，活动性肺结核血沉增快。

（三）护理诊断及合作性问题

1. 营养失调：低于机体需要量　与结核病消耗过多、食欲减退有关。

2. 活动无耐力　与结核病的毒血症有关。

3. 执行治疗方案无效　与缺乏结核治疗知识有关。

4. 有传染的危险　与开放性肺结核有关。

5. 潜在并发症　窒息。

（四）护理措施

1. 一般护理

肺结核活动期或咯血时休息为主，大咯血病人绝对卧床，恢复期可适当增加户外活动。肺结核是一种慢性消耗性疾病应注意摄取高热量、富含维生素、高蛋白的饮食，促进病灶的愈合。

2. 对症护理

①发热者休息，多饮水，必要时给予物理降温或小剂量解热镇痛药；②盗汗及时用温毛巾帮助擦干身体和更换汗湿衣服、被单等。适量中药如浮小麦等煎服；③胸痛宜卧于患侧，

给止痛药或局部贴敷胶布。渗出性胸膜炎积液,应及早尽量抽出,以减轻压迫症状,防止纤维蛋白沉着;④咳嗽按医嘱使用溴已新、复方甘草合剂等祛痰剂,或用超声雾化使痰稀释,以利排痰;⑤咯血病人应取患侧卧位,精神紧张者可给小量镇静药如地西泮等,禁用吗啡。大咯血时应立即采取措施畅通呼吸道,如迅速清除口腔内血块,采取头低脚高位,头偏向一侧,按医嘱给予止血药物如脑垂体后叶素等,咯血过多者可给予小量输血和高浓度吸氧。

3. 用药护理

常用抗结核药物有:①异烟肼,杀菌力强,副作用周围神经炎、肝脏损害等;②利福平,杀菌,可发生肝功能损害、过敏反应等;③吡嗪酰胺,杀菌,副作用有高尿酸血症、关节痛、胃肠道反应和肝损害;④链霉素,有杀菌作用,副作用有第8对颅神经损害和肾脏毒性作用;⑤乙胺丁醇,有抑菌作用,可引起球后视神经炎、视力减退等;⑥对氨基水杨酸钠,为抑菌药,与链霉素、异烟肼或其他抗结核药联用,可以延缓对其他药物耐药性的发生,副反应有胃肠道反应等。

(五)健康教育

①控制传染源,是预防结核病的主要措施;②切断传播途径,对肺结核病人(尤其是开放性肺结核)应单独有一套用物(包括餐具、痰杯),定时消毒,并应单居一室,进行呼吸道隔离;③保护易感人群,增强机体免疫力,对未受过结核菌感染,如新生儿和OT试验阴性的儿童及时接种卡介苗。

第八节　原发性支气管肺癌病人的护理

(一)概要

原发性支气管肺癌(简称肺癌),是最常见的肺部原发性恶性肿瘤。癌细胞起源于支气管黏膜和腺体,常有区域淋巴结转移和血行播散。世界各国肺癌的发病率和死亡率逐渐上升,尤其在发达国家。世界上男性肺癌为各癌肿死因中占第1位,在女性也仅次于乳腺癌的死亡人数。本病多在40岁以上发病,发病年龄高峰在60~79岁之间。男性发病明显高于女性。

吸烟是肺癌的重要危险因素。其次长期与石棉、砷、铬、二氯甲醚、氡及氡子体、煤烟、焦油和石油中的多环芳烃等接触而诱发。与吸入工业废气和致癌物质(如苯并芘)污染大气,接触大剂量电离辐射,食物中缺乏维生素A、维生素E、维生素B_2、β胡萝卜素和微量元素,患有慢性肺部疾病等因素有关。

肺癌分为:①按组织学分:鳞状上皮细胞癌(简称鳞癌),最常见,多见于老年男性;腺癌,女性多见;小细胞未分化癌,癌变程度最高;大细胞未分化癌,手术切除机会较大;②按解剖学部位分:中央型肺癌(以鳞癌较常见)和周围型肺癌(以腺癌较常见)。

肺癌的治疗采取以手术治疗为主,放射疗法、化疗疗法和免疫疗法为辅的综合措施。治疗的联合方式是:小细胞肺癌多选用化疗加放疗加手术;非小细胞肺癌则首先选用手术,然后是放疗和化疗。肺癌的预后取决于早期发现,及早治疗。一般认为鳞癌预后较好,腺癌次之,小细胞未分化癌较差。

（二）护理评估

1. 健康史

询问年龄、吸烟史、致癌物质接触史和慢性肺部疾病病史以及家族史等。分析咳嗽、咳痰情况。

2. 身心状况

（1）症状：①咳嗽：为最常见早期症状，为阵发性刺激性呛咳；②咯血：约有1/3以上病人咯血为首发症状；③胸闷、气急：肿瘤阻塞或压迫使支气管狭窄引起，吸气时出现局限性喘鸣音；④发热：肿瘤引起阻塞性肺炎时，出现癌性发热；⑤胸痛：约有30%的肿瘤直接侵犯胸膜、肋骨和胸壁，可引起不同程度的胸痛；⑥压迫和转移表现：压迫喉返神经引起声嘶；压迫食道引起吞咽困难；侵犯纵隔旁淋巴结后压迫上腔静脉引起面颈部浮肿及颈胸静脉曲张，称上腔静脉阻塞综合征；位于肺尖部的肺癌称上沟癌，可压迫颈部交感神经出现霍纳综合征；⑦肺外表现：包括内分泌、神经肌肉、结缔组织、血液系统和血管的异常改变，又称副癌综合征。有时肺外表现先于呼吸道症状出现，如杵状指（趾）和肥大性骨关节病、内分泌紊乱、神经肌肉综合征、高血钙症、类癌综合征等肺外表现。

（2）并发症：肺部感染、呼吸衰竭、贫血、恶病质等。

（3）心理状况：早期病人容易产生揣测、焦虑不安。一旦确诊为癌症，病人惊恐、沮丧，性格转为内向，行为变得退缩。随着病情不断恶化，治疗效果欠佳，药物副反应明显，容易产生绝望心理，表现出悲伤、自卑、神经质，甚至有轻生自杀的念头。

3. 实验室及其他检查

（1）痰液脱落细胞检查：是简单有效的早期诊断方法。

（2）胸部X线检查：是诊断肺癌最重要的方法。采取胸片、体层摄片及CT等方法。

（3）纤维支气管镜检查：是诊断肺癌最可靠的方法。

（4）活组织病理学检查：是识别体内癌细胞及确定其生长部位的重要手段。

（三）护理诊断及合作性问题

1. 疼痛　与肺癌转移有关。

2. 营养失调：低于机体需要量　与肺癌消耗有关。

3. 预感性悲哀与绝望　与肺癌的确诊和感到死亡威胁有关。

（四）护理措施

1. 一般护理

保证病人充分休息，有针对性地进行心理护理。宜给予高热量、高蛋白、高维生素饮食。必要时酌情输血、血浆、复方氨基酸等，以增强病人的抗病能力。

2. 对症护理

可采取局部按摩、局部冷敷、变换体位，支托痛处等措施，辅以药物止痛。肿瘤后期疼痛剧烈时，应适当放宽镇痛剂的使用。

3. 化疗的护理

化疗药物对小细胞未分化癌最敏感，鳞癌次之，腺癌最差。

（1）化疗药物副作用：①环磷酰胺：骨髓抑制、恶心、呕吐、脱发、出血性膀胱炎；②甲胺蝶呤：口腔黏膜溃疡、恶心、呕吐、肝损害、骨髓抑制；③长春新碱：末梢神经炎、恶心、呕吐、脱发;④阿霉素:骨髓抑制、心肌损害;⑤丝裂霉素:骨髓抑制、胃肠道反应。

(2)给药注意事项:①化疗药物常出现消化道反应、骨髓抑制、肝脏损害等副作用,用药过程中适当补充饮料,以减轻因组织细胞急剧溶解所致的反应;②减轻胃肠道毒性反应:少量多餐,避免过热、粗糙、酸、辣刺激性食物,治疗前、后2小时内避免进餐。有恶心、呕吐时可减慢药物滴注速度或给甲氧氯普胺(灭吐灵)10~20mg;③每周检查1~2次白细胞计数,如白细胞数下降至$3.5\times10^9/L$时应暂停治疗,服利血生等药促进造血功能恢复。若白细胞数继续下降,注意保护性隔离等;④病人在接受化疗期间常反复静脉给药,化疗药物刺激性强,必须保护静脉,以保证化疗持续进行。

4. 放疗的护理

小细胞未分化癌对放射疗法最敏感,鳞癌则不敏感。

(1)皮肤护理:避免抓伤、压迫和衣服摩擦;洗澡时不用肥皂或搓擦;避免阳光照射或冷热刺激;照射部位忌贴胶布;不用红汞、碘酒涂擦。如有渗出性皮炎可暴露,局部涂用具有收敛、保护作用的鱼肝油软膏。

(2)放射性食道炎护理:有咽下痛和咽下困难者,可给予氢氧化铝凝胶口服;咽下痛难以忍受者可服利多卡因黏胶。

(3)放射性肺炎护理:早期给予抗生素治疗。有效排痰,防止痰液潴留;咳嗽痰不多者给予镇咳药;呼吸困难者适当吸氧。

(五)健康教育

①宣传吸烟对人体健康的危害性,提倡戒烟愈早愈好,对预防肺癌发生有积极意义;②防止空气污染,特别是粉尘和有害气体吸入;③积极防治肺部慢性疾病;④指导病人补充足够的营养,合理安排休息,保持良好的精神状态,避免呼吸道感染等;⑤必须让病人知道何时返院门诊,以及定期检查的时间。

第九节　慢性呼吸衰竭病人的护理

呼吸衰竭是各种原因引起的肺通气和(或)换气功能严重障碍,以致不能进行有效的气体交换,导致缺氧伴(或不伴)二氧化碳潴留,从而引起一系列生理功能和代谢紊乱的临床综合征。在海平面大气压下,于静息条件下呼吸室内空气,并排除心内解剖分流和原发于心排血量降低等情况后,$PaO_2<60mmHg$,伴或不伴有$PaCO_2>50mmHg$,即为呼吸衰竭。

呼吸衰竭分类:①根据血气分析的变化分类:Ⅰ型(换气性)呼吸衰竭:即缺氧无二氧化碳潴留,或伴二氧化碳降低;Ⅱ型(通气性)呼吸衰竭:即缺氧伴二氧化碳潴留;②按发病机制分类:泵衰竭和肺衰竭;③按发病的急缓分类:急性呼衰和慢性呼衰。

慢性呼吸衰竭

(一)概要

慢性呼吸衰竭是指在原有慢性呼吸和神经肌肉系统疾病的基础上,呼吸功能损害逐渐加重,经过较长时间发展成为呼吸衰竭。虽有缺氧,或伴二氧化碳潴留,机体代偿适应,仍能从事个人生活活动，称为代偿性慢性呼吸衰竭。一旦并发呼吸道感染或其他原因增加呼吸生理负担所致代偿失调，出现严重缺氧、二氧化碳潴留和酸中毒，称为失代偿性慢性呼吸衰竭。

慢性呼吸衰竭常为支气管－肺疾病所引起，如慢性支气管炎、肺气肿、支气管哮喘、各种慢性肺部感染、广泛肺纤维化、矽肺、胸廓畸形、胸腔积液、气胸等。

治疗原则是保持呼吸道通畅，纠正缺氧、二氧化碳潴留和酸碱平衡所致的代谢功能紊乱。积极治疗原发病或诱因，维持心、脑、肾等重要器官的功能，预防和治疗并发症。

（二）护理评估

1. 健康史

询问病人慢性呼吸道疾病、肺组织病变、神经系统病变、胸廓活动障碍等病史。诱发呼吸衰竭的因素，如呼吸道感染、使用麻醉药、高浓度吸氧、手术、创伤等。氧耗量增加，发热、寒战、呼吸困难和抽搐等。

2. 身心状况

（1）症状：①呼吸困难为最早、最突出症状。②发绀是缺氧的典型症状。③精神神经症状：缺氧早期出现血管扩张搏动性头痛；轻度缺氧可出现注意力分散、智力或定向力减退；缺氧程度加重时逐渐出现烦躁不安、神志恍惚，进而嗜睡、昏迷；二氧化碳潴留加重可引起肺性脑病；④心血管系统症状：心悸胸闷等。早期心率增快、血压升高；后期出现心率减慢、心律失常、血压下降；⑤其他：可有上消化道出血、黄疸等症状，少数出现休克及 DIC 等。

（2）体征：可查见外周浅表静脉充盈，皮肤湿暖、红润多汗，球结膜充血水肿。部分病人视乳头水肿、瞳孔缩小，腱反射减弱或消失，锥体束征阳性等。

（3）心理状况：当脑细胞缺氧时，病人的意识清晰状态受到破坏，对外界环境及自我认识能力减弱或消失，引起记忆、思维、定向力等一系列精神紊乱。出现“二氧化碳麻醉”时，大脑皮质完全处于麻醉状态，出现情感异常低落，表情忧愁，精神错乱，甚至丧失对外界环境的反应能力。

3. 实验室及其他检查

（1）动脉血气分析：可作为诊断呼呼吸衰竭的依据和指导氧疗及机械通气和各种参数的调节。$PaO_2 < 60mmHg$ 伴或不伴 $PaCO_2 > 50mmHg$ 作为呼吸衰竭诊断指标。动脉血氧饱和度（SaO_2）<75%，pH <7.35 为失代偿性酸中毒，pH >7.45 为失代偿性碱中毒。

（2）血电解质测定：呼吸性酸中毒合并代谢性酸中毒时，血 pH 值明显减低或伴高钾血症；呼吸性酸中毒伴代谢性碱中毒时，常有低血钾和低血氯。

（3）其他检查：胸部影像学检查等，原发病的不同而有相应的表现。

（三）护理诊断及合作性问题

1. 气体交换受损　与通气不足、通气/血流比例失调、氧弥散障碍有关。

2. 清理呼吸道无效　与分泌物增多、意识障碍、无力咳嗽、人工气道有关。

3. 急性意识障碍　与缺氧、二氧化碳潴留有关。

4. 营养失调：低于机体需要量　与长期患病致消耗增加、摄入减少有关。

5. 潜在并发症　肺性脑病、上消化道出血、心力衰竭、休克。

（四）护理措施

1. 一般护理

应控制活动，以不出现呼吸困难、心率增快为宜。有呼吸困难者，取半卧位休息。抢救时给予鼻饲高蛋白、高脂肪、低糖及适量维生素和微量元素的流质饮食，必要时给予静脉高营养治疗。能进食时，应少量多餐，以提供足够的能量，防止机体产生负氮平衡。

2. 对症护理

保持呼吸道通畅。鼓励病人多饮水和用力咳嗽排痰；无效时采用雾化吸入，湿化呼吸道或按医嘱给祛痰剂，如氯化铵、溴已新等；对昏迷病人则定时吸痰；对于病情严重又不能配合，昏迷或呼吸道大量痰液潴留伴有窒息危险，或动脉血二氧化碳分压进行性增高病人，应及时建立人工气道和机械通气支持。

3. 氧疗护理

用鼻导管、鼻塞或面罩给氧，配合机械通气可气管内给氧。Ⅰ型呼吸衰竭给予高浓度（45%～53%）、高流量（6～8L/min）间歇给氧；Ⅱ型呼吸衰竭给予低浓度（25%～29%）、低流量（1～2L/min）鼻导管持续吸氧。在给氧过程中，若呼吸频率正常、心率减慢、发绀减轻、尿量增多、神志清醒、皮肤转暖，提示组织缺氧改善，氧疗有效。

4. 病情观察

注意生命体征和意识改变，尤其要注意呼吸频率、节律、深度变化，及使用呼吸机的情况；监测动脉血气分析、动脉血氧饱和度（SaO_2）、电解质的变化、心电监护等，随时发现病情变化。

5. 用药护理

按医嘱正确使用抗生素、呼吸兴奋药、祛痰平喘药、纠正酸碱平衡失调等，观察疗效及副作用。如病人使用呼吸兴奋剂的过程中，若出现恶心、呕吐、烦躁、颜面潮红、肌肉颤动等现象，提示药物过量，应及时减量或停药。对烦躁不安、夜间失眠病人，禁用麻醉剂，慎用镇静剂，以防止引起呼吸抑制。

6. 并发症护理

①纠正酸碱失衡：定期采血行动脉血气分析和血生化检查。根据血气分析结果判断酸碱失衡，酸中毒严重时，除充分供氧、改善通气外，可遵医嘱静脉滴注少量碳酸氢钠；出现低血钾、低血氯时，应及时补充氯化钾；②窒息的预防：分泌物较多而咳嗽无力者，翻身时应先吸痰；气管切开者注意正确固定套管，定时清洗内套管；若是会厌关闭障碍，应暂禁食或进食前先将气管套管气囊充气，餐毕放松气囊立即吸引，以免残留食物误入气管。

（五）健康教育

呼吸衰竭纠正后，原发病痊愈或好转，根据不同情况给予指导。鼓励进行耐寒锻炼和呼吸功能锻炼，以增强体质，预防感冒；若有咳嗽，咳痰加重，痰为脓性或伴有发热，应及时就医，控制呼吸道感染；指导病人及家属掌握合理家庭氧疗及蒸气吸入湿化气道方法，以便能达到自我保健目的；避免刺激性气体吸入，劝告戒烟，改进膳食，增进营养，防止劳累。

［习题］

（一）名词解释

1. 咯血

2. 急性上呼吸道感染
3. 阻塞性肺气肿
4. 重症哮喘
5. 肺炎
6. 支气管扩张症
7. 原发综合征
8. 原发性支气管肺癌
9. 呼吸衰竭

(二)填空题

1. 协助病人排痰措施有：__________、__________、__________、__________、__________。

2. 急性上呼吸道感染根据病因不同，临床表现可有类型：__________、__________、__________、__________、__________。

3. 肺气肿病人给氧应予________、低流量持续给氧，流量________，每天氧疗时间__________。

4. 支气管哮喘发病机制：__________、__________、__________、__________。

5. 肺炎按感染来源分类：__________、__________。

6. 体位引流每天做________，每次________，引流时使病肺处于______，其引流支气管开口______。

7. 结核菌素试验结果判断：注射后________测量皮肤硬结的直径，________为阴性反应(－)；________为弱阳性反应(＋)；________为阳性反应(＋＋)；__________为强阳性反应(＋＋＋)。

8. 肺癌按组织学分类有________、________、________、________。

9. Ⅰ型呼吸衰竭给予____________给氧；Ⅱ型呼吸衰竭给予____________吸氧。

(三)选择题(A 型题)

1. 呼吸系统最常见的症状是(　　)
A. 咳嗽　B. 咳痰　C. 咯血　D. 呼吸困难　E. 胸痛

2. 下列咳嗽、咳痰护理措施中，错误的是(　　)
A. 保持室内空气新鲜、清洁　B. 咳脓痰者注意口腔护理
C. 痰稠不易咳出时应多饮水　D. 协助痰多的卧床病人翻身
E. 痰多体弱无力咳嗽者施行体位引流

3. 对于痰液过多且无力咳嗽的病人，为防止窒息，护士在翻身前首先应(　　)
A. 给病人吸氧　B. 给病人吸痰　C. 指导病人有效咳嗽
D. 给病人雾化吸入　E. 慢慢移动病人

4. 病人出现下列哪种情况时常提示有厌氧菌感染(　　)
A. 大量脓痰　B. 咳出的痰液有恶臭　C. 痰中带血
D. 有持续存在的湿性啰音　E. 咳嗽伴有高热

5. 排除痰液的护理措施，下列哪些不妥(　　)

A. 痰黏稠可用祛痰剂　B. 对症使用有效中成药

C. 限制水分摄入，以免痰液生成过多　D. 药物超声雾化吸入

E. 对痰多而乏力咳出者帮助翻身拍背或导管插入吸痰

6. 大量咯血是指(　　)

A. 一次咯血量大于 100ml　B. 一次咯血量大于 200ml

C. 一次咯血量大于 300ml　D. 24 小时内咯血量大于 300ml

E. 24 小时内咯血量大于 400ml

7. 下列哪项不是咯血与呕血的鉴别要点(　　)

A. 出血量　B. 血液 pH 值　C. 血液的颜色

D. 是否伴有食物残渣　E. 粪便的颜色

8. 急性上呼吸道感染好发于(　　)

A. 春夏季　B. 夏秋季　C. 秋冬季

D. 冬春季　E. 全年

9. 上呼吸道感染的主要病因是(　　)

A. 病毒感染　B. 细菌感染　C. 衣原体

D. 真菌　E. 支原体

10. 细菌性咽、扁桃体炎多由何种病原体感染引起(　　)

A. 肺炎球菌　B. 葡萄球菌　C. 流感嗜血杆菌

D. 柯萨奇病毒 A　E. 溶血性链球菌

11. 慢性支气管炎最主要的病因是(　　)

A. 过敏因素　B. 环境污染　C. 气候因素

D. 感染　E. 长期吸烟

12. 有关慢性支气管炎诊断标准，咳嗽、咳痰，反复发作时间应为(　　)

A. 每年发作至少 3 个月，持续 5 年以上

B. 每年发作至少 1 个月，持续 2 年以上

C. 每年发作至少 2 个月，持续 3 年以上

D. 每年发作至少 3 个月，持续 2 年以上

E. 每年发作至少 6 个月，持续 5 年以上

13. 慢性支气管炎的临床分型(　　)

A. 单纯型、混合型　B. 单纯型、喘息型　C. 慢性型、迁延型

D. 单纯型、喘息型、迁延型　E. 慢性型、迁延型、混合型

14. 引起慢性阻塞性肺气肿最常见的病因是(　　)

A. 支气管哮喘　B. 尘肺　C. 慢性支气管炎

D. 慢性纤维空洞性肺结核　E. 支气管扩张症

15. 最能提示慢支并发阻塞性肺气肿的临床表现是(　　)

A. 咳嗽咳痰加剧　B. 胸痛不适明显　C. 呼吸困难逐渐加重

D. 焦虑烦躁不安　E. 厌食恶心呕吐

16. 慢性阻塞性肺气肿病人出现下列哪种表现提示肺性脑病先兆(　　)

A. 瞳孔不等大　　B. 心率加快，血压上升　　C. 呼吸深而快
D. 神志与精神改变　　E. 尿量减少

17. 对老人、体弱病人患慢性阻塞性肺疾病的治疗中不恰当的是(　　)
A. 急性发作期以抗感染治疗为主
B. 痰液黏稠时可雾化吸入
C. 剧烈咳嗽时可用强镇咳剂缓解病人的痛苦
D. 病情缓解后可做腹式呼吸及缩唇呼气训练
E. 应给予高蛋白、高维生素饮食

18. 阻塞性肺气肿病人做腹式呼吸锻炼，哪项不正确(　　)
A. 吸气时挺腹，呼气时收腹　　B. 用鼻吸气，用口呼气
C. 吸气时间长，呼气时间短　　D. 每分钟呼吸 7～8 次
E. 每次进行 10～20 分钟

19. 阻塞性肺气肿病人出现哪些表现时，提示已发展成肺心病(　　)
A. 活动后呼吸困难　　B. 发绀、杵状指　　C. 低氧血症、高碳酸血症
D. X 线示右心室肥大　　E. X 线心影成垂直状

20. 治疗慢性肺心病急性发作最重要措施(　　)
A. 应用利尿剂　　B. 应用呼吸兴奋剂　　C. 控制肺部感染
D. 应用血管扩张剂　　E. 应用强心剂

21. 引起肺动脉高压最主要的原因是(　　)
A. 肺血管阻力增加　　B. 呼吸性酸中毒　　C. 代谢性碱中毒
D. 血容量增加　　E. 血液黏稠度加大

22. 长期氧疗是指(　　)
A. 每天吸氧时间坚持 8 小时
B. 每天吸氧时间坚持 10 小时
C. 每天吸氧时间坚持 15 小时以上
D. 睡眠时不吸氧　　E. 氧流量维持在 2～4L/min

23. 肺心病肺、心功能失代偿期主要表现为(　　)
A. 咳嗽、咳痰加重　　B. 发热　　C. 反复咯血
D. 胸痛胸闷　　E. 呼吸衰竭与心力衰竭

24. 慢性阻塞性肺疾病合并慢性肺心病，最常见的死亡原因是(　　)
A. 心律失常　　B. 休克　　C. 消化道出血
D. 肺性脑病　　E. 电解质紊乱

25. 慢性肺源性心脏病病人发生呼吸衰竭时，给予低浓度氧疗的依据是(　　)
A. 便于应用呼吸兴奋剂
B. 慢性呼吸衰竭时，呼吸中枢对 CO_2 的刺激仍很敏感
C. 缺氧是维持病人呼吸的重要刺激因子
D. 氧浓度大于 30% 易引起氧中毒
E. 高浓度氧疗容易使病人呼吸兴奋

26. 哮喘持续状态是指严重哮喘持续时间达(　　)

A. 6 小时　B. 10 小时　C. 12 小时
D. 16 小时　E. 24 小时

27. 关于氨茶碱的应用描述不正确的是(　　)
A. 是支气管扩张剂　B. 常用给药途径为肌内注射
C. 静脉注射时应稀释后慢推　D. 速度过快可引起头晕、心律失常
E. 浓度过高可导致血压下降、心跳骤停

28. 急性哮喘发作出现呼吸困难属于(　　)
A. 劳力性呼吸困难　B. 吸气性呼吸困难　C. 呼气性呼吸困难
D. 混合性呼吸困难　E. 端坐呼吸

29. 支气管哮喘典型发作的临床表现是(　　)
A. 发作性伴有哮鸣音的呼气性呼吸困难　B. 胸闷
C. 干咳　D. 胸痛　E. 咯血

30. 支气管哮喘急性发作病人血气分析二氧化碳分压增高提示(　　)
A. 病情好转　B. 出现呼吸性碱中毒　C. 病情恶化
D. 出现心衰　E. 没有临床意义

31. 支气管哮喘与心源性哮喘尚不能鉴别时,宜用(　　)
A. 舒喘灵　B. 氨茶碱　C. 地塞米松
D. 西地兰或毒毛旋花子甙 K　E. 度冷丁

32. 医院内获得性肺炎主要由哪类病原微生物引起(　　)
A. 肺炎球菌　B. 肺炎支原体　C. 金黄色葡萄球菌
D. 革兰阴性杆菌　E. 病毒

33. 肺炎球菌肺炎最具有特征性的表现是(　　)
A. 咳铁锈色痰　B. 呼吸困难　C. 咳嗽、胸痛
D. 寒战、发热　E. 支气管呼吸音

34. 肺炎球菌肺炎病人出现哪种表现提示有并发症发生(　　)
A. 咳铁锈色痰　B. 胸痛　C. 寒战、高热
D. 体温退后复升　E. 口唇疱疹

35. 观察中毒性肺炎的病情变化,最重要的是(　　)
A. 意识状态　B. 体温、热型　C. 脉搏、血压
D. 呼吸频率及深度　E. 痰的性状

36. 中毒性肺炎病人出现哪种表现提示病情严重(　　)
A. 烦躁不安　B. 尿量增加　C. 体温升高
D. 脉搏加快　E. 脉压差变小

37. 治疗肺炎链球菌肺炎首选的药物为(　　)
A. 头孢霉素　B. 林可霉素　C. 链霉素
D. 青霉素　E. 氯霉素

38. 肺炎球菌肺炎剧烈胸痛者宜取(　　)
A. 平卧位　B. 半卧位　C. 坐位
D. 患侧卧位　E. 健侧卧位

39. 治疗肺炎球菌性肺炎，停用抗生素的指标一般是(　　)
A. 体温降至正常后 3 天　B. 体温降至正常后 1 周　C. 体温降至正常后 2 周
D. 症状、体征完全消失　E. X 线示炎症阴影完全消失

40. 下列中毒性肺炎的抗休克护理措施中哪项是错误的(　　)
A. 备齐各种抢救用品和药物　B. 去枕平卧
C. 用热水袋置于体表加温以保暖　D. 用鼻导管吸氧
E. 迅速建立静脉通路，妥善安排输液顺序

41. 下列哪项不是支气管扩张症的临床表现(　　)
A. 局限持久存在的湿性啰音　B. 慢性咳嗽　C. 大量脓痰
D. 反复咯血　E. 咳粉红色泡沫痰

42. 纤维支气管镜检查的错误护理是(　　)
A. 检查前 4 小时开始禁食　B. 检查时取平卧位
C. 检查前半小时注射阿托品　D. 检查后半小时进流质饮食
E. 检查后鼓励病人轻咳

43. 支气管扩张症病人在施行体位引流时，错误的护理是(　　)
A. 引流在晚间睡前进行　B. 根据病变部位选择体位
C. 引流时鼓励病人深呼吸　D. 引流时间每次 30 分钟以上
E. 引流完毕后给予漱口

44. 支气管扩张症病人出现哪种情况提示有混合性厌氧菌感染(　　)
A. 痰和呼吸气息有臭味
B. 大量脓痰，痰液放置可分三层
C. 背部听诊可有持久存在的湿性啰音
D. 大量脓痰，伴有不等量的咯血
E. 慢性咳嗽，大量脓痰，伴高热

45. 护理支气管扩张症病人痰多引流时最重要的措施为(　　)
A. 促进排痰　B. 增进营养　C. 增强体质
D. 预防窒息　E. 保持口腔卫生

46. 结核病的主要传染途径是(　　)
A. 消化道　B. 呼吸道　C. 泌尿生殖道
D. 皮肤　E. 血道

47. 结核病最主要的传播途径是(　　)
A. 飞沫　B. 尘埃　C. 食物和水
D. 皮肤接触　E. 毛巾或餐具

48. 早期诊断肺结核的重要方法是(　　)
A. 结核菌素实验　B. 痰结核菌检查　C. 血液检查
D. 纤维支气管镜检查　E. X 线检查

49. 成人继发性肺结核中最常见的是(　　)
A. 原发型肺结核　B. 血行播散型肺结核　C. 浸润型肺结核
D. 结核性胸膜炎　E. 慢性纤维空洞型肺结核

50. 肺结核病人全身中毒性症状明显时,下列哪项护理措施是错误(　　)
A. 按慢性病期护理　B. 保持室内空气新鲜阳光充足
C. 给予高热量高蛋白高维生素饮食
D. 做好隔离消毒工作　E. 鼓励病人多做体育运动增强抗病能力
51. 咳嗽伴胸痛,听诊可闻及胸膜摩擦音,常提示病变累及(　　)
A. 胸壁胸膜　B. 脏层胸膜　C. 牵涉痛
D. 胃痛　E. 肝脏炎症
52. 肺结核的好发部位是(　　)
A. 肺尖　B. 肺上叶　C. 肺中叶
D. 肺下叶　E. 肺底部
53. 不属于结核病症状的是(　　)
A. 午后低热　B. 盗汗　C. 食欲减退
D. 乏力　E. 体重增加
54. 利福平的正确口服方法是(　　)
A. 三餐前　B. 三餐后　C. 三餐后及临睡前
D. 早晨空腹顿服　E. 临睡前一次
55. 判断结核菌素试验为弱阳性,则皮肤硬结的直径为(　　)
A. 小于5mm　B. 5~9mm　C. 10~19mm
D. 20mm 及以上　E. 不足20mm,但出现水泡
56. 肺结核病人痰结核菌阳性转阴,提示(　　)
A. 不需高热量、高蛋白饮食　B. 不需隔离　C. 可增加体力活动
D. 需接种卡介苗　E. 抗结核药物可减量
57. 最简便有效处理肺结核病痰的方法为(　　)
A. 焚烧　B. 煮沸　C. 暴晒
D. 紫外线照射　E. 过氧乙酸消毒
58. 抢救大咯血窒息病人时最紧急的措施是(　　)
A. 进行人工呼吸　B. 解除呼吸道梗阻,保持气道通畅
C. 静脉注射呼吸中枢兴奋剂　D. 高浓度氧疗　E. 补充血容量,维持血压
59. 关于结核菌素试验检查的意义不正确的是(　　)
A. 结核菌素试验阴性提示肯定没有结核菌感染
B. 结核菌素试验阳性仅表示结核感染,并不一定患病
C. 结核菌素感染的4~8周内,结核菌素试验可阴性
D. 应用免疫抑制剂病人,结核菌素试验可阴性
E. 严重结核病和各种危重病人对结核菌素试验可无反应
60. 肺癌发病的最重要的危险因素是(　　)
A. 长期大量吸烟　B. 职业致癌因素　C. 空气污染
D. 电离辐射　E. 饮食与营养
61. 肺癌中恶性程度最高的是(　　)
A. 小细胞未分化癌　B. 大细胞未分化癌　C. 腺癌

D. 鳞状上皮细胞癌　　E. Pancoast 癌

62. 肺癌中对化疗、放疗较其他类型敏感的是(　　)

A. 鳞状上皮细胞癌　　B. 小细胞未分化癌　　C. 大细胞未分化癌

D. 腺癌　　E. 肺泡癌

63. 支气管肺癌最常见的早期症状是(　　)

A. 发热　　B. 大量脓臭痰　　C. 持续性痰中带血

D. 胸闷、气急　　E. 胸痛

64. 支气管肺癌常见的早期症状是(　　)

A. 声音嘶哑　　B. 胸痛　　C. 气促

D. 呛咳　　E. 发热

65. 呼吸衰竭病人最早、最突出的表现是(　　)

A. 发绀　　B. 呼吸困难　　C. 心率加快

D. 血压下降　　E. 肝、肾功能损害

66. Ⅱ型呼吸衰竭特有的临床表现是(　　)

A. 呼吸困难　　B. 发绀　　C. 球结膜水肿

D. 昏迷　　E. 血压下降

67. 诊断呼吸衰竭最主要的依据是(　　)

A. 原发病　　B. 呼吸困难的临床症状

C. 缺氧和二氧化碳潴留的体征　　D. 排除引起呼吸困难的有关疾病

E. 血气分析

68. 下列血气分析结果符合Ⅱ型呼衰的有(　　)

A. $PaO_2$40mmHg，$PaCO_2$35mmHg

B. $PaO_2$59mmHg，$PaCO_2$65mmHg

C. $PaO_2$65mmHg，$PaCO_2$40mmHg

D. $PaO_2$80mmHg，$PaCO_2$38mmHg

E. $PaO_2$56mmHg，$PaCO_2$48mmHg

69. 缩唇呼吸锻炼的最主要目的是(　　)

A. 有利肺泡气的排出　　B. 有利痰的排出　　C. 增强膈肌活动

D. 增强肋间肌活动　　E. 预防呼吸道感染

70. 引起呼吸衰竭的疾病最常见为(　　)

A. 慢性阻塞性肺气肿　　B. 肺炎　　C. 肺结核

D. 支气管肺炎　　E. 自发性气胸

71. 男性，65 岁。反复咳嗽、咳痰 20 余年，活动后气短 10 余年。吸烟 30 年，每天 20 支。考虑诊断为慢性阻塞性肺疾病，最有价值的检查是(　　)

A. 胸片　　B. 胸部 CT　　C. 肺功能

D. 血气分析　　E. 肺核素扫描

72. 病人男性，53 岁。慢性支气管炎、肺气肿病史多年，于一阵咳后突然出现呼吸困难，右胸刺痛，逐渐加重，最可能是(　　)

A. 急性心肌梗死　　B. 慢支急性发作　　C. 气胸

D. 支气管哮喘　　E. 胸腔积液

73. 病人女性,68 岁。有慢性咳喘史 15 年,今日感冒后病情加重,夜间咳嗽频繁,痰量多。查体:神清,口唇轻度发绀,桶状胸,双肺叩诊过清音,呼吸音低。动脉血气分析:PaO_2 85mmHg,$PaCO_2$45mmHg。经治疗后病情缓解,此病人在家休息时最重要的措施是(　)

A. 做腹式呼吸,加强膈肌运动　B. 避免吸入有害气体　C. 保持室内清洁无尘

D. 长期家庭氧疗　E. 长期服用抗生素以预防感染

74. 病人女性,40 岁。诊断哮喘 5 年,近来每当给爱犬洗澡后即出现咳嗽、咳痰伴喘息发作,护士为其进行健康教育时应指出其可能的过敏原是(　)

A. 花粉　B. 尘螨　C. 狗毛

D. 病毒感染　E. 细菌感染

75. 病人男性,23 岁。因肺炎球菌肺炎住院,体温 41.5℃,脉搏细弱,四肢厥冷,血压 85/60mmHg,在观察病情中应特别警惕发生(　)

A. 晕厥　B. 昏迷　C. 心律失常

D. 休克　E. 惊厥

76. 某肺炎病人,71 岁。体质较弱,虽经抗感染及一般对症治疗,但没有明显好转,为防止病情恶化,应特别注意观察(　)

A. 体温变化　B. 血压变化　C. 呼吸系统症状变化

D. 肺部体征变化　E. 血液白细胞变化

77. 男性,35 岁,平素体健。4 天前淋雨,2 天前突然高热 40℃,伴寒战,咳铁锈色痰伴呼吸困难,胸片示右下肺大片密度均匀的实变影。该病人最可能的诊断是(　)

A. 结核性胸膜炎　B. 大肠杆菌肺炎　C. 支原体肺炎

D. 肺炎球菌肺炎　E. 军团菌肺炎

78. 病人女性,25 岁。患支气管扩张症 10 年,间断咳嗽、咳脓痰,痰量 40ml/d,下列哪项治疗措施错误(　)

A. 应用抗生素　B. 体位引流　C. 免疫治疗

D. 体育锻炼　E. 生理盐水雾化吸入

79. 李先生,41 岁。反复咳脓痰伴间断少量咯血 20 年,大咯血 3 天来诊。体检:右下肺可闻及固定湿啰音,有杵状指。胸片示右下肺纹理增粗,可见卷发影。诊断首先考虑(　)

A. 肺结核　B. 支气管扩张症　C. 慢性肺脓肿

D. 慢性支气管炎　E. 肺气肿

80. 一老年病人以肺气肿、Ⅱ型呼衰收入院,入院第 1 天晚上,因咳嗽、痰多、呼吸困难,并对医院环境不适应而不能入睡,下列不正确的护理措施是(　)

A. 给镇咳和镇静药,帮助入睡　B. 减少夜间操作,保证病人睡眠

C. 给低流量持续吸氧　D. 减少白天睡眠时间和次数

E. 和病人一同制定白天活动计划

81. 男性,50 岁。发热,咳嗽,胸痛,呼吸急促,可疑急性脓胸,最有确诊意义的是(　)

A. 胸痛　B. 肋间饱满　C. 呼吸音减弱

D. 胸片大片阴影　E. 胸穿抽出脓液

82. 王女士,30 岁。因肺结核在家疗养,但痰中有结核菌,最简便有效的处理痰的方法

是(　　)

A. 煮沸　　B. 深埋　　C. 焚烧

D. 乙醇浸泡　　E. 消毒灵浸泡

83. 男性,40 岁。因寒战、高热、咳嗽、胸痛,来院急诊。胸透右上肺有云絮状阴影。查痰肺炎球菌(+),该病人血象最可能的改变是(　　)

A. 嗜酸性粒细胞增加　　B. 淋巴细胞增加　　C. 中性粒细胞增加

D. 大单核细胞增加　　E. 嗜碱性粒细胞增加

84. 病人男性,60 岁。诊断慢性支气管炎并发肺气肿 10 余年,近 1 周来咳嗽加剧,咳黄黏稠痰,有明显呼吸困难,发绀明显,护士为病人进行氧疗时,以下给氧方式正确的是(　　)

A. 鼻导管间断给氧 5L/min 以上

B. 鼻导管持续给氧 1L/min

C. 30% 乙醇湿化给氧

D. 持续面罩给氧 4L/min

E. 鼻导管间歇给氧 1L/min

85. 某人原有慢性阻塞性肺疾病,呼吸困难,发绀,近日咳嗽加剧,突然发生右侧胸痛,约 30 分钟后呼吸困难突然加剧,患侧胸部叩诊呈鼓音,听诊呼吸音消失。该变化是(　　)

A. 自发性气胸　　B. 肋间神经痛　　C. 膈下脓肿

D. 腹水　　E. 肋骨骨折

86. 王女士,29 岁。患支气管扩张症 10 年,咳嗽,咳脓性痰,痰量 50ml/d,下列处理不当的是(　　)

A. 体位引流　　B. 加强营养　　C. 长期应用抗生素

D. 给予祛痰剂　　E. 给予雾化吸入

87. 周女士,诊断为慢性呼吸衰竭,近日咳嗽、咳痰、气促明显,又出现神志不清、发绀、多汗,血气分析 $PaO_2$52mmHg,$PaCO_2$65mmHg 应给予病人(　　)

A. 高浓度、高流量持续吸氧　　B. 高浓度、高流量间歇给氧

C. 低浓度、低流量持续吸氧　　D. 低浓度、低流量间歇吸氧　　E. 乙醇湿化给氧

88. 男性,68 岁。因近日咳嗽、咳痰、气促明显,后又出现神志不清、发绀而入院。既往有肺气肿病史。动脉血气分析 pH 7.31,$PaO_2$52mmHg,$PaCO_2$61mmHg,该病人目前最可能出现的是(　　)

A. 肺心病　　B. 肺炎　　C. 左心衰竭

D. 呼吸衰竭　　E. 肺癌

89. 病人女性,25 岁。近 2 个月来轻度咳嗽,咳白色黏痰,内带血丝;午后低热,面颊潮红,疲乏无力,常有心悸、盗汗,较前消瘦。经 X 线摄片检查,发现右上肺第 2 肋部位有云雾状阴影,无透光区。痰菌 3 次检验阴性,你认为下列哪项护理措施不必要(　　)

A. 住院隔离治疗　　B. 给予高热量、高维生素、高蛋白饮食

C. 按医嘱给予抗结核药物治疗,观察药物不良反应

D. 室内开窗通风　　E. 做好保健指导

90. 病人女性,72 岁。间断咳嗽、咳痰 20 年,活动后气短 4 年,加重 1 周入院。查体:神清,双肺散在湿啰音,心率 120 次/min,律齐。肝肋下 3cm,双下肢水肿。血常规示白细胞计

数 4.8×10^9/L,中性粒细胞 80%。对该病人最重要的治疗措施是(　　)

A. 给利尿剂,消除水肿　　B. 给呼吸兴奋剂,改善呼吸功能

C. 止咳、祛痰　　D. 积极抗感染　　E. 给支气管扩张

91. 男性,23 岁。抗结核治疗 3 个月,低热、盗汗、乏力均已消失,病人认为肺结核已治愈,准备停药。此时最重要的措施是(　　)

A. 休息　　B. 戒酒　　C. 维持良好的营养

D. 坚持规则、全程化疗　　E. 消毒、隔离

92. 刘某,女,因支气管哮喘发作入院。现气短不能平卧,咳嗽,痰黏不易咳出。护理措施不妥的是(　　)

A. 取半卧位　　B. 帮助翻身拍背　　C. 超声雾化吸入

D. 鼓励多饮水　　E. 低流量鼻导管吸氧

93. 王某,女,29 岁。患支气管扩张症 10 年,咳嗽,咳黏脓痰,痰量 50ml/d,下列处理不当的是(　　)

A. 体位引流　　B. 加强营养

C. 限制饮水量每天 1000ml　　D. 给予祛痰剂　　E. 给予雾化吸入

94. 病人男性,48 岁。患有哮喘 20 年,昨天上午因误吸花粉再次发作,气急明显,口唇发绀,鼻翼扇动,不能平卧,经口服氨茶碱、支气管扩张剂仍不能控制,下午来医院急诊。预防此类哮喘最有效的药为(　　)

A. 沙丁胺醇　　B. 氨茶碱　　C. 异丙基阿托品

D. 泼尼松　　E. 色甘酸钠

95. 张某,男,75 岁。自幼患麻疹合并肺炎后,开始咳嗽,咳黄痰,每日痰量约 300ml,诊为支气管扩张症,多次住院治疗,此次因上述症状加重 1 周而入院。既往有高血压病史,为保持呼吸道通畅的各项措施中,以下哪项不适合本病人(　　)

A. 帮助翻身拍背　　B. 体位引流　　C. 机械吸痰

D. 超声雾化吸入　　E. 按医嘱给予祛痰剂

96. 女性,70 岁。反复咳嗽、咳痰伴喘息 30 年,诊断为慢性阻塞性肺疾病。1 周前受凉后咳嗽加重,大量黏稠黄痰,无力咳出。近两天失眠。1 天前口服地西泮 5mg,次晨呼之不应。入院查体:昏睡,呼吸 24 次/min,口唇发绀,球结膜水肿,双肺散在湿性啰音及哮鸣音。此病人目前最可能出现以下哪种情况(　　)

A. 地西泮中毒　　B. 肺性脑病　　C. 脑血管意外

D. 糖尿病酮症酸中毒　　E. 肝昏迷

97. 病人女性,53 岁。半年前诊断为肺癌,现伴有胸痛,应取的体位有(　　)

A. 头低足高位,头偏向一侧　　B. 去枕平卧位　　C. 平卧位,头偏向一侧

D. 端坐位　　E. 患侧卧位

98. 病人男性,肺心病、肺功能失代偿期,经吸氧、利尿、洋地黄类药物治疗后,呼吸困难减轻,但出现昼睡夜醒及多言,首先考虑(　　)

A. 肺性脑病　　B. 短暂性脑缺血　　C. 脑梗死

D. 肺部感染　　E. 洋地黄中毒

99. 黄女士,68 岁。患慢性肺心病近 8 年,近日咳嗽、咳痰加重,明显发绀,给予半坐卧

位的主要目的是(　　)

A. 使回心血量增加　　B. 使肺部感染局限化　　C. 使膈肌下降，呼吸通畅

D. 减轻咽部刺激及咳嗽　　E. 促进排痰，减轻发绀

100. 某呼吸衰竭病人在应用人工呼吸器和呼吸兴奋剂过程中出现恶心、呕吐、烦躁、颜面潮红、肌肉颤动等现象。应考虑(　　)

A. 继发感染　　B. 通气量不足　　C. 呼吸兴奋剂过量

D. 呼吸性碱中毒　　E. 痰液壅塞

(101～103 题共用题干)

李先生，62 岁。咳嗽咳痰 10 年，近两年来劳动时出现气短，近 2 天感冒后病情加重，咳脓痰且不易咳出。查体：体温 36.7℃，神志清，桶状胸，双肺叩诊过清音，呼吸音低，以慢性支气管炎合并慢性阻塞性肺气肿入院治疗。

101. 病人目前最主要的护理诊断是(　　)

A. 体液过多　　B. 有感染的危险　　C. 清理呼吸道无效

D. 体温过高　　E. 自理缺陷

102. 病人目前最主要的治疗措施是(　　)

A. 抗生素控制感染　　B. 应用镇咳药　　C. 给予吸氧

D. 进行缩唇腹式呼吸训练　　E. 使用支气管扩张剂

103. 病人应给予的氧疗方式为(　　)

A. 间歇给氧　　B. 乙醇湿化给氧　　C. 低浓度持续给氧

D. 高压给氧　　E. 高浓度持续给氧

(104～106 题共用题干)

王某，男，58 岁。慢性咳、痰、喘 10 年，近年来活动后气急，诊断为慢性支气管炎。

104. 病人有无肺气肿，更准确的判断应做的检查(　　)

A. X 线胸片　　B. 胸部 CT　　C. 心电图

D. 呼吸功能检查　　E. 动脉血气分析

105. 该病人护理体检胸廓检查有可能出现(　　)

A. 扁平胸　　B. 胸廓一侧隆起　　C. 鸡胸

D. 桶状胸　　E. 胸廓一侧凹陷

106. 针对王先生的护理诊断——气体交换受损，下列哪项措施不妥(　　)

A. 取坐位或半卧位　　B. 指导病人正确咳嗽　　C. 指导病人缩唇呼吸

D. 指导病人加快呼吸锻炼　　E. 指导病人腹式呼吸

(107～109 题共用题干)

某男，28 岁。因外出春游出现咳嗽、咳白黏痰伴喘息 1 天入院。体检：体温 36.5℃，脉搏 90 次/min，呼吸 28 次/min，血压 120/80mmHg，在肺部可闻及广泛哮鸣音，既往有哮喘史。

107. 该病人哮喘发作最可能的诱因是(　　)

A. 花粉　　B. 尘螨　　C. 动物的毛屑

D. 病毒感染　　E. 精神因素

108. 病人进一步表现为发绀明显、端坐呼吸、大汗淋漓，24 小时经一般解痉治疗后症状无缓解，判断该病人为(　　)

A. 混合性哮喘　　B. 内源性哮喘　　C. 重症哮喘
D. 左心衰　　E. 右心衰

109. 对病人的护理中下列哪项正确(　　)
A. 平卧位　　B. 超声雾化吸入　　C. 持续高流量吸氧
D. 禁用吗啡　　E. 限制水分摄入

(110～111 题共用题干)

王某,男性,20 岁。1 个月前出现胸痛,半个月前胸痛消失并出现呼吸困难。查体:右肺下部叩诊呈浊音,听诊呼吸音消失,胸水中分离出抗酸杆菌,拟诊为结核性胸膜炎。

110. 病人遵医嘱服用抗结核药,出现口角发麻、手肢麻木,引起该反应的药是(　　)
A. 利福平　　B. 异烟肼　　C. 链霉素
D. 吡嗪酰胺　　E. 乙胺丁醇

111. 病人在抽液的过程中出现头晕、出汗、面色苍白、心悸、脉细、四肢发凉等症状,可能是出现了(　　)
A. 休克　　B. 肺水肿　　C. 纵隔移动
D. 胸膜反应　　E. 气胸

(112～113 题共用题干)

某男,68 岁,因近日咳嗽、咳痰、气急明显,又出现神志不清、发绀而入院。既往有肺气肿病史。动脉血气分析 pH7.31,$PaO_2$52mmHg,$PaCO_2$61mmHg。

112. 病人目前最可能出现的是(　　)
A. 肺心病　　B. 肺炎　　C. 左心衰
D. 呼吸衰竭　　E. 肺癌

113. 宜选用的氧流量为(　　)
A. 高浓度、高流量持续吸氧　　B. 高浓度、高流量间歇吸氧
C. 低浓度、低流量持续吸氧　　D. 低浓度、低流量间歇吸氧
E. 乙醇湿化吸氧

(114～115 题共用题干)

病人男性,28 岁。自感低热、乏力、食欲不振,有盗汗、体重下降、呼吸困难、胸痛等表现,就医诊断为浸润型肺结核,收入院抗结核治疗。

114. 入院后应采用的隔离种类为(　　)
A. 严密隔离　　B. 消化道隔离　　C. 保护性隔离
D. 接触性隔离　　E. 呼吸道隔离

115. 关于疾病防治及护理措施不妥的是(　　)
A. 病人痰液用 20% 漂白粉溶液搅拌静置 2 小时后倒掉
B. 护士在病室里不密切接触病人时,可不戴口罩
C. 病室每日用紫外线照射进行空气消毒
D. 病室通向走廊的窗子需关闭
E. 给予异烟肼、链霉素治疗

(116～118 题共用题干)

病人男性,70 岁。有慢性阻塞性肺气肿病史。咳嗽、脓痰伴气急加重 2 周,今晨神志恍

惚，体检：嗜睡，口唇发绀，两肺湿啰音，心率116次/min，血压185/105mmHg。

116. 最可能的诊断是(　　)

A. 急性左心衰　　B. 脑血管意外　　C. 右心衰竭

D. 呼吸衰竭　　E. 高血压危象

117. 为明确诊断还需作哪项检查(　　)

A. CT　　B. 心电图　　C. 动脉血气分析

D. 脑电图　　E. 肾动脉造影

118. 此时最主要的治疗在于(　　)

A. 用降压药　　B. 使用抗生素　　C. 去除诱因

D. 纠正缺氧和二氧化碳潴留　　E. 用利尿剂

(119～121题共用题干)

张某，男性，70岁。近日因咳嗽、咳黄脓痰且不易咳出就诊，体温36.8℃，胸部听诊可闻及湿性啰音，X线胸片示右侧肺有絮状阴影，既往慢性支气管炎病史10余年。

119. 该病人目前最主要的护理诊断是(　　)

A. 气体交换受损　　B. 清理呼吸道无效　　C. 体温过高

D. 营养失调　　E. 体液过多

120. 护士对该病人进行护理时，下列措施不妥的是(　　)

A. 指导病人有效咳嗽　　B. 生理盐水雾化吸入湿化气道

C. 予以机械吸痰　　D. 督促每日饮水1500ml以上

E. 咳嗽时给予胸部叩击

121. 病人咳嗽时，护士应给予纠正的动作是(　　)

A. 病人取坐位，两腿上置一枕头顶住腹部　　B. 咳嗽前先做深呼吸数次

C. 深吸一口气，屏气数秒后再用力咳出

D. 病人为了省力每次连续轻咳数次

E. 排痰后用清水漱口

(122～124题共用题干)

男性，20岁。长跑后冲凉水浴，当晚发生寒战、高热，右胸痛就诊。查体：面色潮红、呼吸急促、痛苦呻吟，体温39.5℃，以肺炎收住院。

122. 病人的面容属于(　　)

A. 二尖瓣面容　　B. 急性面容　　C. 慢性面容

D. 病危面容　　E. 休克面容

123. 病人的热型为(　　)

A. 回归热　　B. 反复热　　C. 间歇热

D. 弛张热　　E. 稽留热

124. 触诊检查可以发现右上肺(　　)

A. 触诊语颤音消失　　B. 触诊语颤音减弱　　C. 触诊语颤音增强

D. 出现摩擦音　　E. 发现异常搏动

(125～127题共用题干)

病人女性，20岁。近1个半月来干咳伴有低热，自觉乏力。听诊右上锁骨下区有固定的

湿性啰音，怀疑其患肺结核。

125. 为进一步确诊，最重要的检查是(　　)

A. 胸部 CT 检查　B. 纤维支气管镜检查　C. 支气管碘油造影

D. 痰菌检查　E. 痰细胞学检查

126. 如病人已确诊，下列护理措施中哪项不妥(　　)

A. 给高热量、高维生素、高蛋白饮食

B. 室内空气新鲜，阳光充足

C. 向病人做有关疾病知识的宣教

D. 及时做好消毒隔离

E. 鼓励病人多做体育锻炼，增强抗病能力

127. 病人在治疗过程中，判断结核化疗效果，最重要的指标是(　　)

A. PPD 转阴　B. 体温恢复正常，体重增加　C. ESR 恢复正常

D. 痰结核菌转阴　E. 病灶吸收好转

(128～130 题共用题干)

病人女性，53 岁。胸闷气急 3 周，胸片示右侧大量胸腔积液，胸穿抽出血性胸水 1000ml。

128. 最可能的病因为(　　)

A. 结核性胸膜炎　B. 癌性胸腔积液　C. 肺炎伴胸腔积液

D. 自发性液气胸　E. 漏出性胸腔积液

129. 为进一步证实病因，最佳的检查方法是(　　)

A. 胸部 CT　B. 胸部超声波检查　C. 胸水常规检查

D. 胸水脱落细胞检查　E. 痰细胞学检查

130. 胸腔穿刺抽液时，病人出现头晕、出汗、面色苍白、四肢发凉，应立即(　　)

A. 减慢抽液速度　B. 停止抽液，平卧观察血压　C. 胸穿抽气

D. 高浓度吸氧　E. 皮下注射肾上腺素

(131～133 题共用题干)

熊某，女性，78 岁。慢性咳嗽、咳痰 20 余年，近 5 年来活动后气急，1 周前感冒后痰多，气急加剧。近 2 天嗜睡。化验：白细胞计数 $18.6\times10^9/L$，中性粒细胞 90%，动脉血 pH7.29，PaO_2 48mmHg，$PaCO_2$ 80mmHg。

131. 该病人目前的诊断为(　　)

A. Ⅰ型呼衰　B. Ⅱ型呼衰　C. 呼吸窘迫综合征

D. 支气管哮喘急性发作　E. 脑血管意外

132. 如病人出现头痛、头胀、神志恍惚、躁狂、谵语等，应考虑(　　)

A. 呼吸性酸中毒　B. 肺性脑病　C. 窒息先兆

D. 休克早期　E. 脑疝出现

133. 若经药物治疗无效，病人自主呼吸停止，应立即给予(　　)

A. 气管切开　B. 经口气管插管　C. 无创机械通气

D. 高浓度吸氧　E. 体外心脏按压

(134～138 题共用题干)

男性,25岁。咳嗽,咳黄脓痰伴胸闷3天。体检:双肺散在干啰音。

134. 为明确病因,应详细询问病史,以下哪项不是主要的(　　)

A. 此前有无鼻塞、打喷嚏、咽痛等症状

B. 有无吸入刺激性气体或烟雾

C. 有无接触某些花草,吸入花粉

D. 有无受凉　　E. 胃纳情况

135. 请问引起咳嗽、咳痰的主要原因是(　　)

A. 急性上呼吸道感染　　B. 物理因素　　C. 化学刺激因素

D. 过敏因素　　E. 以上都不是

136. 为明确诊断,仍需什么检查(　　)

A. 胸片　　B. 血常规　　C. 肺功能

D. 肝功能　　E. 血气分析

137. 目前病人最可能的诊断是什么(　　)

A. 急性气管－支气管炎　　B. 肺炎　　C. 咽炎

D. 肺结核　　E. 肺脓肿

138. 病人咨询,在发病期间应注意什么,以下哪项是不正确的(　　)

A. 休息　　B. 戒烟　　C. 多饮水

D. 保持室内空气流通　　E. 多运动提高免疫力

(139～142 题共用题干)

男性,28岁。因外出春游出现咳嗽、咳白黏痰伴喘息1天入院。体检:体温36.5℃,脉搏90次/min,呼吸28次/min,血压120/80mmHg,在肺部可闻及广泛哮鸣音,既往有哮喘史。

139. 该病人最可能的诊断是(　　)

A. 肺炎　　B. 支气管扩张症　　C. 支气管哮喘

D. 肺心病　　E. 左心功能不全

140. 病人强迫端坐,于一阵剧咳后突感一侧胸痛,气急加剧,检查发现疼痛侧胸部叩诊呈鼓音,听诊呼吸音消失。该病人发生了(　　)

A. 阻塞性肺气肿　　B. 自发性气胸　　C. 左心衰

D. 右心衰　　E. 肺不张

141. 对该病人的下列处理措施中,首要的是(　　)

A. 立即排气减压,以解除气急,使肺复张　　B. 使用糖皮质激素

C. 静点氨茶碱　　D. 开放静脉通道　　E. 给予高浓度吸氧

142. 对该病人采取的护理措施不妥的是(　　)

A. 每日饮水量应在2000ml以上　　B. 在病室内摆放鲜花

C. 遵医嘱给予祛痰药物　　D. 遵医嘱给予糖皮质激素

E. 给予低流量持续吸氧

(143～146 题共用题干)

男性,20岁。突然畏寒、发热伴胸痛3天,胸片示右中肺有大片炎性阴影,咳大量铁锈色痰。

143. 最有可能的疾病是(　　)

A. 慢性支气管炎　　B. 支气管哮喘　　C. 肺炎球菌肺炎

D. 支气管扩张症　　E. 肺癌

144. 住院次日突然出现烦躁，恐惧，四肢厥冷，血压 80/62mmHg，脉细速，120 次/min。此时该病人最主要的护理问题是(　　)

A. 中毒性休克　　B. 组织灌注不足　　C. 恐惧

D. 体温过高　　E. 舒适的改变

145. 对该病人首先采取的护理措施是(　　)

A. 高流量给氧　　B. 安慰病人　　C. 心电图检查

D. 建立静脉通路　　E. 准备抢救用品

146. 下列药物需静脉滴入，护士应首先输入(　　)

A. 青霉素　　B. 地塞米松　　C. 多巴胺

D. 低分子右旋糖酐　　E. 碳酸氢钠

(147～150 题共用题干)

女性，28 岁。咳嗽两个月，干咳为主，有午后低热，月经不规律。胸片示右上肺淡片状阴影。为进行诊断，进行了 PPD 试验。

147. 关于 PPD 结果的判断，下列哪项是正确的(　　)

A. 硬结直径≤5mm 为阳性　　B. 硬结直径≥5mm 为阳性

C. 硬结直径≤10mm 为阳性　　D. 硬结直径≥10mm 为阳性

E. 局部有水泡为阳性

148. 病人今上午突然咯鲜血 400ml，该病人目前危及生命的护理问题是(　　)

A. 气体交换受损　　B. 营养失调　　C. 知识缺乏

D. 潜在并发症：窒息　　E. 潜在并发症：休克

149. 首要的抢救措施(　　)

A. 高流量吸氧　　B. 输血

C. 清理呼吸道，保持呼吸道通畅　　D. 给予镇静药

E. 使用止血药物

150. 一般情况下，大咯血时首选的药物是(　　)

A. 可待因　　B. 普萘洛尔　　C. 酚磺乙胺(止血敏)

D. 垂体后叶素　　E. 6－氨基己酸

(151～154 题共用题干)

某女，35 岁。咳嗽 1 周，近 2 天咯血数次，每次咯血量不等，最多 1 次达 300ml，体检左侧肺上部呼吸音减弱，病人精神紧张。

151. 该病人目前最主要的护理诊断是(　　)

A. 气体交换受损　　B. 有感染的危险　　C. 有窒息的危险

D. 清理呼吸道无效　　E. 体液过多

152. 如果该病人突然出现咯血不畅、表情恐怖、张口瞪目、两手乱抓、大汗淋漓，进而意识突然丧失，护士应首先考虑病人发生了(　　)

A. 休克　　B. 左心衰　　C. 哮喘

D. 窒息　　E. 呼吸衰竭

153. 护士应首先采取的措施为(　　)

A. 立即给予病人头高足低位

B. 迅速用负压机械吸引吸出血块

C. 判断病人昏迷程度　　D. 给予高流量吸氧　　E. 开放静脉通路

154. 对病人护理措施不正确的是(　　)

A. 静卧休息,尽量少翻动

B. 大咯血时,应取平卧位,头偏向一侧

C. 咯血不止时,嘱病人屏气以利止血

D. 保持大便通畅

E. 若为肺结核咯血则应卧向患侧

(155~158 题共用题干)

男性,67 岁。肺心病病史 20 年,病人发热、咳脓痰 1 周。今晨呼吸困难加重,烦躁不安,神志恍惚。体检:体温 38℃,脉搏 110 次/min,呼吸 36 次/min,血压 18.0/12.0kPa,动脉血气分析 pH7.20,$PaO_2$52mmHg,$PaCO_2$61mmHg,SB40mmol/L。

155. 病人最可能发生了下述哪个并发症(　　)

A. 肺炎　　B. 左心衰　　C. 哮喘

D. 肺水肿　　E. 呼吸衰竭

156. 病人经治疗病情改善,水肿减轻,但出现烦躁,手足搐搦。最可能的原因是并发(　　)

A. 代谢性酸中毒　　B. 代谢性碱中毒　　C. 呼吸性碱中毒

D. 肺性脑病　　E. 脑血管意外

157. 肺心病急性加重期的治疗关键是(　　)

A. 低流量吸氧　　B. 利用呼吸机改善呼吸功能

C. 强心、利尿　　D. 积极控制感染、解除支气管痉挛、改善通气功能

E. 纠正电解质紊乱

158. 此时哪项措施是错误的(　　)

A. 血电解质检查　　B. 动脉血气分析　　C. 低流量吸氧

D. 补充氯化钾　　E. 镇静剂

(159~165 题共用题干)

女性,80 岁。慢性咳嗽咳痰 20 余年,冬季加重。近 5 年活动后气促。1 周前感冒后痰多,气促加剧,近 2 天嗜睡。血白细胞 18.6×10^9/L,中性粒细胞 90%,动脉血气:pH7.29,$PaCO_2$80 mmHg,$PaO_2$47mmHg,BE -3.5mmol/L。

159. 最可能的诊断(　　)

A. Ⅰ型呼吸衰竭　　B. Ⅱ型呼吸衰竭　　C. 急性呼吸窘迫综合征

D. 支气管哮喘急性发作　　E. 脑血管意外

160. 酸碱紊乱类型是(　　)

A. 呼吸性碱中毒　　B. 呼吸性酸中毒　　C. 代谢性碱中毒

D. 代谢性酸中毒　　E. 呼吸性酸中毒合并代谢性酸中毒

161. 诊断呼吸衰竭最主要的依据是(　　)

A. 原发病　　B. 呼吸困难的临床症状

C. 缺氧和二氧化碳潴留的体征　　D. 排除引起呼吸困难的有关疾病

E. 血气分析

162. 引起动脉血气变化的机制,下列哪项是错的(　　)

A. 通气不足　　B. 氧耗量降低　　C. 通气/血流比失调

D. 肺动静脉样分流　　E. 弥散障碍

163. 经药物治疗无效,病人自主呼吸停止,应立即给予(　　)

A. 气管切开 + 人工通气　　B. 经口气管插管　　C. 高浓度吸氧

D. 气管插管 + 人工通气　　E. 体外心脏按压

164. 经抢救病情改善,但在机械通气过程中,突然氧饱和度下降,气道压升高,体检:左肺呼吸音减低,叩诊鼓音。应考虑并发(　　)

A. 胸腔积液　　B. 肺不张　　C. 气胸

D. 气道阻塞　　E. 肺水肿

165. 此时恰当的处理为(　　)

A. 胸腔穿刺排液　　B. 立即停用呼吸机　　C. 胸腔闭式引流

D. 大剂量抗生素　　E. 大剂量利尿剂

(四)病例讨论

万先生,66 岁。咳嗽、咳痰伴气喘 18 年。近两月来因受风寒,咳嗽加剧,痰呈黄色,不易咳出,夜间烦躁不眠,白昼嗜睡。体检:体温 38.9℃,脉搏 116 次/min,呼吸 32 次/min,血压 18.0/12.0kPa,答话有时不切题,半卧位,发绀,皮肤温暖,球结膜轻度水肿,颈静脉怒张,桶状胸。呼吸浅而快、肺部叩诊呈过清音,两肺散在哮鸣音,肺底小水泡音,心尖搏动不明显,心率 116 次/min,律齐,未闻杂音,肝脾未及,腹水征(-)。实验室检查:血红细胞 5.6×10^{12}/L,血红蛋白 160g/L,白细胞计数 14.5×10^{9}/L,动脉血氧分压 45mmHg,动脉血二氧化碳分压 75 mmHg。

问:1. 分析病情进展。

2. 列举护理问题。

3. 简述主要护理措施。

[参考答案]

(一)名词解释

1. 咯血是指喉部以下的呼吸道或肺部组织出血经口腔咯出。

2. 急性上呼吸道感染是指鼻腔、咽或喉部急性炎症的概称。

3. 阻塞性肺气肿是指终末细支气管远端的气道弹性减退,过度膨胀、充气和肺容积增大或同时伴有气道壁破坏的病理状态。

4. 严重的哮喘发作持续 24 小时以上,经一般支气管舒张剂治疗不能缓解者,称为重症哮喘。

5. 肺炎是由多种病原引起的肺实质或间质内的急性渗出性炎症。

6. 支气管扩张症是由于支气管及其周围肺组织的慢性炎症,导致直径大于 2mm 的中等大小的支气管管壁肌肉和弹性组织破坏，造成管腔的慢性异常扩张和变形的疾病。

7. 肺部原发病灶、淋巴管炎和淋巴结炎，三者统称为原发综合征。

8. 原发性支气管肺癌是指癌症细胞起源于支气管黏膜和腺体，常有区域淋巴结转移和血行播散。

9. 呼吸衰竭是各种原因引起的肺通气和(或)换气功能严重障碍，以致不能进行有效的气体交换，导致缺氧伴(或不伴)二氧化碳潴留，从而引起一系列生理功能和代谢紊乱的临床综合征。

(二)填空题

1. 协助病人排痰措施有：指导有效咳嗽、湿化呼吸道、拍背与胸壁震荡、体位引流、机械吸痰。

2. 急性上呼吸道感染根据病因不同，临床表现可有类型：普通感冒、病毒性咽炎、喉炎和支气管炎、疱疹性咽峡炎、咽结膜热、细菌性咽、扁桃体炎。

3. 肺气肿病人给氧应予鼻导管、低流量持续给氧，流量1～2L/min，每天氧疗时间不少于15小时。

4. 支气管哮喘发病机制：变态反应、气道炎症、气道高反应性、神经机制。

5. 肺炎按感染来源分类：社区获得性肺炎、医院获得性肺炎。

6. 体位引流每天做2～4次，每次15～30分钟，引流时使病肺处于高处，其引流支气管开口向下。

7. 结核菌素试验结果判断：注射后48～72小时测量皮肤硬结的直径，小于5mm为阴性反应(－)；5～9mm为弱阳性反应(＋)；10～19m为阳性反应(＋＋)；≥20mm或不足20mm但出现水泡、坏死为强阳性反应(＋＋＋)。

8. 肺癌按组织学分类有鳞状上皮细胞癌、腺癌、小细胞未分化癌、大细胞未分化癌。

9. Ⅰ型呼吸衰竭给予高浓度(45%～53%)、高流量(4～6L/min)间歇给氧；Ⅱ型呼吸衰竭给予低浓度(25%～29%)、低流量(1～2L/min)鼻导管持续吸氧。

(三)选择题(A型题)

1. A	2. E	3. B	4. B	5. C	6. C	7. A	8. D	9. A	10. E
11. D	12. D	13. B	14. C	15. C	16. D	17. C	18. C	19. D	20. C
21. A	22. C	23. E	24. D	25. C	26. E	27. B	28. C	29. A	30. C
31. B	32. D	33. A	34. D	35. C	36. E	37. D	38. D	39. A	40. C
41. E	42. D	43. D	44. A	45. D	46. B	47. A	48. E	49. C	50. E
51. A	52. A	53. E	54. D	55. B	56. B	57. A	58. B	59. A	60. A
61. A	62. B	63. C	64. D	65. B	66. C	67. E	68. B	69. A	70. A
71. C	72. C	73. A	74. C	75. D	76. B	77. D	78. C	79. B	80. A
81. E	82. C	83. C	84. B	85. A	86. C	87. C	88. D	89. A	90. D
91. D	92. C	93. C	94. E	95. C	96. B	97. E	98. A	99. C	100. C
101. C	102. A	103. C	104. D	105. D	106. D	107. A	108. C	109. D	110. B
111. D	112. D	113. C	114. E	115. B	116. D	117. C	118. D	119. B	120. C
121. D	122. B	123. E	124. C	125. D	126. E	127. D	128. B	129. D	130. B
131. B	132. B	133. B	134. E	135. A	136. A	137. A	138. E	139. C	140. B

141. A　142. B　143. C　144. B　145. D　146. D　147. D　148. D　149. C　150. D
151. C　152. D　153. B　154. C　155. E　156. B　157. D　158. E　159. B　160. B
161. E　162. B　163. D　164. C　165. C

(四)病例讨论

1. 病人有喘息型慢性支气管炎病史20余年,已出现阻塞性肺气肿体征,目前继发肺部感染、排痰不畅、气体交换障碍,发展为呼吸衰竭并出现肺性脑病。

2. 列举护理问题有:

(1)气体交换受损　与通气不足有关。

(2)清理呼吸道无效　与分泌物增多、无力咳嗽有关。

(3)急性意识障碍　与缺氧、二氧化碳潴留有关。

(4)营养失调:低于机体需要量　与长期患病致消耗增加、摄入减少有关。

(5)潜在并发症:上消化道出血、心力衰竭、休克。

3. 护理措施有:①一般护理:取半卧位休息,给予高热量及高蛋白、易消化、少刺激、富维生素饮食防止机体产生负氮平衡;②保持呼吸道通畅:鼓励病人多饮水和用力咳嗽排痰;无效时采用雾化吸入,湿化呼吸道或按医嘱给祛痰剂,如氯化铵、溴已新等;有昏迷病则定时吸痰;防止呼吸道大量痰液潴留伴有窒息危险,如动脉血二氧化碳分压进行性增高病人,应及时建立人工气道和机械通气支持;③合理给氧:给予低流量(1~2L/min)鼻导管持续吸氧。在给氧过程中,观察氧疗疗效;④病情观察:注意生命体征和意识改变,随时发现病情变化;⑤按医嘱正确使用抗生素、祛痰平喘药、呼吸兴奋药、纠正酸碱平衡失调等,观察疗效及副作用。禁用麻醉剂、镇静剂,以防止加重呼吸抑制及肺性脑病。

第三章 循环系统疾病病人的护理

［重点、难点］

第一节　概　述

一、循环系统的解剖结构和生理功能

（一）心脏

心脏是一个由肌肉构成的圆锥形、中空的器官，分四个腔室，即左心房、左心室、右心房、右心室。左、右心房之间和左、右心室之间各有肌性的房间隔和室间隔相隔，左、右心之间互不相通。左心房、室之间有二尖瓣，右心房、室之间有三尖瓣，左心室与主动脉之间有主动脉瓣，右心室与肺动脉之间有肺动脉瓣。心脏壁分三层，由外向内依次为心外膜、肌层、心内膜。心外膜即心包的脏层紧贴于心脏表面，与心包壁层形成心包腔，腔内含少量浆液起润滑作用。

冠状动脉是营养心脏的血管，起源于主动脉根部，有左右两支，围绕在心脏的表面并穿透至心肌内。心脏在心脏内传导系统的作用下，进行着有节律的收缩和舒张活动。心脏传导系统包括窦房结、结间束、房室结、希氏束、左右束支及其分支和普肯野纤维，负责心脏正常冲动的形成和传导。

（二）血管

循环系统的血管分动脉、静脉、毛细血管。动脉是引导血液出心脏的管道，主要功能是输送血液到组织器官；静脉的主要功能是汇集从毛细血管来的血液，将血液送回心脏的管道；毛细血管位于小动脉和小静脉之间，呈网状分布，其管壁由单层的内皮细胞和基膜组成，是血液和组织液进行物质交换的场所。

（三）调节循环系统的神经体液

调节循环系统的神经是交感神经和副交感神经。交感神经兴奋时，心率加快、心肌收缩力加强、外周血管收缩、血管阻力增加、血压升高；副交感神经兴奋时，心率减慢、心肌收缩力减弱、外周血管扩张、血管阻力减小、血压下降。

调节循环系统的体液因素有肾素－血管紧张素－醛固酮系统，对调节钠钾平衡、血容量和血压起重要作用。

二、循环系统疾病常见症状和体征的护理

心源性呼吸困难

（一）概要

心源性呼吸困难是指由于各种心血管疾病引起病人呼吸时自觉空气不足、呼吸费力，并伴有呼吸频率、深度与节律异常。主要由左心和（或）右心衰引起。病人在休息或较轻的体力活动时表现为呼吸频率加快，严重时出现鼻翼扇动、口唇发绀、张口呼吸和端坐呼吸。

（二）护理评估

1. 健康史

最常见的病因是左心衰竭。常因体力活动、精神紧张和感染等诱发。

2. 身心状况

（1）劳力性呼吸困难：呼吸困难在轻度体力劳动时出现或加重，休息后缓解或减轻。

（2）夜间阵发性呼吸困难：病人夜间睡眠中突感胸闷、气急而憋醒，被迫坐起，有窒息感或惊恐不安，下床开窗通风后数分钟至数十分钟症状消失，轻者伴咳嗽、咳痰，重者伴气喘、发绀、咯粉红色泡沫痰，两肺布满哮鸣音、湿啰音，又称“心源性哮喘”。

（3）端坐呼吸：病人完全休息亦感气急，不能平卧，迫使其采取坐位或半卧位以减轻呼吸困难。

（三）护理诊断及合作性问题

1. 气体交换受损　与肺淤血、肺水肿或伴肺部感染有关。

2. 活动无耐力　与组织供氧不足有关。

（四）护理措施

①保持室内空气新鲜，协助其咳嗽、排痰；②根据病情抬高床头或取半卧位、端坐位；③按医嘱给氧和选择合适的湿化液，氧流量一般为 2～4L/min。急性左心衰竭病人应高流量（4～6L/min）鼻导管给氧或以面罩加压给氧；肺心病病人宜低流量（1～2L/min）持续给氧，经鼻导管吸入；④按医嘱给予强心、利尿、扩血管、平喘等药物，静脉输液时要严格控制滴速，一般为 20～30 滴/min，防止诱发肺水肿。

心源性水肿

（一）概要

心源性水肿是指由于心功能不全引起体循环静脉淤血，使机体组织间隙有过多的液体积聚而出现肿胀。

（二）护理评估

1. 健康史

最常见的病因是各种心脏病引起的右心衰竭或全心衰竭。钠、水摄入过多是常见的诱因。

2. 身心状况

（1）心源性水肿的特征：水肿发展缓慢，首先出现于身体下垂部位，如足踝部、胫骨前，严

重可发生全身性水肿。活动后出现或加重，休息后减轻或消失。水肿呈对称性、凹陷性，水肿部位皮肤发绀、感觉迟钝，易发生溃破、压疮及感染。

(2)伴随状况：伴有乏力、腹胀、食欲不振、恶心、呕吐、便秘、腹泻、呼吸困难、发绀、黄疸、尿量减少、体重增加及肢体运动障碍等。

(3)护理体检：主要检查水肿的程度、水肿部位皮肤的完整性、体重、腹围等。

3. 实验室及其他检查

有低蛋白血症及电解质紊乱等。

(三)护理诊断及合作性问题

1. 体液过多　与体循环淤血及钠水潴留有关。

2. 有皮肤完整性受损的危险　与水肿部位血液循环变慢，或躯体活动受限有关。

(四)护理措施

①病人应卧床休息，伴胸水或腹水宜取半卧位，并抬高下肢，以利静脉回流，消除水肿。向病人说明限制钠水摄入及补充蛋白质的重要性，给予低钠、高蛋白、易消化、少产气的饮食，以减轻腹胀和胃肠道的负担。严重水肿且利尿剂疗效不佳时，每日进液量控制在前1日尿量加500ml左右；②保持皮肤黏膜清洁卫生，防止感染、压疮和外伤；③记录24小时出入液体量，定期检测血清电解质；④遵医嘱使用强心剂、利尿剂、血清蛋白，观察记录疗效和不良反应。

心　悸

(一)概要

心悸是一种自觉心跳或心慌，并伴有心前区不适感。

(二)护理评估

1. 健康史

最常见的病因是各种器质性心脏病所致的心律失常，如心动过速、心动过缓、期前收缩等，也可因器质性心血管病或全身性疾病致心搏增强，或心血管神经症等引起。健康人剧烈活动、精神紧张、吸烟、饮酒或使用某些药物时，也可出现心悸。

2. 身心状况

(1)心悸的特点：心悸的严重程度并不一定与病情成正比，心悸本身无危险性，但严重的心律失常可能发生晕厥或猝死。

(2)伴随症状：可伴有胸痛、呼吸困难、黑蒙、晕厥、抽搐等症状。

3. 实验室及其他检查

心电图、动态心电图检查确定有无心律失常，以及心律失常发生的特点。

(三)护理诊断及合作性问题

舒适度的改变：心悸　与心律失常、心脏搏动增强有关。

(四)护理措施

①卧床休息，可取半卧位，但应避免左侧卧位；②向病人解释心悸的原因，并阐明其严重程度不一定与病情成正比，以减轻病人的紧张和焦虑不安情绪，告知病人应保持情绪稳定，

建立良好的生活习惯，进食宜少量多餐，避免过饱及刺激性食物，戒烟，禁饮浓茶、酒和咖啡，以免诱发心悸；③密切观察心率和心律的变化；④按医嘱应用抗心律失常药物，观察疗效和不良反应。做好起搏、电复律、消融术等治疗的术前和术后护理。

心前区疼痛

（一）概要

心前区疼痛是指由各种理化因素刺激支配心脏、主动脉或肋间神经的感觉纤维引起的心前区或胸骨后疼痛。

（二）护理评估

1. 健康史

最常见的病因是冠心病心绞痛、急性心肌梗死。心前区疼痛发作常有诱因，如体力活动、情绪激动等。

2. 身心状况

（1）心前区疼痛的特点：心绞痛多在活动或情绪激动时发作，位于胸骨后或心前区呈压榨样剧痛伴窒息感，休息或舌下含用硝酸甘油可缓解。急性心肌梗死引起的疼痛较心绞痛严重，且经休息或含用硝酸甘油不能缓解。心包炎引起的心前区疼痛，于吸气、咳嗽、变换体位、吞咽时加剧。心血管神经症引起的心前区疼痛，部位常不固定，为短暂的几秒钟的针刺样疼痛或持续几小时的隐痛，在静息时发作，含用硝酸甘油无效，常伴自主神经功能紊乱症状。

（2）伴随症状：可有心悸、胸闷、呼吸困难、晕厥、休克、低热、乏力、失眠、多梦等表现。

3. 实验室检查及其他检查

心电图、超声心动图、胸部 X 线等检查，可协助判断心前区疼痛的原因。

（三）护理诊断及合作性问题

疼痛：心前区疼痛　与冠状动脉供血不足导致心肌缺血、缺氧，或炎症累及心包有关。

（四）护理措施

调整病人的情绪、注重心理护理；减轻疼痛、预防复发。

心源性晕厥

（一）概要

心源性晕厥是指心脏疾病引起的心排血量骤减或中断，使脑组织一时性缺血、缺氧而导致的突发短暂意识丧失，又称阿－斯综合征。

（二）护理评估

1. 健康史

多因病态窦房结综合征、完全性房室传导阻滞、阵发性室性心动过速等心律失常引起。

2. 身心状况

（1）心源性晕厥的特点：在活动或用力时发生短暂意识丧失或伴有抽搐，一般在 1～2 分钟内恢复，部分病人发作前可有心悸、乏力、出汗、头昏、黑蒙等先兆症状，严重可猝死。

(2)伴随症状:可伴有发绀、呼吸困难、心律不齐、血压下降等。

3. 实验室及其他检查

心电图、动态心电图、超声心动图等检查,有助于病因诊断。

(三)护理诊断及合作性问题

有受伤的危险　与晕厥时意识丧失有关。

(四)护理措施

①晕厥发作时,安置病人平卧于空气流通处,头低位,松开衣领,以改善脑供血、促使病人苏醒;②按医嘱给予抗心律失常药物。配合医生做好心脏起搏、电复律、消融术及主动脉瓣狭窄等治疗的术前准备和术后护理。

(五)健康教育

嘱病人避免剧烈活动、情绪激动,以免诱发晕厥和发生意外。告知病人如有头昏、黑蒙等晕厥先兆时,应立即下蹲或平卧,以免摔伤。

第二节　慢性心力衰竭病人的护理

(一)概要

心力衰竭绝大多数情况下是指心肌收缩力下降使心排血量不能满足机体代谢的需要,器官、组织血液灌注不足,同时出现肺循环和(或)体循环淤血表现的一种综合征。其治疗方法包括病因治疗、控制诱因、减轻心脏负荷、增加心排血量。慢性心力衰竭病人的预后不佳,其影响预后的因素与临床表现、血流动力学的变化、血液中各种激素的水平以及心电生理的变化有密切关系。

(二)护理评估

1. 健康史

(1)基本病因:①原发性心肌损害;②心脏负荷过重,包括心脏容量负荷和压力负荷过重。

(2)诱因:①感染:呼吸道感染是最常见、最主要的诱因;②心律失常:特别是心房颤动;③血容量增加:如钠盐摄入过多,输液或输血过快、过多;④身心过劳:如劳累过度,情绪激动,精神过于紧张;⑤其他:药物使用不当,不恰当停用洋地黄类药物,风湿性心脏瓣膜病出现风湿活动,合并有甲亢、贫血等。

2. 身心状况

(1)左心衰竭:以肺循环淤血及心排血量降低表现为主。①心源性呼吸困难:由轻而重表现为劳力性呼吸困难、夜间阵发性呼吸困难和端坐呼吸,其中劳力性呼吸困难为左心衰竭最早出现的症状,夜间阵发性呼吸困难为左心衰竭的典型表现,随着病情加重病人则被迫采取坐位;②咳嗽、咳痰和咯血;③疲乏、头晕、心悸;④少尿及肾功能损害症状;⑤体征:两肺底湿性啰音、心脏扩大、心尖部舒张期奔马律、肺动脉瓣区第二心音亢进等。

(2)右心衰竭:以体循环静脉淤血表现为主。①消化道症状:为右心衰竭时最常见的症状;②心源性水肿:特征为首先出现在身体最低垂部位,为对称性、凹陷性水肿;③体征:颈静脉怒张、肝肿大、肝颈静脉回流征阳性。

(3)全心衰竭:因右心衰竭出现之后右心排血量减少,使原有左心衰引起的呼吸困难等肺淤血症状反而减轻,但因机体缺氧加重而致发绀加重。

(4)并发症:呼吸道感染、下肢静脉血栓形成或动脉栓塞等。

(5)心功能分级:根据病人的自觉活动能力心功能分为4级。即:①心功能Ⅰ级:病人活动量不受限制,平时一般活动不引起疲乏、心悸、呼吸困难或心绞痛等症状;②心功能Ⅱ级:病人的体力活动轻度受限,休息时无自觉症状,平时一般活动可出现上述症状,休息后很快缓解;③心功能Ⅲ级:病人体力活动明显受限,休息时尚无症状,但稍事活动即可出现上述症状,休息较长时间后症状方可缓解;④心功能Ⅳ级:病人不能从事任何体力活动,休息时也出现心悸、呼吸困难。

3. 实验室及其他检查

(1)X线检查:可检测心影大小、外形,为心脏病病因诊断和左心衰竭提供重要依据。

(2)超声心动图:可准确提供各心腔大小变化及心瓣膜结构情况,估计心脏功能。

(3)心-肺吸氧运动试验:在运动状态下测定病人对运动的耐受量,可测定心脏的功能状态。

(4)放射性核素检查:有助于判断心室腔的大小及心脏舒张功能。

(三)护理诊断及合作性问题

1. 气体交换受损　与左心衰竭致肺循环淤血有关。

2. 体液过多　与右心衰竭致体循环淤血、水钠潴留、低蛋白血症有关。

3. 活动无耐力　与心排血量下降有关。

4. 潜在并发症　洋地黄中毒。

(四)护理措施

1. 一般护理

(1)休息与活动:心功能Ⅰ级:不限制一般的体力活动,积极参加体育锻炼,但必须避免剧烈运动和重体力劳动;心功能Ⅱ级:适当限制体力活动,增加午睡时间,强调下午多休息,可不影响轻体力工作和家务劳动;心功能Ⅲ级:严格限制一般的体力活动,每天有充分的休息时间,但日常生活可以自理或在他人协助下自理;心功能Ⅳ级:绝对卧床休息,取舒适体位,生活由他人照顾,待病情好转后活动量逐渐增加。

(2)饮食护理:限制水分和钠盐的摄入,食盐一般限制在5g/d以下,心功能Ⅲ级者2.5g/d以下,心功能Ⅳ级者1g/d以下。

(3)保持大便通畅:由于肠道淤血、进食减少、长期卧床使肠蠕动减弱,又因排便方式改变,病人常有便秘现象,用力排便可增加心脏负荷,故饮食中需增加粗纤维食物,必要时给予缓泻剂或使用开塞露。若病情许可,可扶起使用床边便椅。随时观察脉率、心率等以防意外。

(4)吸氧:根据病人缺氧程度调节氧流量,一般为2~4L/min。同时观察病人呼吸频率、节律、深度的改变。

2. 病情观察

密切观察病人呼吸困难有无减轻,给氧后呼吸有无改善,水肿变化情况,控制输液量及速度，滴速以20～30滴/min为宜，防止输液过多过快。

3. 用药护理

（1）利尿剂：是治疗心衰最常用的药物。不仅能消除或减轻水肿，减少血容量以减轻心脏前负荷，而且能通过降低血压来减轻心脏后负荷。常用利尿剂有：①噻嗪类利尿剂：以氢氯噻嗪为代表，常用于轻度心衰。不良反应有低钾低氯血症，血糖血尿酸升高，故糖尿病及高尿酸血症病人忌用；②伴利尿剂：以呋塞米为代表，低血钾是此类利尿剂的主要副作用，应注意补钾；③保钾利尿剂：如螺内脂、氨苯喋啶。

（2）血管扩张剂：心力衰竭时使用血管扩张剂可减轻心脏的前、后负荷，增加心排血量。①扩张静脉为主，降低前负荷为主：如硝酸甘油；②扩张动脉为主，降低后负荷为主：如酚妥拉明；③同时扩张动、静脉，降低前、后负荷：如卡托普利。

（3）洋地黄类药物：为治疗心衰最主要的正性肌力药物。

1）适应证：①心力衰竭；②对室上性心动过速、心房颤动、伴心房扑动伴快速心室率等有治疗作用。

2）禁忌证：Ⅱ度以上房室传导阻滞、单纯重度二尖瓣狭窄、主动脉瓣狭窄、肥厚性梗阻型心脏病伴流出道梗阻、预激综合征等。

3）洋地黄中毒反应：①胃肠道反应：恶心、呕吐、纳差等；②神经系统症状：头痛、嗜睡；③视觉异常：可出现黄视、绿视、红视或视力模糊、闪光等；④心脏方面的表现：常呈二联律、三联律或呈多源性室性早搏多见，阵发性房性心动过速伴有房室传导阻滞等。

4）洋地黄中毒处理：①停用洋地黄类药物和排钾利尿剂；②补充钾盐；③纠正心律失常：对洋地黄中毒导致早搏、心动过速者，可选用苯妥因钠、利多卡因；对缓慢型心律失常可试用阿托品；高度房室传导阻滞伴有阿－斯综合征者，应安置临时按需型起搏器。

（五）健康教育

①向病人及家属讲解慢性心力衰竭的病因、诱因；②指导病人自我护理的方法：避免感冒；限制钠盐，食盐不超过5g/d；③帮助病人合理安排活动与休息；④教会病人自我用药监测，若脉率<60次/min，或有厌食、恶心、呕吐，为洋地黄中毒，应停服并就诊；服用血管扩张剂者，改变体位时动作不宜过快，以防止发生直立性低血压。

第三节　急性心力衰竭病人的护理

（一）概要

急性心力衰竭是指急性心脏病变引起的心排血量显著、急骤降低，导致组织器官灌注不足和急性淤血的表现。临床上以急性左心衰较常见，主要表现为急性肺水肿，严重者伴有心源性休克或心脏骤停。治疗原则为去除诱因、治疗病因、减轻心脏负担、增强心肌收缩力，改善心功能。

（二）护理评估

1. 健康史

原发病因如急性广泛前壁心肌梗死、急性心肌炎、严重瓣膜狭窄、高血压危象等。诱因为急性感染、过度疲劳、严重心律失常、静脉输液过多过快等。

2. 身心状况

病人突感严重的呼吸困难、呼吸频率可达 30～40 次/min，强迫坐位，伴极度的烦躁不安、有窒息感、大汗淋漓，同时频繁咳嗽，咳出大量的粉红色的泡沫痰。体检两肺满布湿性啰音和哮鸣音，心前区舒张期奔马律，严重可出现心源性休克。

（三）护理诊断及合作性问题

1. 气体交换受损　与急性肺水肿影响气体交换有关。

2. 恐惧　与突发的病情加重及抢救时的紧张气氛有关。

（四）护理措施

1. 一般护理

①立即协助病人采取坐位、双腿下垂，以利于呼吸和减少静脉回心血量；②给予高流量（6～8L/min）吸氧，乙醇（30%～50%）湿化，降低肺泡及气管内泡沫的表面张力，使泡沫破裂，改善肺通气。病情特别严重者，应给予加压吸氧，机械通气辅助呼吸；③协助病人咳嗽、咳痰，以保持呼吸道通畅。

2. 病情观察

严密观察病人呼吸频率、深度、意识、精神状态、皮肤颜色、温度和血压变化。

3. 用药护理

迅速建立 2 条静脉通道，遵医嘱正确使用药物。

（1）按医嘱及时、准确给予吗啡 5～10mg 皮下注射或静脉缓慢注射，以扩张周围血管和镇静，注意用药后呼吸抑制、心率变化、血压下降等不良反应。对呼吸功能不良、昏迷、严重休克者忌用。

（2）快速利尿，静脉注射呋塞米 20～40mg。

（3）静脉使用毛花苷丙。注意急性心肌梗死 24 小时内一般不宜使用，二尖瓣狭窄所致的急性肺水肿无效。

（4）血管扩张剂，使用过程中须及时监测给药的速度和血压变化。硝普钠须现配现用，输液过程中应避光，连续使用不得超过 24 小时，以免氰化物中毒。

（5）氨茶碱，除可解除支气管痉挛外，尚有一定的正性肌力、扩血管、利尿作用。

（6）严格控制输液速度和量，以免进一步加重心脏负担。

（五）健康教育

向病人及家属介绍急性心力衰竭的诱因；指导病人在静脉输液前主动告诉护士自己有心脏病史，以便护士输液时控制输液量和速度；定期复查，如出现频繁咳嗽、气急、咳粉红色泡沫痰时应立即取端坐位并由他人护送就诊。

第四节　心律失常病人的护理

（一）概要

心律失常是指由于各种原因引起的心脏冲动频率、节律、起源部位、传导速度与激动次

序的异常。常见临床类型有以下6类:

1. 窦性心律失常

(1)窦性心动过速:成人窦性心率的频率超过100次/min时,称为窦性心动过速。

1)病因:健康人在吸烟、喝浓茶及咖啡、饮酒、体力活动、情绪激动时可出现。病理状态,如发热、甲亢、休克、心肌病变、心衰以及某些药物如阿托品、肾上腺素等作用也常会发生。

2)心电图特征:窦性P波,P-R间期≥0.12秒,P-P间期<0.6秒,即P波频率>100次/min。

3)治疗原则:一般无需处理,仅对原发病进行相应的治疗。必要时可用β受体阻滞剂,如普萘洛尔,可减慢心率。

(2)窦性心动过缓:成人窦性心率的频率低于60次/min时,称为窦性心动过缓。

1)病因:常见于健康的青年人、运动员、睡眠状态。也可见于颅内高压、阻塞性黄疸、β受体阻滞剂等药物作用。

2)心电图特征:窦性P波,P-P间期>1.0秒,即P波频率<60次/min。

3)治疗原则:通常无需处理,如出现症状时可使用阿托品、异丙肾上腺素、麻黄碱等,严重时可考虑心脏起搏治疗。

(3)病态窦房结综合征:简称病窦综合征,是由于窦房结和(或)其周围组织的器质性病变导致功能障碍,从而产生各种心律失常的临床综合征。

1)病因:常见于冠心病、风湿性心脏瓣膜病、心肌炎、心肌病、外科创伤等,部分为家族性,也可为迷走神经张力增高或药物影响所致。

2)临床表现:脑供血不足的表现,如头晕、黑蒙、乏力,或有心悸、胸闷、心绞痛等,严重者可出现阿-斯综合征。

3)心电图特征:非药物引起的持续而严重的窦缓(<50次/min),窦停,窦房阻滞,房室阻滞,快-慢综合征(伴房扑,房颤或房速)。

4)治疗原则:有症状,尤其是有晕厥史者,应选择起搏治疗。

2. 期前收缩

是指异位起搏点在窦性心搏之前提早发出冲动使心脏提前搏动,简称早搏,是临床上最常见的心律失常。每分钟超过5次者,称为频发性期前收缩;否则称为偶发性期前收缩;每隔1、2、3…个窦性搏动后出现1次期前收缩者,分别称为二联律、三联律、四联律……

(1)病因:健康人在过度劳累、情绪激动、大量吸烟和饮酒、饮浓茶、进食咖啡因等可引起期前收缩。各种器质性心脏病,如冠心病、心肌炎、心肌病、风湿性心脏病、二尖瓣脱垂等可引起期前收缩。

(2)心电图特征:房性期前收缩心电图为提前发生的P'波,其形态与窦性P波略有差别,P'-R间期≥0.12秒,在P'波后有一个相关的正常形态的QRS波群,代偿间歇不完全。室性期前收缩心电图为提前发生的QRS波群,其前无相关的P波,QRS波群宽大畸形,时间>0.12秒,其后的T波常与QRS波群主波方向相反,完全性代偿间歇。

(3)治疗原则:房性期前收缩可选用维拉帕米、β受体阻滞剂、普罗帕酮、胺碘酮等药物。室性期前收缩可选用美西律、胺碘酮等。对于频发的、多源的、成对的室性早搏首选利多卡因。

3. 阵发性心动过速

是指3个或3个以上连续发生的过早搏动，其特点是突然发作和突然终止，心率快而心律规则或比较规则。根据异位起搏点的不同，可分为房性、房室交界性和室性阵发性心动过速，前二者统称为室上性心动过速。

(1)病因：室上性心动过速较多见于无器质性心脏病病人，也可见于各种心脏病。室性心动过速多见于器质性心脏病，最常见于冠心病急性心肌梗死。

(2)心电图特征：室上性心动过速心电图为3个或3个以上房性或房室交界性期前收缩连续出现，频率为150～250次/min，节律规则，QRS波群形态、时间正常，P波常不易辨认，S－T段压低，T波倒置。室性心动过速心电图为3个或3个以上室性期前收缩连续出现，频率(心室率)100～250次/min，节律规则，QRS波群宽大畸形，时间≥0.12秒，T波方向与QRS主波方向相反，偶见心室夺获或室性融合波。

(3)治疗原则：室上性心动过速发作时首选刺激迷走神经的方法治疗，也可根据情况选用维拉帕米、普罗帕酮、洋地黄制剂等药物。室性心动过速发作时首选利多卡因静脉注射，发作控制后继续用利多卡因持续静脉滴注以防复发，也可选用普罗帕酮或胺碘酮，药物无效时，立即行同步直流电复律。

4. 心房颤动

是由心房内多个异位节律点各自以不同的速率发放冲动所引起。根据发作的久暂可分为阵发性和持续性；根据心率的快慢分为快速性和缓慢性。

(1)病因：常发生于器质性心脏病病人，如风湿性心瓣膜病、冠心病、高血压性心脏病、甲亢、心力衰竭、心肌病、感染性心内膜炎、肺源性心脏病等。

(2)心电图特征：P波消失，代之以大小不同，形态各异、间隔不齐的f波，频率350～600次/min，QRS波群形态多为正常，QRS波群间距极不规则，可伴不完全性房室传导阻滞或完全性房室传导阻滞(此时心室率40～60次/min)。

(3)治疗原则：除针对病因及诱因外，根据病情可以选用洋地黄制剂、β受体阻滞剂，减慢心率、或以胺碘酮等恢复窦性心率。必要时可施行消融术、同时安置心脏起搏器。

5. 心室扑动与颤动

简称室扑与室颤，是致命性心律失常，严重影响排血功能，为临终前的表现。

(1)病因：常见于急性心肌梗死、心肌病、严重低血钾以及胺碘酮、奎尼丁等药物中毒。

(2)心电图特征：心室扑动心电图为QRS波群和基线消失，出现连续、规则的扑动波，呈正弦型，频率150～300次/min。心室颤动心电图为QRS波群和基线消失，代之以连续、极不规则、高低不等的颤动波，颤动波频率150～300次/min。

(3)治疗原则：室颤一旦发生，应立即行直流非同步电复律，并配合心脏按压、人工呼吸等心肺复苏术。

6. 房室传导阻滞

为窦性冲动在房室传导过程中被异常地延迟或阻滞。按阻滞程度可分为三度。第一度房室传导阻滞指传导时间延长，但每个心房冲动都能传导到心室。第二度(又分Ⅰ型和Ⅱ型)房室传导阻滞是指部分心房冲动不能传导到心室。第三度房室传导阻滞是指全部的心房冲动都不能传入心室。

(1)病因：常由各种器质性心脏病、洋地黄等药物中毒及迷走神经张力增高所引起。

(2)心电图特征:①第一度房室传导阻滞心电图为 P-R 间期≥0.20 秒(成人),每个 P 波后均有 QRS 波群,形态正常;②第二度Ⅰ型(文氏现象、莫氏Ⅰ型)心电图为 P-R 间期依次逐渐延长,直至发生一个 P 波未下传,心室搏脱落,以后再次周期性重复;③第二度Ⅱ型房室传导阻滞(莫氏Ⅱ型)心电图为 P-R 间期固定不变,周期性出现 P 波未下传,心室搏脱落现象。P-R 间期可在正常范围,也可延长或缩短。房室传导比例 2∶1、3∶2 或 4∶3;④第三度房室传导阻滞心电图为 P 波与 QRS 波群完全失去固定关系,P-P 间期固定,R-R 间期固定,心房率大于心室率,心室率在 40~60 次/min。

(3)治疗原则:第一度与第二度Ⅰ型房室传导阻滞预后好,无需特殊处理。第二度Ⅱ型与第三度房室传导阻滞,心室率过慢者可用阿托品、异丙肾上腺素等药物治疗。必要时安置临时或永久性心脏起搏器。

(二)护理评估

1. 健康史

常见致病因素有各种器质性心脏病、药物和电解质影响、心脏外因素及迷走神经张力增高等。

2. 身心状况

心律失常的主要症状有心悸、乏力、胸闷。较重的心律失常可发生头晕、眼花、胸痛、呼吸困难、晕厥。严重的心律失常尤其是心室颤动,可迅速发生意识丧失、抽搐、心脏停搏、呼吸停止,甚至猝死。

3. 实验室及其他检查

心电图检查:确诊心律失常的主要依据。

(三)护理诊断及合作性问题

1. 活动无耐力　与心律失常导致心排血量减少有关。

2. 焦虑　与严重心律失常致心跳不规则、心律失常反复发作和疗效不佳、缺乏心律失常的相关知识有关。

3. 潜在并发症　晕厥、心绞痛、脑梗塞、猝死。

(四)护理措施

1. 一般护理

有器质性心脏病者,心律失常发作时应嘱卧床休息,休息时避免左侧卧位。对伴有气促发绀者应给氧,氧流量为 2~4L/min。给予低盐、低脂、清淡、多纤维素饮食,少量多餐,保持大便通畅,避免因便秘诱发心律失常。

2. 病情观察

密切观察脉搏、呼吸、血压、心率、心律,以及神志、面色等变化。严重心律 RonT 失常病人应实行心电监护,注意有无引起猝死的危险征兆,如频发性、多源性、成联律、RonT 室性期前收缩,阵发性室上性心动过速,心房颤动,第二度Ⅱ型房室传导阻滞等。随时有猝死危险的心律失常,如阵发性室性心动过速、心室颤动、第三度房室传导阻滞等。

3. 治疗配合

(1)室上性阵发性心动过速可先试用刺激迷走神经的方法终止发作:做 Valsava 动作、颈动脉窦按摩、压迫眼球。

(2)室扑与室颤施行非同步直流电复律。

(五)健康教育

①治疗原发疾病,避免诱因,如发热、疼痛、寒冷、饮食不当、睡眠不足等;②适当休息与活动:无器质性心脏病者应积极参加体育锻炼,调整自主神经功能;器质性心脏病者可根据心功能情况适当活动;③按医嘱继续服用抗心律失常药物,不可自行减量或撤换药物,如有不良反应及时就医;④教会病人及家属检查脉搏和心率的方法,每天至少1次,每次至少1分钟;⑤禁忌饱食、刺激性饮料、吸烟、酗酒,因可诱发心律失常,宜选择低脂、易消化、清淡、富营养饮食,少量多餐;⑥定期门诊复查,便于医生调整药物。

第五节　风湿性心脏瓣膜病病人的护理

(一)概要

风湿性心瓣膜病又称风湿性心脏病,简称风心病,是指急性风湿性心脏炎后遗留的慢性心瓣膜病。本病为我国常见的心脏病之一,多见于20~40岁成人。瓣膜损害以二尖瓣最常见,其次为主动脉瓣。风心病以二尖瓣狭窄合并主动脉瓣关闭不全较常见。内科治疗原则为防治风湿活动,改善心功能,减轻症状,防治并发症。

(二)护理评估

1. 健康史

其病因与风湿热甲族乙型溶血性链球菌感染有关。诱因为风湿热活动、呼吸道感染、心律失常、过劳、情绪激动、妊娠与分娩等。

2. 身心状况

(1)二尖瓣狭窄:①呼吸困难,为最早的症状,早期为劳力性呼吸困难,随着病程进展,出现夜间阵发性呼吸困难、端坐呼吸,甚至发生急性肺水肿;②咳嗽,多在夜间睡眠时及劳动后出现,伴白色黏痰或泡沫样痰;③咯血,急性肺水肿时可咳出大量粉红色泡沫样痰;④压迫症状:声音嘶哑、吞咽困难。体检心尖部舒张期隆隆样杂音为其重要体征。

(2)二尖瓣关闭不全:劳力后心悸、呼吸困难等左心衰竭表现,后期也可出现右心衰竭的症状。体检心尖部全收缩期粗糙吹风样杂音是最重要体征。

(3)主动脉瓣狭窄:可出现呼吸困难、心绞痛和晕厥三联征。体检主动脉瓣听诊区粗糙而响亮的收缩期杂音是最重要体征。

(4)主动脉瓣关闭不全:心悸、头晕或眩晕、头颈部搏动感、心绞痛。体检主动脉瓣第二听诊区舒张期叹气样杂音是最重要体征。

(5)并发症:①心力衰竭,是本病的主要死亡原因;②呼吸道感染,是诱发心力衰竭的主要原因;③心律失常,以心房颤动最常见;④栓塞,以脑栓塞最多见;⑤亚急性感染性心内膜炎。

3. 实验室及其他检查

(1)超声心动图:是明确诊断、判断狭窄程度的重要方法。

(2)X线检查:二尖瓣狭窄见左心房增大及右心室增大,心影呈梨形;主动脉瓣关闭不全见左心室增大,心影呈靴形。

(三)护理诊断及合作性问题

1. *活动无耐力* 与心瓣膜病变致心排血量减少有关。

2. *焦虑* 与疾病反复发作、疗效不佳、经济负担加重有关。

3. *知识缺乏* 缺乏疾病的预防和治疗知识。

4. *潜在并发症* 感染、心力衰竭、心律失常、栓塞、亚急性感染性心内膜炎。

(四)护理措施

①视病人心功能状态制定休息与活动的计划。心功能代偿期,一般体力活动不受限制;失代偿期卧床休息,限制活动量;左房内有巨大附壁血栓者应绝对卧床休息,以防血栓脱落造成其他部位栓塞。病情允许时应鼓励并协助病人翻身、活动下肢或下床活动,防止下肢深静脉血栓形成;②给予高热量、高蛋白、高维生素、易消化、产气少的饮食;③密切观察有无栓塞的征象,一旦发生,立即报告医生并给予相应的处理;④遵医嘱给予抗生素及抗风湿药物治疗,观察其疗效及副作用。

(五)健康教育

应向病人介绍有关风湿病的知识,积极预防和治疗风湿热、控制链球菌感染,以防止心瓣膜病变的发生或加重。对已患有心瓣膜病变者,应①预防上呼吸道感染、避免风湿活动;②保护心功能:如合理安排生活,适量活动,以不出现心悸、气急为度,提高心脏代偿能力;避免一切增加心脏负荷的因素,如妊娠、情绪激动、过度劳累等;③指导育龄期妇女的避孕方法,已怀孕者应终止妊娠,以免加重病情。

第六节 原发性高血压病人的护理

(一)概要

原发性高血压是指病因不明,以体循环动脉压增高为主要表现的临床综合征,常伴有心、脑、肾和视网膜等器官改变的全身性疾病,是最常见的心血管疾病,又称高血压病。目前,我国采用国际上统一标准,即收缩压≥140mmHg 和(或)舒张压≥90mmHg 即诊断为高血压。

城市的患病率高于农村,北方高于南方,并随着年龄增大而呈增高趋势。女性在绝经期前低于男性,绝经期后高于男性。

治疗原则:①综合性原则:中、重度高血压应尽早治疗,轻度高血压可先用非药物治疗,无效后再用降压药;非药物治疗在早期高血压防治中很重要,不要单纯地依赖药物治疗。高血压病如能早期发现、早期治疗,其预后较佳。如并发心脑肾功能衰竭者,则预后较差;②个体性原则:由于病因、病情、对药物的敏感程度等存在个体差异,在治疗过程中必须分别对待,选择好药物和剂量,以获得最佳疗效;③长期性原则:缓进型高血压病程常达 20 ~ 30 年以上,必须坚持长期治疗才能控制或延缓病程的进展,保持血压正常或接近正常,使病人保持一定劳动力。

（二）护理评估

1. 健康史

询问病人第一次发现血压升高的年龄；父母是否有高血压病史；是否有肾病、心脏病、高血脂、糖尿病史；是否服用避孕药；最近有无呼吸困难、疲倦、夜尿、下肢水肿等现象；饮食嗜好（如高盐、高胆固醇、动物性脂肪等）；体重超重；抽烟和饮酒史；工作职业、性质及情绪紧张等。

2. 身心状况

（1）一般表现：早期多无症状，或有头昏、眩晕、疲乏、耳鸣、眼花等症状。体检时可听到主动脉瓣听诊区第2心音亢进、收缩期喀嚓音。

（2）并发症：①心：高血压心脏病、冠心病、心衰、心律失常；②脑：脑血栓、脑出血、高血压脑病；③肾：肾硬化、肾功能衰竭。

（3）特殊类型：高血压急症是指在短期（数小时至数日）内血压急剧增高，并伴有心、脑、肾等损害的危急状态。①恶性高血压：发病急骤、多见于中青年、血压显著升高，舒张压≥130mmHg，有头痛、乏力、视力减退、眼底出血、渗出、视神经乳头水肿，可在短期内出现心脑肾的严重损害，死亡原因是肾衰竭；②高血压危象：以收缩压升高为主，出现剧烈头痛、烦躁、气急、胸闷、视力模糊等，并伴有交感神经功能亢进状，甚至有心绞痛、肺水肿等；③高血压脑病：表现为血压持续升高，常超过200/120mmHg，剧烈头痛、恶心、呕吐、眩晕、抽搐、视力模糊、意识障碍，直至昏迷；④老年人高血压：指年龄超过60岁达高血压诊断标准。

3. 实验室及其他检查

（1）心电图：可见左心室肥大、劳损。

（2）X线检查：主动脉迂曲延长、左室增大。

（3）动态血压监测：记录24小时动态血压可测定白昼和夜间各时间段血压的平均值，能较敏感、客观地反映实际血压的水平。目前采用以下参照标准：正常24小时平均血压值＜130/80mmHg，白昼均值＜135/85mmHg，夜间均值＜125/75mmHg，夜间血压均值比白昼降低＞10%。

（三）护理诊断及合作性问题

1. 疼痛：头痛　与血压升高及颅内压升高有关。

2. 焦虑　与血压高使日常生活受影响及治疗效果不理想有关。

3. 有受伤的危险　与血压过高或降压过度有关。

4. 营养失调：高于机体需要量　与摄入热量过多、缺少运动有关。

5. 潜在并发症　心力衰竭、脑出血、肾功能衰竭。

（四）护理措施

1. 一般护理

①减轻压力，保持身心平稳。针对病人的性格特征和社会心理问题进行心理疏导，消除紧张和压抑的情绪；②选用太极拳、体操、慢跑等适当运动。但中、重度高血压病人须避免竞争性体育项目；③饮食护理原则为低盐（食盐量控制在6g/d左右）、低热量、低脂肪、高钾、高维生素的食物；④保持大便通畅；⑤除去促使血管痉挛的因素：冬天外出注意保暖；洗澡时水温不宜太高；禁烟戒酒。

2. 病情观察

观察血压的变化:如测出血压过高、过低或上升、下降幅度较大时,应向医生汇报。观察症状的变化:如发现病人的血压急剧升高,应立即通知医生,并同时准备好降压药及采取相应的护理措施。注意观察有无心、脑、肾等靶器官受损的征象。

3. 用药护理

(1)利尿剂:最常用有噻嗪类,适用于轻、中度高血压,尤其适用于老年人收缩期高血压及心力衰竭伴高血压的治疗。糖尿病及血脂代谢紊乱者慎用,痛风病人忌用。保钾利尿剂可致高血钾,不宜与血管紧张素转换酶抑制剂合用,肾功能不全者禁用。

(2)β受体阻滞剂:适用于轻、中度高血压尤其是心率较快的中青年或合并有心绞痛、心肌梗死后的高血压病人。对有房室传导阻滞、支气管哮喘、慢性肺部疾病以及周围血管病者禁用。

(3)钙通道阻滞剂:适用各种程度的高血压病人,尤其适用于老年人收缩期高血压或合并稳定型心绞痛时。其副作用有头痛、脸红、心动过速、下肢水肿等。

(4)血管紧张素转换酶抑制剂(ACEI):对各种程度的高血压均有一定的降压作用,对伴有心力衰竭、左室肥大、心肌梗死后、糖耐量减低或糖尿病肾病蛋白尿等合并症病人尤为适应。其副作用为白细胞减少、蛋白尿、皮疹,部分病人可有干咳,但停药后可消失。

(5)α受体阻滞剂:主要通过扩张外周血管而降低血压。

(6)血管紧张素Ⅱ受体阻滞剂:适应证与血管紧张转换酶抑制剂相同,降压作用平稳,可与大多数降压药合用。并以不引起干咳为其特点。

4. 高血压急症的护理

①绝对卧床休息,抬高床头,避免一切不良刺激和不必要的活动,协助生活护理;②保持呼吸道通畅,吸氧4~5L/min;③迅速建立静脉通道,遵医嘱使用降压药,一般首选硝普钠,需现配现用、避光静脉滴注;④脑水肿需用甘露醇时,滴速要快,并防止外渗;⑤严密观察病情变化;⑥对躁动病人进行护理约束,防止坠床。

(五)健康教育

①饮食护理:应坚持低盐、低脂、少量多餐,避免过饱及刺激性食物。适当控制总热量,多食蔬菜、水果、高纤维素食物,限烟酒,预防便秘;②控制体重:肥胖者血容量增加是高血压的危险因素,应减少每天摄入热量;③指导病人坚持服药:帮助病人认识高血压病需要长期治疗,必须遵医嘱服药,不可随意增减或停服药物,只有持之以恒坚持治疗才能控制血压,减少并发症。提醒病人注意药物的不良反应,学会自我观察及护理;④避免各种诱发因素:情绪激动、紧张、身心过劳、精神创伤等可使颅内压增高,发生脑出血,应使病人懂得自我控制情绪。冬天外出注意保暖,室温不宜太低;保持大便通畅,避免剧烈运动和用力咳嗽等,避免噪音刺激及过度紧张工作;⑤定期随访血压:教会病人家属测量血压的方法,调整降压药时每天测血压,血压平稳后可2~3天测1次或间隔更长,病情变化时立即就医。

第七节　冠状动脉粥样硬化性心脏病病人的护理

冠状动脉粥样硬化性心脏病是指冠状动脉粥样硬化后使动脉管腔狭窄或阻塞,导致心肌缺血、缺氧甚至坏死而引起的心脏病。与冠状动脉痉挛一起,统称冠状动脉性心脏病,简称冠心病。本病多发生在40岁以后,男性多于女性,以脑力劳动者为多。死亡率约占心脏病死亡人数的50%~70%。本病可分为5种类型,即:①无症状型冠心病;②心绞痛型冠心病;③心肌梗死型冠心病;④缺血性心肌病型冠心病;⑤猝死型冠心病。

心绞痛病人的护理

(一)概要

心绞痛是冠状动脉供血不足,心肌急剧、暂时的缺血与缺氧所引起的临床综合征。本病多见于40岁以上男性。治疗原则是改善冠状动脉供血、减轻心肌的耗氧、治疗动脉粥样硬化。如:①发作时治疗:立即停止活动、就地休息,应用作用较快、能扩张冠状动脉和周围血管的硝酸酯制剂(如舌下含化硝酸甘油片);②缓解期治疗:控制危险因素,避免诱因,应用硝酸酯制剂、β受体阻滞剂、钙通道阻滞剂、冠状动脉扩张剂;③经皮腔内冠状动脉成形术(PTCA);④运动锻炼疗法。心绞痛病人大多数能生存很多年,但有发生心肌梗死和猝死的危险,以不稳定性心绞痛更易发生。伴有室性心律失常或传导阻滞者预后差。

(二)护理评估

1. 健康史

病因为冠状动脉粥样硬化所致冠状动脉狭窄和(或)部分分支闭塞时,冠状动脉血流量减少,对心肌供血处于相对固定状态。当心脏负荷突然增加时,冠状动脉不能相应扩张以满足心肌需血量;或是各种原因引起冠状动脉痉挛,不能满足心肌需血量。心肌在缺血、缺氧的情况下产生代谢产物,刺激心脏内的传入神经末梢而产生疼痛。常见诱因有劳累、情绪激动、饱餐、受寒、阴雨天气、急性循环衰竭等。

2. 身心状况

典型心绞痛的特征:①部位:多位于胸骨体中上段后方,可波及心前区,范围有手掌大小,常放射至左肩、左臂或颈、咽、下颌部;②性质:为压迫感、紧缩感、无锐痛或刺痛,病人常不自觉地停止原来的活动,出现强迫停立位或身体下蹲;③诱因:主要有体力活动、情绪激动、饱餐、受寒、吸烟等;④持续时间:一般持续3~5分钟内缓解,通常不超过15分钟,1日内发作多次,亦可数日、数周发作1次,两次发作之间可无任何症状;⑤缓解方式:休息或舌下含服硝酸甘油。

3. 实验室及其他检查

(1)心电图检查:为诊断心绞痛最常用的方法。静息时心电图多为正常,心绞痛发作时心电图示ST段呈水平型压低,变异型心绞痛发作时心电图显示相关导联ST段抬高。

(2)放射性核素扫描:对心肌缺血诊断有价值。

(3)冠状动脉造影:有确诊价值。

4. 临床分型

(1)劳累性心绞痛:指疼痛发作与劳累或情绪激动等有明显关系,休息或舌下含服硝酸甘油后可迅速缓解。包括:①稳定型心绞痛:劳累性心绞痛发作在1~3个月内无明显变化,临床上最常见类型;②初发型心绞痛:初次发生劳累性心绞痛时间未到1个月或稳定型心绞痛已长期未发作而再次发生时间在1个月内;③恶化型心绞痛:原为稳定型心绞痛病人,近3

个月内发作频繁，程度加剧，持续时间延长，含服硝酸甘油不易缓解。

(2)自发性心绞痛：指疼痛与劳累或情绪激动等无明显关系，程度较重，历时较长，硝酸甘油疗效不佳。包括：①卧位型心绞痛；②变异型心绞痛；③梗死后心绞痛；④急性冠状动脉功能不全(中间综合征)。

(3)混合性心绞痛：具有劳累性和自发性两类心绞痛的特点。

(三)护理诊断及合作性问题

1. *疼痛*　与心肌缺血缺氧有关。

2. *呼吸困难*　与心肌收缩力减弱、肺淤血、气体交换障碍有关。

3. *活动无耐力*　与心肌氧的供需失调有关。

4. *焦虑*　与突然发生的剧烈胸痛，并害怕再次发作有关。

5. *潜在并发症*　急性心肌梗死。

(四)护理措施

1. *发作时的护理*

发作时嘱病人立即停止活动，安静坐下或半卧休息。立即舌下含化或轻轻嚼碎后含化硝酸甘油或硝酸异山梨酯，吸氧，同时连接心电图机描记心电图，通知医生。制定活动原则，最大活动量以不出现心绞痛症状为度。

2. *病情观察*

心绞痛发作时，应密切监测血压、脉搏、体温和心电图的变化。

3. *用药护理*

发作时应使用快作用的硝酸酯类药物硝酸甘油0.3～0.6mg，舌下含化，使迅速为唾液溶解而吸收，1～2分钟起作用，约半小时后作用消失；或硝酸异山梨酯(消心痛)5～10mg，舌下含化，约2～5分钟见效，药效维持2～3小时。硝酸甘油易出现头昏、头痛、面红、心悸等药物不良反应，含服药时宜平卧，以防低血压。

(五)健康教育

①向病人讲解心绞痛的疾病知识：说明情绪对疾病的影响，保持稳定心态极为重要。当情感压抑时应自我疏泄或向亲人倾诉；各种活动以不感疲劳、胸部无不适为限度；避免寒冷刺激，注意保暖；保证足够睡眠；②应少量多餐，避免暴饮暴食，限制高脂食物，肥胖病人应控制热量，多食粗纤维食物以保持大便通畅，避免饮过量咖啡、浓茶、可乐等饮料以免增加心率；③控制危险因素：吸烟是动脉粥样硬化的危险因素。若存在高血压、高血脂、糖尿病还应给予相应治疗；④学会自我护理：随身携带保存在深色密封玻璃瓶内的硝酸甘油类药物，注意过期更换，以备急用，如服用一般剂量不能缓解或短时间又发作，应及时就医。

心肌梗死病人的护理

(一)概要

心肌梗死是指在冠状动脉病变的基础上，发生冠状动脉血流急剧减少或中断，使相应的心肌严重而持久地急性缺血，引起部分心肌缺血坏死。治疗原则是保护和维持心脏功能，挽救濒死的心肌，防止梗死扩大，缩小心肌缺血范围，及时处理严重的心律失常、泵衰竭和各种并发症。预后与心肌梗死范围的大小、侧支循环建立的情况以及治疗是否及时有关。

（二）护理评估

1. 健康史

在冠状动脉严重狭窄的基础上，一旦心肌需血量猛增或冠状动脉血供锐减，使心肌缺血达1小时以上，即可发生急性心肌梗死。

2. 身心状况

（1）先兆症状：发病前数日心绞痛症状加重。

（2）症状：①疼痛：最早出现的最突出的症状。多发生于清晨，多无明显诱因，休息和含服硝酸甘油多不能缓解；②心力衰竭：主要是急性左心衰竭，严重者发生急性肺水肿；③低血压与休克；④心律失常：极常见，多发生于起病后1～2周内，以24小时内最多见、最危险。各种心律失常中以室性心律失常，尤其是室性期前收缩最常见；⑤全身症状：恶心、呕吐、上腹胀痛，梗死后1～2天出现发热，体温在38℃左右，持续约1周左右。

（3）体征：面色苍白、肢端发凉、皮肤有冷汗，血压常下降，心脏听诊可发现心音减低，心尖部可闻及舒张期奔马律，肺底可闻及少许湿性啰音。

（4）并发症：乳头肌功能失调或断裂、心脏破裂、栓塞、心室壁瘤、心肌梗死后综合征、肩手综合征。

（5）心理状况：因剧烈胸痛、呼吸困难而产生濒死感、恐惧感。因活动耐力、自理能力下降，加上入住监护病房，在短时间内进行一系列检查和治疗，因而产生和加重焦虑、悲哀情绪。

3. 实验室及其他检查

（1）心电图：①有特征性改变：宽而深的Q波，ST段呈弓背形向上抬高，或呈水平或上斜形向上抬高，T波倒置；②急性者有动态演变：起病数小时后，ST段明显抬高呈弓背向上；1～2天内出现病理性Q波，T波倒置；数日至2周左右ST段逐渐回到基线，T波为平坦或倒置；③定位：V_1、V_2反映前间壁；V_3、V_4反映前壁；Ⅱ、Ⅲ、aVF反映下壁；V_1～V_5反映广泛前壁。

（2）血清酶：肌酸磷酸激酶（CPK）、门冬氨酸氨基转移酶（AST）、乳酸脱氢酶（LDH）均升高。

（3）其他血液检查：血白细胞增高，肌红蛋白升高，血沉增快。

（三）护理诊断及合作性问题

1. 疼痛：心前区疼痛　与心肌血供急剧减少或中断发生缺血性坏死有关。

2. 活动无耐力　与心输出量减少引起全身氧供不足及卧床时间过久有关。

3. 恐惧　与剧烈胸痛产生濒死感使病人怀疑自己生存的危机，及监护室环境、创伤性抢救有关。

4. 便秘　与不适应卧床排便、进食少等有关。

5. 潜在并发症　乳头肌功能失调或断裂、心脏破裂、栓塞、心室壁瘤等。

（四）护理措施

1. 一般护理

①安置病人于心电监护病房（CCU）进行监护。连续监测心电图、血压、呼吸5～7天，随时准备配合抢救；②吸氧，氧气流量为2～4L/min；③休息与活动：第1～3天绝对卧床休息，第4～6天卧床休息，可进行关节主动与被动运动，无合并症者可坐起。第2周坐椅子上就

餐、洗漱等，由坐床边、床边站立逐步过渡到床边步行、病室内行走、室外走廊散步、做医疗体操。第3周在帮助下洗澡、上厕所，试着上下一层楼梯。第4周若病情稳定，体力增进，可考虑出院；④饮食不宜过饱，少量多餐。第1周流质饮食，第2周半流质，第3周软饭，1个月后恢复低热量、低脂普通饮食；⑤协助和指导病人排便：进食纤维素、蜂蜜、香蕉等食物，腹部按摩，教会病人床上使用便盆的方法，协助病人养成定期排便的习惯，服缓泻剂。

2. 病情观察

密切观察病人的生命体征、心律、心率及心电监护的心电图改变，还应密切观察有无合并症的发生。心律失常在心肌梗死时极为多见，多发生在1周内。若出现频发性、多源性、成联律、RonT室性期前收缩或阵发性室性心动过速、第三度房室传导阻滞时，及时报告医生，给予救治。

3. 用药护理

迅速建立两条静脉通路，保持输液通畅。

(1)解除疼痛：哌替啶50～100mg肌内注射或吗啡5～10mg皮下注射。给药前后应监测呼吸、脉搏和血压的变化，注意有无呼吸抑制、脉搏加快、血压下降等不良反应发生。

(2)心肌再灌注：在起病6小时内使用，可使闭塞冠状动脉再通。心肌再灌注，濒临坏死心肌可能得到存活或坏死范围缩小及预后改善，是一种积极治疗措施。①溶解血栓疗法：使用尿激酶、链激酶药物，溶栓前先检查血常规、血小板、出凝血时间和血型、配血备用；②经皮腔内冠状动脉成形术。

(3)防治心源性休克：补充血容量，纠正酸中毒，血管扩张剂。

(4)控制泵功能衰竭：洋地黄制剂可能致室性心律失常，24小时内宜尽量避免使用。右心梗塞病人应慎用利尿剂。

(5)纠正心律失常：快速性室性心律失常首选利多卡因，必要时行电击除颤。缓慢心律失常给予阿托品、异丙肾上腺素，必要时安装临时起搏器。

4. 心理护理

安慰病人，消除其紧张情绪，改善病人的心理状态。解释不良情绪会增加心脏负荷和心肌耗氧量，不利于病情的控制。加强护患沟通，倾听病人诉说，语言要注意科学性、正确性，以取得病人的信任，使其积极配合治疗和护理。

(五)健康教育

①摄取低脂、低胆固醇饮食，肥胖者限制热量摄入，控制体重，戒烟酒、避免饱餐、防止便秘；②克服焦虑情绪，保持乐观、平和的心态；③提倡小量、重复、多次运动，逐渐增加活动量；④坚持遵医嘱服用药物；⑤教会病人及家属识别病情变化和紧急自救措施，有危急征兆时立即由家人护送就诊。

第八节　病毒性心肌炎病人的护理

(一)概要

病毒性心肌炎是指由嗜心肌性病毒感染引起的，以心肌非特异性间质性炎症为主要病变的心肌炎。以柯萨奇B组病毒引起的最多。发病年龄以儿童和青少年多见,男性多于女性。治疗主要是针对心力衰竭,使用利尿剂、血管扩张剂。急性心肌炎的预后多良好,多数可以完全治愈。患病处于过度疲劳或睡眠不足等状态时,可能在短时间内病情急剧恶化甚至死亡。

(二)护理评估

1. 健康史

发病前1~3周常有上呼吸道感染或肠道感染史。细菌感染、营养不良、剧烈运动、过度疲劳、寒冷、酗酒、妊娠、缺氧等为其诱发因素。

2. 身心状况

轻者可无症状,多数有疲乏、胸闷、心悸、心前区隐痛等心肌受累的表现,与体温不成比例的心动过速等;重症者可发生严重心律失常、心力衰竭、心源性休克,甚至猝死。

3. 实验室及其他检查

(1)血液检查:白细胞增多,血沉增快,血清心肌酶CPK、AST、LDH等均升高。

(2)病毒学检查:病毒中和抗体效价测定恢复期较急性期增高4倍。

(3)心电图:可见ST-T改变,R波减低,病理性Q波和各种心律失常,特别是房室传导阻滞和室性早搏等。

(4)胸部X线检查:可见心影扩大。

(5)心肌放射性核素:显像有助于判断心肌的炎性反应和损伤。

(三)护理诊断与合作性问题

1. 活动无耐力　与心肌损伤和收缩力减弱导致心排血量减少有关。

2. 焦虑　与身心不适、活动的限制、担心疾病预后有关。

3. 潜在并发症　心律失常、心力衰竭。

(四)护理措施

1. 一般护理

急性期需卧床休息1个月,重症或伴有心律失常、心力衰竭者应绝对卧床休息到症状消失和心电图恢复正常后,方可起床稍微活动;给易消化、高蛋白和富含维生素食物,多吃水果和蔬菜。患病时过度劳累或睡眠不足等,可使病情急剧恶化甚至死亡。

2. 病情观察

严重病人应在CCU病房进行心电监护,密切观察病人的呼吸、脉搏、心率、心律、血压、尿量和神志等及临床症状的变化。

3. 用药护理

利尿剂、血管扩张剂可减轻心脏负荷。洋地黄类因易致中毒而应慎用。激素的应用尚有争论,但重症心肌炎伴有房室传导阻滞,心源性休克心功能不全者均可应用激素。中药黄芪有正性肌力作用,可调节免疫功能,可用于治疗本病。

(五)健康教育

病人出院后应继续休息2~3个月,半年至1年内避免重体力劳动;进食高蛋白、高维生素、易消化的食物,尤其是补充富含维生素C的食物;避免疲劳、缺氧、营养不良、上呼吸道感染等诱因;坚持药物治疗,如有病情变化应及时就医。

第九节　心肌病病人的护理

（一）概要

心肌病又称原发性心肌病，是一组除心脏瓣膜病、动脉粥样硬化性心脏病、肺源性心脏病和先天性心脏病以外的以心肌病变为主伴有心功能障碍的心肌疾病。原发性心肌病分为扩张型心肌病、肥厚型心肌病、限制型心肌病，其中以扩张型心肌病最为常见。扩张型心肌病的治疗主要是纠正和控制充血性心力衰竭及心律失常，植入 DDD 型起搏器，心脏移植术是治疗严重心肌病的方法；肥厚型心肌病的治疗原则为弛缓肥厚的心肌，防治心动过速及维持正常的窦性心律，减轻左室流出道狭窄和抗室性心律失常。扩张型心肌病预后不良，多死于心力衰竭和严重心律失常。

（二）护理评估

1. 健康史

扩张型心肌病可能和某些因素如病毒、细菌、药物中毒、代谢异常所致的心肌损伤有关，病毒性心肌炎是最主要原因之一。肥厚型心肌病与遗传、儿茶酚胺及内分泌紊乱、原癌基因及心肌细胞钙离子异常因素有关。情绪激动、高强度运动、高血压等可促其发病。

2. 身心状况

（1）扩张型心肌病：其特征是心脏扩大、充血性心力衰竭及心律失常。起病缓慢，最初仅有心脏扩大而无症状，时间可达 10 年左右。体征有心界向两侧扩大，以向左下扩大明显；听诊有第一心音减弱，二尖瓣或三尖瓣区收缩期吹风样杂音。发绀、颈静脉怒张、肝脏肿大伴压痛、浮肿和腹水。

（2）肥厚型心肌病：是以心肌非对称性肥厚，心室腔变小、左室流出道梗阻为特征。多数病人有劳力性呼吸困难、心悸、心前区闷痛，少数可发生频发一过性晕厥，甚至猝死，晚期可有心力衰竭。在胸骨左缘 3、4 肋间或心尖区内侧，为粗糙的收缩中晚期喷射性杂音。

3. 实验室及其他检查

（1）X 线检查：扩张型心肌病的心脏阴影呈普遍性增大，心胸比率大于 50%，肺淤血；肥厚型心肌病的心影增大多不明显，如有心力衰竭则心影明显增大。

（2）心电图检查：心房、心室肥大、心肌损伤和各种心律失常。

（3）超声心动图：①扩张型心肌病：可示心室腔明显扩大，二尖瓣开放幅度小、二尖瓣与扩大心室腔相比相对较小，室间隔及左室后壁多变薄，室间隔与左室后壁运动减弱；②肥厚型心肌病：对本病有诊断性意义。可显示室间隔非对称性增厚，舒张期室间隔的厚度与后壁大于或等于 1.3，间隔运动低下。

（三）护理诊断与合作性问题

1. 气体交换受损　与心力衰竭有关。

2. 活动无耐力　与心肌病变使心肌收缩减弱导致心排出量减少有关。

3. 疼痛　与肥厚心肌耗氧量增加、冠状动脉相对供血不足有关。

4. 焦虑　与病程长、反复发病、治疗效果不明显、症状日趋加重有关。

5. 潜在并发症　栓塞、晕厥、猝死。

(四)护理措施

1. 一般护理

取半卧位,并给予低流量吸氧。注意休息,良好的身心休息能延缓心力衰竭发生,可根据心功能情况安排休息与活动。给予低热量、易消化、低盐、高纤维素和维生素食物,宜少量多餐,避免刺激性食物。

2. 病情观察

注意心力衰竭、心律失常、动脉栓塞、晕厥等征象,同时备好抢救药品和用物。

3. 用药护理

(1)扩张型心肌病:近年在洋地黄、利尿剂治疗的同时,选用β受体阻滞剂、钙通道阻滞剂、血管扩张剂及血管紧张素转化酶抑制剂等,从小剂量开始,并视症状、体征调整用药量,长期口服。本病对洋地黄耐受力差,易出现毒性反应,用药宜从小剂量开始,逐渐增加,并密切注意反应。并发血栓者可用抗凝治疗。

(2)肥厚型心肌病:主要减轻左室流出道的阻塞,目前主张用β受体阻滞剂及钙通道阻滞剂治疗。

(五)健康教育

①休息:心肌病病人限制体力活动甚为重要,可使心率减慢,心脏负荷减轻,心力衰竭得以缓解;②避免诱因:扩张型心肌病病人强调避免劳累、病毒感染;肥厚型心肌病病人须避免剧烈运动、情绪激动、突然用力或提取重物,以免心肌收缩力增加而加重流出道梗阻,可减少猝死发生;③坚持药物治疗:定期门诊复查。注意洋地黄类药物的毒性反应,发现问题及时就诊;④注意观察病情变化,症状加重时及时就医。

第十节　心包炎病人的护理

心包炎是由各种细菌、病毒、自身免疫、物理、化学等因素引起的心包脏层和壁层急性炎症反应和渗出,以及心包粘连、增厚、缩窄、钙化等慢性病变。

急性心包炎病人的护理

(一)概要

急性心包炎为心包脏层和壁层的急性炎症。治疗原则为治疗原发病,改善症状,解除心脏压塞,防止心包缩窄。急性心包炎的预后取决于病因,大多数心包炎可以痊愈,结核性心包炎病程较长,而急性非特异性心包炎则容易复发,部分病人演变成慢性缩窄性心包炎。

(二)护理评估

1. 健康史

常见病因为风湿热、结核、细菌感染,近年来病毒感染、肿瘤、尿毒症性和心肌梗死性心包炎发病率显著增多。

2. 身心状况

(1)症状:①心前区疼痛:为最初出现的症状,是纤维蛋白性心包炎的重要表现,常于体位改变、深呼吸、咳嗽、左侧卧位时明显;②呼吸困难:是渗出性心包炎最突出的症状。

(2)体征:①心包摩擦音:是心包炎特征性体征,在胸骨左缘第3~4肋间听诊最清楚;②心包积液征和心脏压塞征:心浊音界向两侧扩大,并随体位改变而改变,心尖搏动减弱或消失,心率快,心音低而遥远。可见颈静脉怒张、肝脏肿大、腹水、下肢水肿、收缩压下降、脉压减少、奇脉等心脏压塞征,如发生急性心脏压塞则表现为急性循环衰竭和心源性休克等。

3. 实验室及其他检查

(1)X线检查:当心包渗液达250ml或更多时,X线可见心影呈"三角烧瓶"状,在透视下心影随体位变动而变化,心脏搏动减弱或消失。

(2)心电图检查:以R波为主的导联上,ST段抬高,弓背向下。

(3)超声心动图检查:M型和二维超声心动图能见到液性暗区。

(4)心包穿刺:抽取渗液涂片、细菌培养、细胞学检查等有助于病因诊断。

(三)护理诊断及合作性问题

1. 疼痛:心前区胸痛　与心包纤维蛋白性炎症有关。

2. 气体交换受损　与肺淤血及肺组织受压有关。

3. 心排出量减少　与大量心包积液妨碍心室舒张充盈有关。

4. 体温过高　与感染有关。

5. 焦虑　与住院影响工作、生活及病情重有关。

(四)护理措施

①采取适宜的体位卧床休息;②给予低热量、低动物脂肪、低胆固醇、适量蛋白质、丰富维生素食物,心衰者给低盐饮食;③进行对症护理,增进舒适感;④给予心理安慰,指导病人做慢而深的呼吸,以放松身心;⑤加强病情的监护和记录,发现异常及时向医生报告;⑥做好心包穿刺术的护理。

(五)健康教育

告知病人经积极病因治疗大多数可以痊愈,仅极少数会演变成慢性缩窄性心包炎。因此,必须坚持足够疗程的有效药物治疗,以预防缩窄性心包炎的发生。指导病人充分休息,摄取高热量、高蛋白、高维生素的易消化饮食,限制钠盐摄入。防寒保暖,防止呼吸道感染。

缩窄性心包炎病人的护理

(一)概要

缩窄性心包炎是指心脏被致密厚实的纤维化或钙化心包所包围,使心脏舒张期充盈受限而产生的一系列循环障碍的病征。治疗原则是积极病因治疗和及早施行心包切除术。及早施行心包切除术是治疗本病的关键。

(二)护理评估

1. 健康史

缩窄性心包炎继发于急性心包炎,病因以结核性心包炎为最常见,其次为化脓性或创伤性心包炎。

2. 身心状况

主要表现为不同程度的呼吸困难。体征有颈静脉怒张、肝脏肿大、腹水、下肢水肿等,心脏听诊有心音低钝、心包叩击音及心律失常,晚期可有收缩压下降、脉压变小等。

3. 实验室及其他检查

X 线检查心影正常弧弓消失,心缘平直僵硬,可见心包钙化影。心电图有非特异性的 ST - T变化及 QRS 波群低电压。超声心动图示心包增厚,反光增强,下腔静脉增宽,心室腔容积变小,室间隔矛盾运动。

(三)护理诊断及合作性问题

1. 活动无耐力　与心排血量不足有关。

2. 体液过多　与体循环淤血有关。

(四)护理措施

①病人需卧床休息至心慌、气短、水肿症状减轻后方可起床轻微活动,并逐渐增加活动量。以活动后不出现心慌、呼吸困难、水肿加重等为控制活动量的标准;②给予高蛋白、高热量、高维生素饮食,适当限制钠盐摄入;③加强皮肤护理,以免产生压疮;④消除病人的不良心理反应,树立信心,以良好的精神状态配合各项治疗措施;⑤定时监测和记录生命体征、出入液量、心包压塞症状,发现病情进展尽快向医生报告;⑥做好心包切开术的护理。

(五)健康教育

教育病人应注意充分休息,加强营养,注意防寒保暖,防止呼吸道感染。指出应尽早接受手术治疗,以获得持久的血流动力学恢复和临床症状明显改善。

第十一节　感染性心内膜炎病人的护理

(一)概要

感染性心内膜炎是由微生物感染心内膜而引起的感染性炎症,伴赘生物形成。按病程分为急性和亚急性心内膜炎,按微生物侵入途径可分为自体瓣膜、静脉药瘾者和人工瓣膜心内膜炎。而明确病原体,采用最有效的抗生素是治愈本病的最根本的因素。预后与治疗的早晚、抗生素对病原菌的控制能力、心脏瓣膜的损伤程度及病人抵抗力有关。

(二)护理评估

1. 健康史

病因主要是由链球菌和葡萄球菌感染引起。急性感染性心内膜炎主要是由金黄色葡萄球菌引起,亚急性感染性心内膜炎由草绿色链球菌感染最常见。

2. 身心状况

发热最常见,常呈原因不明的持续发热一周以上,不规则低热,多在 37.5 ~39℃之间,也可为间歇热或弛张热,伴有乏力、盗汗、进行性贫血、脾肿大,晚期可有杵状指(趾)。80% 左右的病人可闻及心脏杂音,杂音的性质和强度在短时间内可发生变化是本病的特征之一。

出现皮肤、黏膜病损，包括淤点、指(趾)甲下线状出血、Roth 斑、Osler 结节、janeway 损害。并发症有：心力衰竭是最常见并发症、心肌脓肿、急性心肌梗死、化脓性心包炎、心肌炎；脑栓塞、肾栓塞、脾栓塞、肺栓塞；细菌性动脉瘤；转移性脓肿等。

3. 实验室及其他检查

(1)血培养加药敏试验：阳性可确定诊断，并为选择抗生素提供依据。

(2)血象：有进行性贫血，白细胞计数正常或增高。

(3)超声心动图：心瓣膜或心内膜壁有赘生物，及固有心脏病的异常表现。

(三)护理诊断及合作性问题

1. 体温过高　与微生物感染引起的心内膜炎有关。

2. 营养失调：低于机体需要量　与长期发热导致机体消耗过多有关。

3. 焦虑　与发热、病情反复、疗程长、出现并发症有关。

4. 潜在并发症　心力衰竭、动脉栓塞等。

(四)护理措施

①病情严重时卧床休息，急性期过后，随着病情好转，可在医护人员的指导下实施渐进性活动计划；②给予高热量、高蛋白、高维生素、易消化的半流质或软食，补充消耗；③发热时应卧床休息，采取物理降温，必要时遵医嘱给予药物降温；④密切观察体温变化，注意听心脏杂音变化；⑤正确采取血培养标本。为了提供培养的阳性率，需注意在抗生素应用前，连续培养 4～6 次；每次抽血量 10ml，同时作需氧及厌氧培养；培养时间要长，不少于 3 周；⑥使用大剂量的有效杀菌抗生素，首选青霉素，联合用药，采用静脉注射，应严格按时、按量使用，对治疗中发生的情况应及时与医生联系并进行处理；⑦教会病人自我检测病情，坚持抗生素治疗，减少感染的机会。

(五)健康教育

告诉病人及家属有关本病基本知识，阐明坚持足够疗程的抗生素治疗的重要意义。告诉病人在施行拔牙、扁桃体摘除术及泌尿、消化道侵入性检查或其他外科手术治疗前应说明自己有心内膜炎史，以便预防性使用抗生素。嘱病人平时注意防寒保暖，保持口腔和皮肤清洁，少去公共场所，勿挤压疖、痈等感染病灶，减少病原体入侵的机会。

第十二节　心脏骤停病人的护理

(一)概要

心脏骤停是指心脏射血功能的突然终止。若不及时处理，会造成脑和全身器官组织的不可逆的损害而导致死亡。临床上病人出现意识丧失，大动脉搏动消失即可诊断为心脏骤停。一旦确定心脏骤停，立即就地进行抢救。

1. 心肺复苏的开始阶段

(1)判断意识与反应：判断过程要求在 15 秒内完成。

(2)呼救：确定病人意识丧失后，应迅速呼救或通知急救中心。

(3)体位：将病人仰卧在坚硬、平坦的地面上；若在床上，必须抽去枕头，垫木板；若病人俯卧，应同时转动头、躯干和下肢，将其扳成仰卧位；对疑有颈部损伤者应平移并保持头、胸及足趾在同一水平。

2. 基础生命支持

(1)气道通畅：抢救心脏骤停的病人时，气道通畅是首要措施。清除病人口、鼻、咽腔异物。可采取仰面举颌法、仰面抬颈法、抬下颌法等方法打开气道。

(2)恢复呼吸：包括口对口人工呼吸、口对鼻人工呼吸、呼吸囊(简易呼吸器)应用。

(3)人工循环：建立人工循环时通常采用胸外心脏按压法。成人按压部位为胸骨中下1/3交界处，按压频率为100次/min，按压深度为4~5cm，无论是单人心肺复苏还是双人心肺复苏，胸外心脏按压与人工呼吸之比均为30∶2。小儿心脏按压部位为两乳头连线中点，年长儿用双掌法，幼儿可用单掌法，婴儿可用双拇指重叠环抱按压法，按压频率至少100次/min，按压深度为胸腔前后径1/3~1/2，以产生大动脉搏动为准，按压通气比新生儿为30∶1，大于8岁儿童同成人，小于8岁儿童双人操作为15∶2，单人操作为30∶2。

3. 高级生命支持应与基础生命支持结合进行

包括呼吸支持、循环支持、心电监护、电除颤及复苏药物的应用。心肺复苏常用的药物有：①肾上腺素：为救治心脏骤停的首选药物；②利多卡因：是治疗和预防心室颤动的首选药物；③碳酸氢钠：纠正酸碱失衡，必须保证充分的通气；④阿托品：提高窦房结和房室结的自律性和传导性，可以抑制腺体分泌有助于改善通气。

(二)护理评估

1. 健康史

原因有：①心源性原因：以冠心病最为多见；②非心源性原因：电击、雷击、溺水、严重的电解质与酸碱平衡紊乱、药物中毒或过敏、麻醉和手术中的意外等。

2. 身心状况

突然意识丧失或伴有全身抽搐，心脏停搏30秒则陷入深昏迷状态。心音消失，大动脉搏动消失，血压测不出。呼吸停止或呈叹息样呼吸，多发生在心脏停搏20~30秒内。瞳孔散大，对光反射消失。皮肤苍白或发绀。心电图表现以心室颤动或扑动最为常见。

(三)护理诊断及合作性问题

心输出量减少　与心脏骤停有关。

(四)护理措施

需争分夺秒抢救生命。包括：①判断意识与反应；②呼救；③摆放心肺复苏体位；④保持呼吸道通畅；⑤人工呼吸；⑥胸外心脏按压；⑦心电监护；⑧建立静脉通路；⑨及时准确记录病人的情况及抢救过程；⑩复苏后的处理。

(五)健康教育

告知病人和家属心脏骤停是临床急症，应分秒必争，就地抢救，立即恢复有效的循环和呼吸功能，目的是使脑组织得到保护，防止并发症及原发病。抢救成败的关键取决于是否能争取时间，尽早采取有效的措施。

[习题]

(一)名词解释

1. 心源性呼吸困难

2. 心力衰竭
3. 急性心力衰竭
4. 心律失常
5. 原发性高血压
6. 心绞痛
7. 风湿性心瓣膜病
8. 病毒性心肌炎
9. 心包炎
10. 心肌病
11. 感染性心内膜炎
12. 心脏骤停

（二）填空题

1. 心源性呼吸困难病人静脉输液时要严格控制滴速，一般为__________，以防止诱发__________。

2. 慢性心衰的基本病因为__________、__________。急性心力衰竭以__________最常见。

3. 治疗阵发性室上性心动过速应首选________方法，治疗阵发性室性心动过速应紧急实行__________，或选用__________。

4. 高血压急症一般首选________治疗。

5. 急性心肌梗死病人心律失常易发生在起病后的________内，以______内最多见、最危险。

6. 风心病二尖瓣狭窄最早出现的症状是________，导致风心病二尖瓣狭窄病人死亡的主要原因是________。

7. 病毒性心肌炎病人常在发病前________周有________病史。

8. 原发性心肌病分 3 种类型，以________最常见，其次是________。

9. 心包摩擦音在胸骨________第________肋间最清晰。

10. 对药物敏感试验结果报告之前，急性感染性心内膜炎病人可首选________治疗。

11. 成人心脏骤停胸外心脏按压部位为________，小儿胸外心脏按压部位为______。

（三）选择题（A 型题）

1. 心源性呼吸困难最先出现的是（　　）
A. 端坐呼吸　　B. 阵发性夜间呼吸困难　　C. 劳力性呼吸困难
D. 心源性哮喘　　E. 急性肺水肿

2. 心源性水肿的临床表现特点不包括下列哪项（　　）
A. 早期在身体的下垂部位　　B. 下地活动时以内踝和胫前明显
C. 长期卧床时以腰背、骶尾部明显　　D. 早期在身体疏松部位出现，如眼睑
E. 严重者可出现全身水肿，并发胸水、腹水

3. 心悸病人体检时发现下列哪项应及时与医师联系（　　）
A. 心率和脉搏加快　　B. 心律规则　　C. 心律不规则

D. 心搏增强　　E. 心率增快且出现呼吸困难

4. 下列哪项不是右心功能不全的主要表现(　　)

A. 颈静脉怒张　　B. 阵发性夜间呼吸困难　　C. 肝肿大

D. 肝颈静脉回流征阳性　　E. 下肢水肿

5. 有关左心衰竭病理生理及临床表现的描述,下列哪项不正确(　　)

A. 最早是劳力性呼吸困难　　B. 晚期出现端坐呼吸

C. 咳嗽、咳痰呈白色泡沫样　　D. 如发生急性肺水肿则咳大量粉红色泡沫痰

E. 病理生理改变为体循环淤血

6. 左心衰竭引起呼吸困难主要是由于(　　)

A. 左心收缩力不足,体循环缺血　　B. 左心排血功能低下,致左心房淤血

C. 肺淤血　　D. 脑缺血　　E. 上、下腔静脉淤血

7. 肝颈静脉回流征阳性定义正确的是指(　　)

A. 急性肝淤血者可出现肝肿大、压痛

B. 长期右心衰时肝持续淤血,可形成肝硬化

C. 心源性肝硬化伴黄疸和肝功能损害

D. 右心衰时,可见颈静脉怒张,与静脉压变低有关

E. 有颈静脉怒张者,压迫其腹部或肝,回心血量增加使颈静脉怒张更明显

8. 对心力衰竭病人加强心肌收缩力的药物治疗为(　　)

A. 氢氯噻嗪　　B. 呋塞米　　C. 硝酸甘油

D. 硝普钠　　E. 地高辛

9. 下列哪项不是洋地黄类药物的常见毒性反应(　　)

A. 食欲不振、恶心、呕吐　　B. 室性期前收缩二联律　　C. 窦性心动过缓

D. 出血性膀胱炎　　E. 头痛、视力模糊、黄绿色视

10. 发现洋地黄类药物毒性反应时,应及时处理,其措施中下列哪项是错误的(　　)

A. 停用洋地黄类药物　　B. 停用排钾利尿剂　　C. 补充钾盐

D. 纠正心律失常　　E. 对缓慢心律失常可用利多卡因

11. 观察使用洋地黄类药物的病人,哪种情况可继续用药(　　)

A. 恶心、呕吐　　B. 视力模糊　　C. 心率100次/min

D. 室性早搏呈二联律　　E. 原心房颤动转为规则心律

12. 洋地黄类药物的常见心血管系统毒性反应为各种心律失常,其中最常见是(　　)

A. 室上性心动过速伴房室传导阻滞　　B. 房室传导阻滞

C. 室性期前收缩(室早)二联律　　D. 长期房颤者心律变得规则　　E. 窦性心动过缓

13. 鼓励长期卧床的心力衰竭者在床上作下肢活动,其目的主要是(　　)

A. 减少回心血量　　B. 预防褥疮　　C. 防止肌肉萎缩

D. 防止下肢静脉血栓形成　　E. 及早恢复体力

14. 心力衰竭时基本治疗方法是(　　)

A. 控制钠盐摄入量　　B. 水肿明显时应限制水的摄入量

C. 持续氧气吸入　　D. 限制体力和心理护理　　E. 使用利尿剂

15. 下列药物中保钾利尿剂为(　　)

A. 双氢克尿塞(氢氯噻嗪) B. 环戊甲噻嗪 C. 螺内酯、氨苯蝶啶
D. 呋塞米 E. 丁尿胺

16. 慢性心功能不全最常见的诱因是( )
A. 呼吸道感染 B. 快速心律失常 C. 过度体力劳动
D. 摄钠及补液过多 E. 贫血或大出血

17. 下列对急性肺水肿病人的处理措施中不妥的是( )
A. 两腿垂坐位或半卧位 B. 皮下注射或静推吗啡
C. 缓慢静脉注射西地兰 D. 持续给氧
E. 缓慢静脉点滴利尿剂

18. 最严重的心律失常是( )
A. 心房颤动 B. 室上性阵发性心动过速 C. 心室颤动
D. 室性心动过速 E. 完全性房室传导阻滞

19. 当护士发现病人出现室颤时,应首先采取的措施是( )
A. 吸氧 B. 开放静脉 C. 气管插管
D. 胸外按压 E. 电除颤

20. 下列哪种心律失常不需紧急处理( )
A. 第一度房室传导阻滞 B. 室性早搏 R 波落在 T 波上
C. 室性早搏呈联律出现 D. 短阵室性心动过速 E. 心室颤动

21. 心室颤动的脉搏特征是( )
A. 快而规则 B. 慢而规则 C. 快而不规则
D. 慢而不规则 E. 测不到

22. 反复发作完全性房室传导阻滞者应及时进行的处理是( )
A. 刺激咽部引起呕吐反射 B. 按压颈动脉窦
C. 安装人工心脏起搏器 D. 非同步直流电复律 E. 同步直流电复律

23. 下列对心律失常病人进行的健康教育中哪项不妥( )
A. 少量多餐、禁烟酒 B. 选择高脂、高热量、刺激性食品以促进食欲
C. 注意休息、劳逸结合 D. 防治原发病、避免诱因
E. 遵医嘱服用抗心律失常药物

24. 风湿性心瓣膜病最常受累的瓣膜为( )
A. 主动脉瓣 B. 肺动脉瓣 C. 二尖瓣
D. 主动脉瓣及肺动脉瓣 E. 三尖瓣

25. 心脏瓣膜病最常见的病因是( )
A. 高血压 B. 先天性颅底动脉瘤 C. 脑动脉粥样硬化
D. 休克 E. 风湿热

26. 预防风湿热的关键是( )
A. 防治链球菌感染 B. 手术摘除感染的扁桃体 C. 注射长效青霉素
D. 磺胺类药物预防性治疗 E. 长期口服小剂量阿司匹林

27. 风湿性心瓣膜病与下列哪种细菌反复感染有关( )
A. 甲族乙型溶血型链球菌 B. 甲族丙型溶血型链球菌

C. 乙族乙型溶血型链球菌　D. 乙族丙型溶血型链球菌　E. 葡萄球菌

28. 正常二尖瓣口面积大约是(　　)

A. $1cm^2$　B. 小于 $1.5cm^2$　C. $2cm^2$

D. $3cm^2$　E. $4 \sim 6cm^2$

29. 联合瓣膜病的定义是(　　)

A. 风心病病人出现面颊紫红、口唇轻发绀

B. 同时具有两个或两个以上瓣膜受损

C. 常诱发或加重心力衰竭

D. 多种原因引起单个或多个瓣膜结构异常,致瓣膜狭窄或关闭不全

E. 风心病时,瓣膜病变发展过程中,可有风湿炎症反复发作

30. 二尖瓣面容的表现是(　　)

A. 风心病病人出现面颊紫红、口唇轻发绀

B. 同时具有两个或两个以上瓣膜受损

C. 常诱发或加重心力衰竭

D. 多种原因引起单个或多个瓣膜结构异常,致瓣膜狭窄或关闭不全

E. 风心病时,瓣膜病变发展过程中,可有风湿炎症反复发作

31. 风心病中哪项瓣膜病变严重时可引起左心室排血量显著降低,出现心绞痛、眩晕,甚至猝死(　　)

A. 主动脉瓣关闭不全　B. 二尖瓣狭窄　C. 二尖瓣关闭不全

D. 主动脉瓣狭窄　E. 肺动脉瓣关闭不全

32. 风湿性心瓣膜病二尖瓣狭窄最常出现的临床症状是(　　)

A. 劳力性呼吸困难　B. 夜间阵发性呼吸困难

C. 急性肺水肿咳粉红色泡沫痰　D. 食欲不振、双下肢浮肿　E. 胸水、腹水

33. 二尖瓣狭窄最有价值的体征是(　　)

A. 二尖瓣面容　B. 心尖部第一心音亢进

C. 心尖部舒张期隆隆样杂音　D. 肺动脉瓣区第二心音亢进　E. 右心室肥大

34. 最常引起急性肺水肿的风湿性心瓣膜病类型是(　　)

A. 二尖瓣狭窄　B. 二尖瓣关闭不全　C. 主动脉瓣狭窄

D. 主动脉瓣关闭不全　E. 三尖瓣狭窄

35. 风心病二尖瓣狭窄最先累及(　　)

A. 右心房　B. 左心房　C. 右心室

D. 左心室　E. 心尖部

36. 某女,55 岁。体检发现其胸骨右缘第 2 肋间可触及收缩期震颤,最可能的原因是(　　)

A. 主动脉瓣狭窄　B. 主动脉瓣关闭不全　C. 肺动脉瓣关闭不全

D. 肺动脉瓣狭窄　E. 二尖瓣狭窄

37. 风心病主动脉瓣关闭不全病人的早期症状是(　　)

A. 主诉心悸、头部强烈搏动感　B. 乏力、疲劳　C. 左心衰竭表现

D. 右心衰竭表现　E. 全心衰竭表现

38. 风心病最常见的心律失常是(　　)

A. 室性早搏　　B. 房性早搏　　C. 心房颤动

D. 阵发性室上速　　E. 窦性心动过缓

39. 风湿性心瓣膜病首要的并发症是(　　)

A. 心律失常　　B. 栓塞

C. 亚急性感染性心内膜炎　　D. 肺部感染　　E. 充血性心力衰竭

40. 风湿性心脏病心房颤动病人突然抽搐、偏瘫，首先考虑(　　)

A. 心力衰竭加重　　B. 洋地黄中毒　　C. 低钾血症

D. 脑栓塞　　E. 蛛网膜下腔出血

41. 治疗风心病的根本方法是(　　)

A. 保护心功能　　B. 改善心功能

C. 手术如二尖瓣分离术　　D. 积极预防风湿活动　　E. 控制风湿活动

42. 心绞痛疼痛时典型的心电图表现是(　　)

A. S－T 段抬高　　B. 高尖 T 波

C. S－T 段压低 >0.1mV，T 波低平或倒置

D. 病理性 Q 波　　E. P－R 间期延长

43. 典型心绞痛不发生于(　　)

A. 卧床时　　B. 寒冷时　　C. 情绪激动时

D. 饱餐时　　E. 吸烟时

44. 终止心绞痛发作最有效、作用最快的药物是(　　)

A. β 受体阻滞剂　　B. 钙离子拮抗剂　　C. 阿司匹林

D. 硝酸酯类药物　　E. 潘生丁

45. 典型心绞痛发作临床表现下列哪项不妥(　　)

A. 发作性胸骨后或心前区疼痛

B. 疼痛持续时间多在 1～5 分钟内，很少超过 15 分钟

C. 疼痛性质为压迫性、闷胀、紧缩或烧灼感

D. 休息或含服硝酸甘油后 1～5 分钟内缓解

E. 疼痛可持续 1 小时左右

46. 心绞痛发作时，首要处理的是(　　)

A. 舌下含化硝酸甘油　　B. 饮糖水少许　　C. 口服止痛片

D. 立即让病人就地停止活动，安静坐下或半卧位　　E. 静脉输液

47. 心绞痛的错误护理是(　　)

A. 发作时就地休息　　B. 注意保暖，室温不宜过低

C. 高热量饮食，室温不宜过低　　D. 少食多餐，不宜过饱

E. 监测血压、脉搏、体温和心电图的变化

48. 急性心肌梗死病人最早出现、最突出的症状是(　　)

A. 心源性休克　　B. 心律失常　　C. 疼痛

D. 心力衰竭　　E. 胃肠道症状

49. 诊断急性心包炎最有价值的体征是(　　)

A. 心包摩擦音　　B. 奇脉　　C. 心界呈烧瓶样扩大
D. 心动过速　　E. 肝－颈静脉回流征阳性

50. 急性心肌梗死病人出现阵发性室性心动过速,预示即将发生(　　)
A. 心房颤动　　B. 心室颤动　　C. 心室停顿
D. 不完全性房室传导阻滞　　E. 完全性房室传导阻滞

51. 急性心肌梗死 24 小时内主要死亡原因为(　　)
A. 心脏破裂　　B. 心律失常　　C. 心力衰竭
D. 心源性休克　　E. 室壁瘤

52. 急性心肌梗死病人血清心肌酶测定中最早升高的是(　　)
A. 门冬氨酸转移酶　　B. 乳酸脱氢酶　　C. 缓激肽酶
D. 细胞色素氧化酶　　E. 肌酸磷酸激酶

53. 急性心肌梗死在监护时发现哪种心律失常应作紧急处理(　　)
A. 偶发室性早搏　　B. 室性早搏落在前一搏动的 T 波上(RonT)
C. 心房颤动　　D. 窦性心律不齐　　E. 第一度房室传导阻滞

54. 急性心肌梗死病人应绝对卧床休息达(　　)
A. 24 小时　　B. 48 小时　　C. 1 周
D. 2 周　　E. 3～5 周

55. 急性心肌梗死病人病后第 1 周护理,错误的是(　　)
A. 日常生活均由护理人员帮助照料
B. 半量清淡流质或半流质饮食
C. 限制亲友探望
D. 鼓励在床上做伸展四肢活动
E. 避免不必要翻身

56. 急性心肌梗死病人吸氧的目的是(　　)
A. 改善心肌缺氧,减轻疼痛　　B. 预防心源性休克　　C. 减少心律失常
D. 防止心力衰竭　　E. 促进坏死组织吸收

57. 无并发症的急性心梗病人卧床休息的时间安排的一般规律中,下列哪项不妥(　　)
A. 头 24 小时绝对卧床休息,第 2～3 天床上活动
B. 第 1～3 天绝对卧床休息
C. 第 4～7 天卧床休息,可在床上伸屈腿部活动,可坐起
D. 第 2 周床边活动
E. 第 3 周室内活动

58. 下列哪项不是原发性高血压的相关因素(　　)
A. 遗传因素　　B. 年龄增大　　C. 脑力活动过度紧张
D. 自身免疫缺陷　　E. 高盐饮食及肥胖

59. 我国采用 1999 年世界卫生组织规定的高血压标准是(　　)
A. 收缩压≥120mmHg 和/或舒张压≥70mmHg
B. 收缩压≥130mmHg 和/或舒张压≥75mmHg
C. 收缩压≥140mmHg 和/或舒张压≥90mmHg

D. 收缩压≥150mmHg 和/或舒张压≥95mmHg
E. 收缩压≥160mmHg 和/或舒张压≥100mmHg

60. 高血压、动脉粥样硬化老年病人的饮食不需限制(　　)
A. 高胆固醇食物　B. 高动物脂肪食物　C. 高糖食物
D. 高钠食物　E. 高钙食物

61. 首次应用下列哪种药物需防止病人出现体位性低血压(　　)
A. 硝苯地平　B. 氢氯噻嗪　C. 哌唑嗪
D. 阿替洛尔　E. 卡托普利

62. 关于高血压病的并发症,下列哪项不妥(　　)
A. 脑血管损伤　B. 高血压心脏病、冠心病　C. 肾功能受损
D. 下肢动脉供血不足　E. 视网膜病变、夹层动脉瘤等

63. 关于高血压病非药物治疗包括内容,下列哪项不妥(　　)
A. 四肢红外线热疗　B. 限制钠盐摄入　C. 减轻体重
D. 良好休息与适量运动结合　E. 气功、冥想、放松术等

64. 原发性高血压治疗目的,下列哪项不妥(　　)
A. 使血压下降接近正常范围　B. 血压下降达到正常范围　C. 预防并发症的发生
D. 延缓并发症的发生　E. 使血压下降至原血压 80%

65. 原发性心肌病临床最常见类型是(　　)
A. 肥厚型　B. 扩张型　C. 限制型
D. 未定型　E. 肥厚与限制型

66. 引起病毒性心肌炎较多见的病毒是(　　)
A. 柯萨奇病毒 B　B. 流感病毒　C. 疱疹病毒
D. 埃可病毒　E. 冠状病毒

67. 下列哪项不是病毒性心肌炎的临床表现(　　)
A. 胸痛　B. 呼吸困难　C. 室性期前收缩
D. 病理性第三心音　E. 与体温升高相对应的心率加快

68. 下述是扩张型心肌病的临床表现,除了(　　)
A. 充血性心力衰竭　B. 心律失常　C. 心绞痛
D. 栓塞　E. 猝死

69. 以下是肥厚型心肌病常见的临床表现,除了(　　)
A. 胸痛　B. 卧位心绞痛
C. 起立或走动时心绞痛　D. 劳累时呼吸困难
E. 胸骨左第 3 肋至第 4 肋间收缩期喷射性杂音

70. 急性心包炎的常见病因是(　　)
A. 化脓性　B. 结核性　C. 风湿性
D. 病毒性　E. 尿毒症性

71. 现场心肺复苏操作首要步骤是(　　)
A. 心前区叩击　B. 心脏按压　C. 口对口人工呼吸
D. 按额托颈,保持呼吸道通畅　E. 心内注射

72. 心肺复苏药主要的给药途径是(　　)

A. 心内注射　　B. 皮下注射　　C. 静脉注射

D. 气管内给药　　E. 肌内注射

73. 某病人5年前诊断为风湿性心脏病,3年前出现呼吸困难,2周来呼吸困难加重而入院。入院时病人因呼吸困难不能平卧而坐于床沿上,该病人体位为(　　)

A. 自动体位　　B. 被动体位　　C. 强迫停立位

D. 强迫坐位　　E. 以上均不是

74. 张某,男,50岁。患高血压心脏病入院,在护理病人时,突然出现极度呼吸困难,气促,咳粉红色泡沫痰,应考虑为(　　)

A. 肺气肿　　B. 急性左心衰　　C. 急性右心衰

D. 肺梗死　　E. 休克

75. 王某,女,39岁,心脏病史8年。因急性胃肠炎输液后出现气促、咳嗽、咳白色泡沫痰,查体:心率120次/min,两肺底湿性啰音,诊断为左心衰竭,心功能Ⅲ级。此病人静脉输液最适宜的速度是(　　)

A. 10~20滴/min　　B. 20~30滴/min　　C. 30~40滴/min

D. 40~50滴/min　　E. >50滴/min

76. 某男,70岁。患冠心病20年,近1年活动后易发生心悸、气短,医生诊断为心功能Ⅱ级,护士指导该病人活动与休息的原则应为(　　)

A. 可不限制活动,增加午休时间

B. 可起床轻微活动,需增加活动间歇时间

C. 以卧床休息、限制活动量为宜

D. 以卧床休息为主,间断起床活动

E. 需严格卧床休息

77. 某女,78岁。因冠心病慢性全心衰竭入院,入院后3天未解大便,病人感到腹胀难受,责任护士利用润肠剂使病人排便,效果佳。家属询问护士病人便秘的原因,责任护士回答下列哪项不妥(　　)

A. 由于疾病使病人规律排便受抑制

B. 住院后生活环境不同,故排便习惯会改变

C. 胃肠道淤血,食欲减退,进食少

D. 卧床过久使肠蠕动减慢

E. 大肠排便反射障碍

78. 某男,86岁。因冠心病全心衰竭入院,神清,呼吸频率25次/min,半卧位,心界向两侧扩大,心率110次/min,两肺可闻湿啰音,以肺底多,肝肋下3指,双下肢凹陷性水肿。病人在家中已2天未解大便,家属急切询问该病人排便应注意事项,责任护士回答下列哪项不妥(　　)

A. 需训练床上排便习惯

B. 饮食中增加粗纤维

C. 排便时不可过度用力,必要时可用润肠剂

D. 住院期间养成按时排便习惯

E. 可多在室内活动，以促排便

79. 某男，80岁。因心功能Ⅳ级入院，经治疗护理，心功能恢复至Ⅱ级，责任护士可逐渐增加其活动量，而病人主观认为还需要长期卧床，护士应告诉病人长期卧床的危害，下列哪项不妥( )

A. 导致肌肉萎缩　B. 下肢静脉血栓形成　C. 易发生褥疮
D. 消化功能减退　E. 易导致截瘫

80. 某女，55岁。患高血压心脏病10年，近半年病人体力活动明显受限，日常活动即可引起呼吸困难、心悸，此病人目前心功能处于( )

A. 代偿期　B. Ⅰ级　C. Ⅱ级
D. Ⅲ级　E. Ⅳ级

81. 某女，30岁。患风心病二尖瓣狭窄4年，近1个月重体力劳动时出现呼吸困难入院。昨夜12点病人突然憋醒，端坐位，大汗淋漓，咳嗽，咳粉红色泡沫痰。心率120次/min，两肺满布湿啰音及哮鸣音，护士应给予病人氧疗的措施为( )

A. 持续低流量给氧　B. 高流量给氧　C. 间断给氧
D. 高流量乙醇湿化给氧　E. 低流量乙醇湿化给氧

82. 陈某，女，30岁。患风湿性心脏病，二尖瓣狭窄10余年，听诊发现心率120次/min，心音强弱不等，心律绝对不齐，脉搏90次/min，不规则，应考虑( )

A. 早搏　B. 房颤　C. 窦性心动过速
D. 阵发性室上性心动过速　E. 阵发性室性心动过速

83. 某风湿性心脏病二尖瓣狭窄病人，因急性肺水肿急诊入院，给予乙醇湿化吸氧等抢救措施，乙醇湿化吸氧的目的是( )

A. 稀释痰液　B. 解除支气管痉挛　C. 除去气道内泡沫
D. 兴奋呼吸中枢　E. 减少静脉回流

84. 马某，女，21岁，有风心病史。因心源性水肿给予噻嗪类利尿剂治疗时，特别注意预防( )

A. 低钾血症　B. 高钠血症　C. 低钠血症
D. 高钾血症　E. 低镁血症

85. 某病人，发作性胸骨后压榨性疼痛半天入院，诊断为心绞痛，按医嘱给予硝酸甘油0.3mg，给药途径为( )

A. 口服　B. 肌注　C. 静滴
D. 舌下含化　E. 皮下注射

86. 某女，60岁，患高血压病10年。3个月来间断胸骨后或心前区疼痛，持续1~2分钟，经入院检查确诊为冠心病心绞痛，医生嘱用硝酸甘油，责任护士指导用药注意事项，请找出下列哪项不妥( )

A. 嘱病人舌下含服硝酸甘油
B. 含该药后应平卧，以防发生低血压
C. 该药可扩张冠脉，增加血流，且扩张外周血管，减轻心脏负担
D. 该药不良反应有头胀、面红、头晕、心悸
E. 出现不良反应需立即停药，不可再服用

87. 某女，70 岁。冠心病心绞痛 5 年，平日心绞痛发作时口含硝酸甘油 1～3 分钟可止痛，此次心绞痛发生 3 小时来服上述药物无效，急送医院。心电图检查发现为急性心肌梗死入监护室，监测血压 70/50mmHg，烦躁不安，皮肤湿冷，脉搏细速，此时护士考虑病人病情变化是（　　）

A. 心力衰竭　　B. 心源性休克　　C. 心律失常
D. 心脏破裂　　E. 脑供血不全

88. 某男，45 岁。高血压病史 10 年，一直间断服降压药维持，血压时高时低，多在 160/100mmHg，4 小时来心前区持续疼痛、出冷汗来院急诊，经心电图检查确诊为急性心肌梗死，进行观察，半小时后病人出现呼吸困难，两肺布满湿啰音，心率 110 次/min，律整，主管护士首先考虑病人病情变化是（　　）

A. 急性左心衰竭　　B. 肺部感染　　C. 再次心肌梗死
D. 严重心肌缺血、缺氧　　E. 肺栓塞

89. 牛某，男，73 岁。患冠心病 10 年，半月来频繁发作心前区不适，含服硝酸甘油无效，疑为急性心肌梗死，最具诊断意义的检查是（　　）

A. 血常规　　B. 尿常规　　C. 血沉
D. 超声波　　E. 心电图

90. 某男，80 岁。因 4 小时来持续心前区痛，确诊为急性心肌梗死收入监护室，监测中发现病人出现心室颤动，此时责任护士应即刻采取的首要措施是（　　）

A. 心内注射利多卡因　　B. 非同步电除颤（电复律）　　C. 高压吸氧
D. 气管插管　　E. 同步电除颤

91. 某病人，患高血压病 3 年，入院后给予降压药等治疗，在用药护理中指导病人改变体位时动作宜缓慢，其目的为（　　）

A. 避免发生高血压脑病　　B. 避免发生高血压危象
C. 避免发生急进型高血压　　D. 避免发生体位性低血压　　E. 避免血压增高

92. 高血压病病人睡眠时突感极度胸闷，气急，大汗淋漓，咳大量粉红色泡沫痰，端坐呼吸，血压 26.6/14.7kPa（200/110mmHg），心率 110 次/min。下列哪项护理是错误的（　　）

A. 安慰病人，稳定情绪　　B. 置病人于两腿下垂坐位
C. 乙醇湿化吸氧 4～6L/min　　D. 建立静脉通路
E. 静脉滴注给药宜快速

（93～95 题共用题干）

王某，女，39 岁。心脏病史 8 年，因急性胃肠炎输液后出现气促、咳嗽、咳白色泡沫痰，查体：心率 120 次/min，两肺底湿性啰音，诊断为左心衰竭，心功能Ⅲ级。

93. 此病人静脉输液最适宜的速度是（　　）

A. 10～20 滴/min　　B. 20～30 滴/min　　C. 30～40 滴/min
D. 40～50 滴/min　　E. >50 滴/min

94. 病人此时最适宜的体位是（　　）

A. 半坐位　　B. 平卧位　　C. 侧卧位
D. 俯卧位　　E. 头低脚高位

95. 护理措施不妥的是（　　）

A. 给氧吸入　B. 注意保暖　C. 保持大便通畅
D. 记录出入水量　E. 给予高热量饮食

(96~97 题共用题干)

某女,70 岁。因冠心病间断发生左心衰竭 3 年,半天来与家人争吵后心悸、气短、不能平卧,咳粉红色泡沫痰,急诊入院。体检:血压 90/60mmHg,呼吸 28 次/min,神清,坐位口唇发绀,两肺满布湿啰音及哮鸣音。

96. 急诊护士给予病人的正确吸氧方法是(　　)
A. 持续低流量吸氧　B. 间断低流量吸氧
C. 低流量乙醇湿化吸氧　D. 高流量吸氧
E. 高流量乙醇湿化吸氧

97. 责任护士进行病情观察,并叙述洋地黄治疗有效指标,指出下列哪项不妥(　　)
A. 心率减慢　B. 呼吸困难减轻或消除　C. 血压下降
D. 伴右心衰竭时水肿消退、尿量增多　E. 情绪稳定

(98~100 题共用题干)

赵某,女,34 岁。因劳累后心悸、气急 5 年,加重伴双下肢水肿 4 天入院,曾多次住院诊为风湿性心脏病二尖瓣狭窄兼关闭不全,此次水肿明显,体力活动明显受限,稍事活动即感乏力、心悸、气急。

98. 该病人心功能状态为(　　)
A. 心功能Ⅰ级　B. 心功能Ⅱ级　C. 心功能Ⅲ级
D. 心功能无法判断　E. 心功能Ⅳ级

99. 下列哪项不应作为该病人的护理诊断(　　)
A. 风湿性心脏病　B. 活动无耐力　C. 有感染的危险
D. 体液过多　E. 焦虑

100. 根据病情,赵某的饮食下列哪项不妥(　　)
A. 适当限制钠盐　B. 高热量　C. 少量多餐
D. 清淡　E. 易消化

(101~103 题共用题干)

王某,女性,32 岁。反复胸闷气急,咳嗽,既往有"游走性关节炎"病史。查体:心界稍大,心率 100 次/min,律齐,S_1 增强,P_2 亢进,可闻及开瓣音,心尖部可闻及舒张中晚期隆隆样杂音。

101. 该病人可能的诊断是(　　)
A. 风湿性心脏病二尖瓣狭窄　B. 风湿性心脏病二尖瓣关闭不全
C. 风湿性心脏病主动脉瓣狭窄　D. 风湿性心脏病主动脉瓣关闭不全
E. 风湿性心脏病二尖瓣狭窄伴关闭不全

102. 为进一步确诊,应首先考虑的检查是(　　)
A. 胸片　B. 心电图　C. 超声心动图
D. 心电图运动试验　E. 心导管检查

103. 最常见的并发症是(　　)
A. 亚急性感染性心内膜炎　B. 心律失常　C. 栓塞

D. 充血性心力衰竭　　E. 肺部感染

（104～105 题共用题干）

李某，女性，66 岁。因“风湿性心脏病，心力衰竭”住院。护士在夜间巡视病房时发现病人端坐位、烦躁、呼吸急促、咳嗽、咳粉红色泡沫样痰。

104. 应考虑该病人发生了（　　）

A. 急性肺炎　　B. 胸腔积液　　C. 急性肺水肿

D. 低血压休克　　E. 急性心肌梗死

105. 以下用药不恰当的是（　　）

A. 静注呋塞米　　B. 静滴硝普钠　　C. 皮下注射吗啡

D. 毛花苷丙稀释后缓慢静注　　E. 口服地高辛

（106～107 题共用题干）

张某，男性，28 岁。自诉突然心慌、胸闷，听诊心率 200 次/min，心律齐，心音均等，血压正常。

106. 考虑该病人是（　　）

A. 窦性心动过速　　B. 室上性心动过速　　C. 室性心动过速

D. 房颤　　E. 室颤

107. 病人可试用的方法是（　　）

A. 刺激呕吐反射或嘱屏气　　B. 鼓腮　　C. 掐人中穴

D. 按摩合谷穴　　E. 下蹲

（108～109 题共用题干）

某男，35 岁。风心病二尖瓣狭窄及关闭不全间歇发作、全心衰 6 年，每年冬季易加重，平日坚持服用地高辛及利尿剂。1 周来咳嗽吐黄痰、发热，3 天来心悸气短加重入院。体检：体温 38℃，呼吸 28 次/min，血压 100/70mmHg，神清，口唇、面颊、甲床发绀，可见颈静脉怒张，心界扩大，心率 120 次/min，律齐，两肺满布干、湿性啰音，肝肋下 3 指，脾肋下未触及，无腹水，双下肢可凹性水肿。

108. 病人此次心衰发生的主要诱因是（　　）

A. 心律失常　　B. 心身过劳　　C. 地高辛用量不当

D. 肺部感染　　E. 利尿剂用量不当

109. 护士发给病人地高辛之前应做的必要评估不包括（　　）

A. 询问病人有无食欲不振、恶心、呕吐

B. 询问有无头痛、头晕、黄绿色视

C. 听心率有无低于 60 次/min

D. 有无四肢麻木、针刺样疼痛

E. 心律是否由规则变为不规则

（110～112 题共用题干）

胡某，女，20 岁。因心悸、气急伴双下肢水肿 3 年，加重 3 天入院，诊断为风湿性心脏病二尖瓣狭窄并主动脉瓣关闭不全，心力衰竭二度（心功能Ⅲ级）给予地高辛等药物治疗。

110. 护士在给地高辛前，下列哪项不需做（　　）

A. 血压　　B. 询问有无恶心　　C. 询问有无呕吐

D. 询问有无色视　　E. 测脉搏和心率、心律

111. 该病人入院在护理体检时有可能出现下列哪种脉搏(　　)

A. 奇脉　　B. 交替脉　　C. 水冲脉
D. 细脉　　E. 不整脉

112. 胡某在用药期间,出现下列哪种情况应考虑地高辛中毒(　　)

A. 心率 75 次/min　　B. 心律变为不规则　　C. 体重减轻
D. 双下肢水肿消退　　E. 尿量增加

(113～114 题共用题干)

赵某,男,49 岁。患风湿性心瓣膜病,因发生感染,心功能Ⅲ级而入院,给予抗感染和抗心衰治疗。今日出现乏力、腹胀、心悸,心电图出现 U 波增高。

113. 目前赵某出现的并发症是(　　)

A. 高钾血症　　B. 低钾血症　　C. 高钠血症
D. 低钠血症　　E. 代谢性酸中毒

114. 赵某出院后,预防链球菌感染的措施应该是(　　)

A. 坚持锻炼,防止呼吸道感染　　B. 注意个人卫生,多休息
C. 高营养饮食,限制钠盐　　D. 减轻心理压力,增强康复信心
E. 定期复查,必要时作血细菌培养

(115～117 题共用题干)

张某,女,36 岁。有慢性风湿性心脏病二尖瓣狭窄病史。近日轻度活动即感心悸、气促。

115. 经护理评估此病人心功能分级为(　　)

A. Ⅰ级　　B. Ⅱ级　　C. Ⅲ级
D. Ⅳ级　　E. 不能确定

116. 此病人并发心律失常,最常见的类型为(　　)

A. 室性早搏　　B. 房性早搏　　C. 阵发性心动过速
D. 心房纤维颤动　　E. 房室传导阻滞

117. 按医嘱给予洋地黄治疗,评估其治疗有效的指标是(　　)

A. 心率减慢　　B. 心率加快　　C. 尿量减少
D. 血压下降　　E. 视力模糊

(118～121 题共用题干)

某女,65 岁。高血压病 20 年,血脂高 5 年,冠心病心绞痛 3 年,近半个月胸痛发作频繁,休息或含服硝酸甘油效果欠佳,轻咳嗽咳少量白痰,1 天来与家人争吵后,胸痛 20 分钟不缓解,伴大汗送急诊。

118. 急诊护士对病人评估后,认为首位护理诊断是(　　)

A. 气体交换受损　　B. 活动无耐力　　C. 疼痛
D. 体液不足　　E. 有感染的危险

119. 急诊护士给予病人的处理,下列哪项不妥(　　)

A. 立即平卧　　B. 开放静脉
C. 测血压、脉搏,作心电图　　D. 吸氧　　E. 准备气管插管物品

120. 责任护士通过病史护理评估后,应考虑病人可能的重要病情变化是(　　)

A. 顽固性心绞痛　　B. 急性心肌梗死　　C. 高血压心脏病
D. 伴气管炎　　E. 长期用硝酸甘油可能产生耐药

121. 该病人经静滴硝酸甘油、吸氧，胸痛已缓解，心电图仍为供血不足，责任护士向病人讲述避免心绞痛发作诱因中，下列哪项不妥(　　)
A. 避免过度体力劳累及情绪波动　B. 避免饱餐、受凉
C. 积极治疗高血压、高血脂　D. 不可吸烟，有心悸要随诊
E. 可多饮酒以达活血目的

(122～123 题共用题干)

丁某，男，52 岁。胸骨后压榨性疼痛半天急诊入院，心电图示急性广泛前壁心肌梗死。

122. 该病人需绝对卧床(　　)
A. 1 周　　B. 2 周　　C. 3 周
D. 4 周　　E. 5 周

123. 有可能导致该病人 24 小时内死亡的最常见原因是(　　)
A. 心力衰竭　　B. 心源性休克　　C. 心律失常
D. 心脏破裂　　E. 脑部栓塞

(124～126 题共用题干)

某男，70 岁。高血压病 20 年，平日血压 140/90mmHg，糖尿病 10 年，1 周来发生心前区疼痛，闷胀痛多 1～2 分钟，经休息可缓解，1 天来心前区痛持续 6 小时不缓解，精神烦躁，恶心、呕吐 1 次，急送医院。测血压 130/90mmHg，心电图示 $V_1 \sim V_5$ S－T 段弓背向上抬高，出现 Q 波，心肌酶升高，医生确诊为急性心肌梗死，即刻给予吗啡止痛，胸痛逐渐减轻。心电监护可见室性早搏，每分钟 4～5 个。

124. 急诊护士对病人评估后，认为首位的护理诊断是(　　)
A. 潜在并发症：室速、室颤　　B. 组织灌注量异常　　C. 恐惧
D. 气体交换受损　　E. 有皮肤完整性受损的危险

125. 急诊护士给予病人的护理措施中哪项不妥(　　)
A. 让病人绝对卧床休息　B. 持续心电监护，并遵医嘱静注利多卡因
C. 观察心前区疼痛变化　D. 吸氧
E. 嘱病人大量饮水，补充循环血量

126. 病人入院 12 小时后突然出现呼吸困难，咳嗽，咳粉红色泡沫痰，两肺布满干、湿啰音，心率 120 次/min，律齐，护士即刻通知医生进行处理，护士能指出医嘱中哪项不妥(　　)
A. 静脉推注速尿　　B. 静点硝普钠
C. 吸氧改为 6～8L/min，并乙醇湿化　　D. 静脉推注西地兰
E. 肌内注射度冷丁

(127～129 题共用题干)

秦某，女，60 岁。3 小时前胸骨后压榨样疼痛发作，伴呕吐、冷汗及濒死感而入院。护理体检：神清，合作，心率 112 次/min，律齐，交替脉，心电图检查显示有急性广泛性前壁心肌梗死。

127. 秦某存在的最主要护理问题是(　　)
A. 活动无耐力　　B. 心输出量减少　　C. 体液量过多

D. 潜在心律失常　　E. 潜在感染

128. 对秦某第1周的护理措施正确的是(　　)

A. 高热量、高蛋白饮食　　B. 协助病人翻身、进食　　C. 协助病人入厕

D. 低流量持续吸氧　　E. 指导病人床上活动

129. 在监护过程中护士发现秦某烦躁不安，面色苍白，皮肤湿冷，脉细速，尿量减少，应警惕发生(　　)

A. 严重心律失常　　B. 急性左心衰竭　　C. 心源性休克

D. 并发感染　　E. 紧张，恐惧

(130～131 题共用题干)

刘某，男，69岁。因头痛、头晕入院就诊，在平静状态下测其血压为165/95mmHg，其他检查结果均无异常。

130. 该病人最有可能的诊断为(　　)

A. 脑出血　　B. 冠心病　　C. 原发性高血压

D. 脑瘤　　E. 脑膜炎

131. 为该病人做健康宣教，下列内容不妥的选项是(　　)

A. 低钠饮食　　B. 适度的体育锻炼

C. 多吃含纤维素的食物，预防便秘

D. 规律服用降压药物　　E. 在药物的作用下将血压控制得越低越好

(132～134 题共用题干)

罗某，男，50岁。患高血压病5年，因高血压危象而急诊入院。

132. 你认为下列紧急处理措施中最关键的是(　　)

A. 绝对卧床休息　　B. 迅速降压　　C. 降低颅内压

D. 给氧　　E. 限制钠盐摄入

133. 给氧时，氧流量应为(　　)

A. 1～2L/min　　B. 2～3L/min　　C. 3～4L/min

D. 4～5L/min　　E. 5～6L/min

134. 下列哪项护理措施不妥(　　)

A. 立即取平卧位　　B. 立即建立静脉通路　　C. 尽量少搬动病人

D. 提供保护性护理　　E. 保持呼吸道通畅

(135～137 题共用题干)

某男，50岁。患高血压病5年，间断服降压药，血压波动在160/100～140/90mmHg，病人未予重视，头晕、头痛明显就服药，症状消失就停药，20年吸烟史，身体肥胖多年。近3天工作过度劳累，1天来剧烈头痛、头晕，恶心未呕，测血压200/120mmHg，家人速将病人送急诊。经入院检查医生仍确诊为高血压病，治疗5天症状消失，血压恢复至140/90mmHg。

135. 病房责任护士经上述护理评估后，认为目前病人存在主要护理诊断是(　　)

A. 有受伤的危险　　B. 活动无耐力　　C. 知识缺乏

D. 疼痛　　E. 潜在并发症：脑血管意外

136. 责任护士向病人讲述服用降压药注意事项，下列哪项不妥(　　)

A. 应遵医嘱用药，不可自行增减

B. 使用两种或以上药物即联合用药可增强疗效,减少副作用
C. 降压药需长期服用,不可停药
D. 服药期间出现头晕应立即平卧
E. 服药期间可以不采用非药物治疗

137. 病人出院前,护士长向其作健康教育,其内容下列哪项不正确( )
A. 低盐、低脂、低热量饮食,以减轻体重
B. 进行运动,运动量适中;心理平衡
C. 坚持遵医嘱服药,不可随意停药
D. 学会观察血压变化,定期测血压,有变化门诊就医
E. 可用过热水洗澡有助扩张血管

(138~139 题共用题干)

王某,男,28 岁。因车祸后致右腿开放性骨折,大量出血,半小时后病人出现面色苍白,呼之不应。

138. 应首先采取的措施是( )
A. 止血　B. 骨折复位　C. 判断呼吸心跳情况
D. 抬上救护车　E. 包扎

139. 心肺复苏后最重要的处理措施是( )
A. 纠正酸中毒　B. 应用抗生素　C. 强心利尿
D. 防止脑缺氧和脑水肿　E. 持续心电监护

(四)病例讨论

王女士,30 岁。劳累后心悸、气促 2 年,一周前受凉后病情加重。体检:体温 37.6℃,脉搏 106 次/min,呼吸 28 次/min,血压 120/75mmHg。半卧位,两颧红紫,唇发绀,咽红,颈静脉怒张。心界向左扩大,心率 106 次/min,律齐,心尖部闻及Ⅲ级收缩期吹风样杂音和中等响亮的舒张期隆隆样杂音,两肺底湿性啰音。肝肋下 2cm,质软,有触痛。双下肢凹陷性水肿。

问:1. 初步诊断是什么?
2. 主要的护理诊断及合作性问题有哪些?
3. 叙述护理措施。

[参考答案]

(一)名词解释

1. 心源性呼吸困难是指由于各种心血管疾病引起病人呼吸时自觉空气不足、呼吸费力,并伴有呼吸频率、深度与节律异常。

2. 心力衰竭绝大多数情况下是指心肌收缩力下降使心排血量不能满足机体代谢的需要,器官、组织血液灌注不足,同时出现肺循环和(或)体循环淤血表现的一种综合征。

3. 急性心力衰竭是指急性心脏病变引起的心排血量显著、急骤降低,导致组织器官灌注不足和急性淤血的表现。

4. 心律失常是指由于各种原因引起的心脏冲动频率、节律、起源部位、传导速度与激动次序的异常。

5. 原发性高血压是指病因不明,以体循环动脉压增高为主要表现的临床综合征,常伴有

心、脑、肾和视网膜等器官改变的全身性疾病，是最常见的心血管疾病，又称高血压病。

6. 心绞痛是冠状动脉供血不足，心肌急剧、暂时的缺血与缺氧所引起的临床综合征。

7. 风湿性心瓣膜病，又称风湿性心脏病，简称风心病，是指急性风湿性心脏炎后遗留的慢性心瓣膜病。

8. 病毒性心肌炎是指由嗜心肌性病毒感染引起的，以心肌非特异性间质性炎症为主要病变的心肌炎。

9. 心包炎是由各种细菌、病毒、自身免疫、物理、化学等因素引起的心包脏层和壁层急性炎症反应和渗出，以及心包粘连、增厚、缩窄、钙化等慢性病变。

10. 心肌病，又称原发性心肌病，是一组除心脏瓣膜病、动脉粥样硬化性心脏病、肺源性心脏病和先天性心脏病以外的以心肌病变为主伴有心功能障碍的心肌疾病。

11. 感染性心内膜炎是由微生物感染心内膜而引起的感染性炎症，伴赘生物形成。

12. 心脏骤停是指心脏射血功能的突然终止。

（二）填空题

1. 心源性呼吸困难病人静脉输液时要严格控制滴速，一般为20～30滴/min，以防止诱发肺水肿。

2. 慢性心衰的基本病因为原发性心肌损害、心脏负荷过重。急性心力衰竭以急性左心衰最常见。

3. 治疗阵发性室上性心动过速应首选刺激迷走神经方法，治疗阵发性室性心动过速应紧急实行同步直流电复律，或选用利多卡因静脉注射。

4. 高血压急症一般首选硝普钠治疗。

5. 急性心肌梗死病人心律失常易发生在起病后的1～2周内，以24小时内最多见、最危险。

6. 风心病二尖瓣狭窄最早出现的症状是呼吸困难，导致风心病二尖瓣狭窄病人死亡的主要原因是心力衰竭。

7. 病毒性心肌炎病人常在发病前1～3周有上呼吸道或肠道感染病史。

8. 原发性心肌病分3种类型，以扩张型心肌病最常见，其次是肥厚型心肌病。

9. 心包摩擦音在胸骨左缘第3～4肋间最清晰。

10. 对药物敏感试验结果报告之前，急性感染性心内膜炎病人可首选青霉素治疗。

11. 成人心脏骤停胸外心脏按压部位为胸骨中下1/3交界处，小儿胸外心脏按压部位为两乳头连线中点。

（三）选择题（A型题）

1. C	2. D	3. E	4. B	5. E	6. C	7. E	8. E	9. D	10. E
11. C	12. C	13. D	14. D	15. C	16. A	17. E	18. C	19. E	20. A
21. E	22. C	23. B	24. C	25. E	26. A	27. A	28. E	29. B	30. A
31. D	32. A	33. C	34. A	35. B	36. A	37. A	38. C	39. E	40. D
41. C	42. C	43. A	44. D	45. E	46. D	47. C	48. C	49. A	50. B
51. B	52. E	53. B	54. C	55. D	56. A	57. A	58. D	59. C	60. E
61. C	62. D	63. A	64. E	65. B	66. A	67. E	68. C	69. B	70. B

71. D	72. C	73. D	74. B	75. B	76. B	77. E	78. E	79. E	80. D
81. D	82. B	83. C	84. A	85. D	86. E	87. B	88. A	89. E	90. B
91. D	92. E	93. B	94. A	95. E	96. E	97. C	98. C	99. A	100. B
101. A	102. C	103. D	104. C	105. E	106. B	107. A	108. D	109. D	110. A
111. C	112. B	113. B	114. A	115. C	116. D	117. A	118. C	119. E	120. B
121. E	122. A	123. C	124. A	125. E	126. D	127. D	128. B	129. C	130. C
131. E	132. B	133. D	134. A	135. C	136. E	137. E	138. C	139. D	

(四)病例讨论

1. 初步诊断:慢性风湿性心瓣膜病,二尖瓣狭窄合并二尖瓣关闭不全,全心衰竭(心功能Ⅳ级),上呼吸道感染。

2. 主要的护理诊断及合作性问题有:①活动无耐力　与心瓣膜病变致心排血量减少有关;②气体交换受损　与肺淤血有关;③体液过多　与体循环淤血及钠水潴留有关。

3. 护理措施有 ①卧床休息,采取半卧位,加强床旁护理,协助病人在床上进行被动和主动运动,定时温水泡足,局部按摩;②给低热量、低盐、清淡、易消化、产气少、富含维生素的食物,少量多餐,尤其晚餐宜少;③饮食中增加粗纤维食物,必要时给缓泻剂或开塞露塞肛,保持大便通畅;④引导病人说出心里感受,指导病人进行心里调整,鼓励家属探视病人,帮病人稳定情绪;⑤正确记录24小时出入液量,定时测量体重,观察感染征象及肢体情况,定时测量血电解质及酸碱平衡情况;⑥遵医嘱使用洋地黄、利尿剂、血管扩张剂等,做好用药护理;⑦进行健康教育。

第四章　消化系统疾病病人的护理

[重点、难点]

第一节　概　述

一、消化系统的解剖结构和生理功能

消化系统由食管、胃、肠、肝脏、胆、胰腺等脏器组成，基本生理功能是食物的摄取、转运和消化，吸收营养与转化利用，排泄废物。

1. 食管

为连接咽和胃的通道，长度约 25cm，其功能是把食物和唾液等送到胃内。食管在起始部、与左主支气管交叉处及穿越膈肌处分别是狭窄部，是异物滞留嵌顿和肿瘤的好发部位，在施行食管插管时应注意。食管下段静脉在门静脉高压症时易曲张破裂发生大出血。

2. 胃

与食管相接处为贲门，与十二指肠相接处为幽门。胃壁由黏膜层、黏膜下层、肌层、浆膜层组成。黏膜层腺体丰富，主要有：①壁细胞：分泌盐酸和内因子，盐酸具有激活胃蛋白酶原及杀灭胃内细菌作用，内因子有助于食物中的维生素 B_{12} 在回肠末端的吸收；②主细胞：分泌胃蛋白酶原，被盐酸或已活化的胃蛋白酶激活后，参与蛋白质的初步消化；③黏液细胞：分泌碱性黏液，具有中和胃酸和保护胃黏膜作用。胃液由贲门腺、泌酸腺、幽门腺和胃黏膜上皮细胞的分泌物构成，pH 为 0.9～1.5。此外，胃窦部的 G 细胞分泌促胃液素，作用于壁细胞引起胃酸分泌。胃的主要功能为暂时贮存食物和对食物进行初步消化，使之形成食糜，然后借助胃的蠕动将食糜送入十二指肠。

3. 小肠

包括十二指肠、空肠和回肠。十二指肠长约 25cm，呈“C”形环绕胰头，分球部、降部、横部和升部，球部是消化性溃疡的好发部位。降部内后侧壁黏膜上有一乳头状突起称十二指肠乳头，胆汁和胰液由此进入十二指肠。升部与空肠相连，由屈氏（Treitz）韧带固定，此为上、下消化道的分界处。上消化道出血指的就是屈氏韧带以上的消化道出血。空肠始于十二指肠升部、长约 2.4m，回肠下端止于回盲部，长约 3.6m。空、回肠借肠系膜固定于腹后壁。小肠黏膜的腺体主要有十二指肠腺和肠腺，前者分泌含有黏蛋白的碱性液体，作用是保护十二指肠上皮不被胃酸侵蚀，后者的分泌液是小肠液的主要部分。小肠液的 pH 约 7.6，成人分泌量约为 1～3L/d，主要成分有水、电解质、淀粉酶、肠激酶、双糖酶、肽酶、脂肪酶等。

小肠的功能主要是食物消化、吸收。

4. 大肠

包括盲肠及阑尾、结肠、直肠，全长约1.5m。大肠的功能主要是吸收水分、盐类及形成粪便。大肠内有相对恒定的菌群，这些细菌能利用肠内物质合成维生素B复合物和维生素K。

5. 肝脏和胆

肝脏具有门静脉和肝动脉双重血供，血流量约占心输出量的1/4。门静脉为功能性血管，血中含有营养物质和有毒物质，这些物质在肝脏内进行代谢或被解毒；肝动脉为营养性血管，其血含氧丰富，是肝脏耗氧的主要来源。肝脏的主要功能有：①分泌胆汁，促进脂肪在小肠内的消化、吸收及食物中维生素K的吸收；②参与糖、蛋白质、脂肪等众多物质的代谢；③生物转化（解毒）外来的或体内代谢产生的有毒物质经肝脏的生物转化后随胆汁或尿液排出体外。内分泌激素如醛固酮、雌激素、抗利尿激素等也在肝脏灭活。

胆道系统始于肝细胞间的毛细胆管，在肝内逐渐汇合成小叶间胆管、左右肝管。左右肝管出肝后汇合成肝总管并与胆囊管汇合成胆总管，后者与胰总管汇合形成Vater壶腹并开口于十二指肠乳头。胆囊的功能是贮存、浓缩胆汁和调节胆流。

6. 胰腺

由胰头、胰颈、胰体、胰尾组成。胰腺是由外分泌和内分泌腺组成的混合腺体，前者分泌含胰蛋白酶、胰淀粉酶、胰脂肪酶、磷脂酶A、糜蛋白酶、碳酸氢盐经胰管或与胆总管合并随胆汁排至十二指肠，对三大营养物质进行消化、分解。内分泌腺位于胰腺中的胰岛，其重要的内分泌细胞有：①A细胞分泌胰高血糖素，作用是促进糖原分解和糖异生，使血糖升高；②B细胞分泌胰岛素，作用是加速葡萄糖的摄取、贮存利用，促进糖原合成，抑制糖异生，使血糖降低；③D细胞分泌生长抑素，作用是抑制胃酸分泌，也可抑制A细胞和B细胞的分泌。

二、消化系统疾病常见症状和体征的护理

恶心与呕吐

（一）概要

恶心是一种紧迫欲吐的感觉，是呕吐的先兆，也可单独出现。呕吐是指胃内容物或部分小肠内容物通过食管逆流到口腔并排出体外的一种复杂反射动作。长期、频繁呕吐可引起水、电解质、酸碱平衡紊乱及营养缺乏，剧烈呕吐易引起食管下段静脉曲张破裂出血，意识障碍者呕吐时易发生误吸、甚至窒息。

（二）护理评估

1. 健康史

病因以消化系统疾病最常见。①消化系统疾病如胃炎、消化性溃疡幽门梗阻、急性肝炎、肝硬化、急性胆囊炎、胆道感染与胆石症、急性胰腺炎、急性阑尾炎、肠梗阻等；②中枢神经系统疾病如脑膜炎、脑出血、脑梗塞等；③全身性疾病如尿毒症、糖尿病酮症酸中毒、甲状腺功能亢进症等；④其他如磺胺、洋地黄、抗肿瘤等药物，晕动病、神经症、有机磷农药中毒等。

2. 身心状况

(1)症状特点:恶心时常有上腹不适及胀满感,并伴面色苍白、流涎、心动过缓等迷走神经兴奋的表现。①胃肠道炎症或消化性溃疡所致的呕吐,多在餐后短期内发生,吐后感轻松,常伴腹痛、腹泻;②肠梗阻所致者,多在进食后数小时,量大并含胆汁和粪臭味;③中枢神经系统疾病所致者与进食无关,多无恶心先兆,为喷射性,吐后不感轻松,常伴头痛;④前庭功能障碍所致者与头部位置改变有关,常伴发作性眩晕、耳鸣;⑤胆囊炎、胆石症的呕吐,常伴右上腹痛、发热、黄疸等;⑥精神性呕吐,多见青年女性,发作与精神或情绪有关,常无恶心,进餐后即吐,吐后即可进食,无营养状况改变。

(2)心理状况:长期、频繁或剧烈呕吐病人常有紧张、恐惧、焦虑等心理反应。

(三)护理诊断及合作性问题

1. 营养失调:低于机体需要量　与长期反复呕吐、食物摄入量不足有关。

2. 潜在并发症　脱水、电解质紊乱、酸碱平衡失调、吸入性肺炎、窒息等。

(四)护理措施

1. 一般护理

安置病人休息,帮助病人保持稳定的情绪。轻者可取坐位,病情重、全身衰弱体力难于支持或意识障碍者,取侧卧位或仰卧位、头偏向一侧,以避免吸入性肺炎和窒息的发生。

2. 饮食护理

呕吐停止后可给清淡易消化饮食,少量多餐。频繁、剧烈呕吐不能进食或严重水电解质紊乱者,遵医嘱暂禁食,静脉补液,以维持病人的营养及纠正水、电解质、酸碱平衡失调。

3. 对症护理

①指导病人进行缓慢的深呼吸,减少进入胃内的气体;②遵医嘱给予解痉药及止吐剂等;③吐后清理病人口鼻腔内的呕吐物,让病人用温开水或生理盐水漱口,口腔护理时避免刺激舌根部、咽及上腭等部位;④及时更换脏污的床单、衣被,开窗通风。

4. 病情观察

观察呕吐的时间、方式和呕吐的次数,呕吐物的量及性状等,必要时留标本送检;观察有无呛咳及窒息表现;了解病人的饮食情况,定期测量体重;记录每天液体出入量,观察有无水、电解质及酸碱紊乱的表现及实验室检查结果。

5. 用药护理

服用抗胆碱能药后可有面部潮红、口干、心率加速等反应;应用甲氧氯普胺等镇吐药有时可出现直立性低血压,应嘱病人用药后由坐位站起时动作应缓慢,门诊病人用药后应嘱其避免从事驾驶等危险工作。

腹　痛

(一)概要

腹痛是指腹部感觉神经纤维受某些因素刺激后产生的一种疼痛或不适感。根据急缓及病程可分为急性腹痛和慢性腹痛。

(二)护理评估

1. 健康史

(1)急性腹痛的病因:①腹腔器官急性炎症如急性胃肠炎、急性胰腺炎、急性胆囊炎、急性阑尾炎等；②空腔器官阻塞或扩张如肠梗阻、胆结石、胆道蛔虫、尿路结石等；③脏器扭转或破裂如卵巢囊肿蒂扭转、肝脾破裂、异位妊娠破裂、胃肠急性穿孔等；④腹膜急性炎症如胃肠急性穿孔等所致急性弥漫性腹膜炎；⑤腹腔内血管阻塞如肠系膜动脉栓塞；⑥胸腔脏器病变所致的牵涉性腹痛如心绞痛、急性心肌梗死等；⑦全身性疾病如腹痛型紫癜等。

(2)慢性腹痛的病因：①腹腔脏器慢性炎症如慢性胃炎、慢性胆囊炎、结核性腹膜炎、溃疡性结肠炎等；②空腔脏器的张力变化如胃肠痉挛等；③胃、十二指肠溃疡；④脏器包膜受牵张如肝炎、肝脓肿、肝癌等；⑤胃肠神经功能紊乱如胃肠神经症；⑥中毒与代谢障碍如慢性铅中毒等。

2. 身心状况

(1)症状特点：①腹痛的部位：胃、十二指肠疾病、急性胰腺炎多在中上腹，肝胆疾病多在右上腹，急性阑尾炎多在右下腹，小肠疾病多在脐周，卵巢囊肿扭转、异位妊娠破裂多在下腹部，弥漫性腹痛或部位不定多见急性弥漫性腹膜炎等；②疼痛的性质和程度：消化性溃疡多为隐痛、烧灼痛；阵发性绞痛多为胆石症或尿路结石；突发上腹刀割样剧痛，多为消化性溃疡急性穿孔；剑突下阵发性钻顶痛多见于胆道蛔虫症；持续、广泛剧烈腹痛伴肌紧张，提示急性弥漫性腹膜炎；向腰背部放射的持续性中上腹部剧痛，应考虑急性胰腺炎；③发作的时间：饥饿性疼痛呈周期性、节律性，见于十二指肠溃疡；与月经来潮相关的腹痛，考虑子宫内膜异位症；餐后痛多为胆胰和胃疾病；④诱发因素：急性胰腺炎发作前常有酗酒或暴饮暴食；胆囊炎或胆石症常随进高脂肪餐而诱发；肝脾破裂常发生在腹部受暴力作用后；⑤与体位的关系：胃黏膜脱垂症右侧卧位时疼痛加剧，左侧卧位减轻；胰腺炎时仰卧位疼痛加剧，身体前倾位或弯腰卷腿可减轻；⑥伴随症状：伴血尿应考虑尿路结石；伴寒战、发热、黄疸，多见胆囊炎、胆道感染、胆石症；伴呕吐、内容物含酸性宿食，多见幽门梗阻；伴呕吐、水样便见于急性胃肠炎；伴返酸、嗳气，提示十二指肠溃疡；伴休克、急性贫血，多见肝、脾、异位妊娠破裂；伴腹胀、呕吐、排便排气停止是肠梗阻的典型表现。

(2)心理状况：病人常有紧张、恐惧、焦虑等心理反应。

(三)护理诊断及合作性问题

1. 疼痛：腹痛　与腹腔脏器或腹外脏器炎症、平滑肌痉挛、缺血、梗阻、溃疡、肿瘤、功能性障碍等有关。

2. 焦虑　与剧烈腹痛、反复或持续腹痛不易缓解有关。

(四)护理措施

1. 一般护理

加强有针对性的心理疏导和精神放松；急性者应卧床休息，并注意环境的舒适和安静；指导和协助病人取仰卧或侧卧位，下肢屈曲；对躁动不安者，应采取防护措施；慢性者应指导病人安排好学习、工作和休息。

2. 饮食护理

诊断未明确的急性病人宜暂禁食，必要时胃肠减压，遵医嘱静脉维持营养；慢性者采用有利于疼痛减轻和疾病恢复的饮食，如胆囊炎、胆道感染，胆石症的低脂饮食；消化性溃疡给予刺激性小、易消化饮食；溃疡性结肠炎给予低脂、低纤维素饮食等。

3. 对症护理

①指导病人分散注意力及行为疗法的方法，如深呼吸、谈话，放松技术，音乐疗法等；②

根据不同病因和腹痛部位，遵医嘱选择针疗穴位；③物理疗法，如疼痛部位用热水袋热敷，但急腹痛者除外；④疼痛剧烈者遵医嘱使用镇痛药，并注意效果和不良反应；⑤急性腹痛诊断未明不随便使用镇痛药；尽量少用麻醉性镇痛药，确需使用，疼痛缓解或消失后应及时停药。

4. 病情观察

应着重观察疼痛的部位及性质的演变，伴随症状，生命体征及有关检查结果的变化，发现恶化征象应及时报告医生并做好相应的诊治与护理。

腹 泻

(一)概要

腹泻是指某一病因使肠黏膜分泌亢进，或吸收障碍，或肠蠕动加速，致排便次数明显超过平日习惯的频率，粪质稀薄，或混有黏液、脓血，或含未消化食物者。根据起病急缓及病程，可分急性腹泻和慢性腹泻，前者起病急、病程在3周内，后者起病缓慢，病程超过2个月。急性极易引起水、电解质和酸碱平衡紊乱，慢性常造成营养障碍，严重者出现营养不良性水肿。

(二)护理评估

1. 健康史

(1)急性腹泻：①急性感染，如菌痢、伤寒或副伤寒、霍乱，沙门菌、金葡菌或肉毒杆菌的毒素污染食物所致的食物中毒，埃可病毒、柯萨奇病毒感染等；②急性中毒，如食用发芽的马铃薯、有毒的蘑菇、河豚等；③变态反应，如对鱼、虾、蟹、蛋等过敏所致的肠炎；④某些药物，如泻药、拟胆碱药、高渗性药、某些抗生素、肿瘤化疗药等。

(2)慢性腹泻：①胃源性因素，如胃大部切除术后、慢性萎缩性胃炎等；②肠源性因素，如慢性菌痢、肠结核、溃疡性结肠炎、肠道恶性肿瘤等；③胰源性因素，如胰腺癌；④肝胆因素，如肝硬化、阻塞性黄疸等；⑤内分泌代谢因素，如甲状腺功能亢进症、糖尿病等；⑥其他，如慢性心功能不全、尿毒症、肠易激综合征等。

2. 身心状况

(1)症状特点：①急性腹泻起病骤然，病程短，每天排便次数多达10次以上，细菌感染多为黏液血便或脓血便；阿米巴原虫感染多呈暗红或果酱样便；②慢性腹泻起病缓慢，病程长，每天排便数次，性状可为稀便，也可带黏液、脓血，若含大量黏液而无病理成分，常在清晨起床后和早餐后发生，多为肠易激综合征；③与伴随症状的关系，急性感染性腹泻常伴腹痛、发热，如急性菌痢、伤寒或副伤寒等；伴里急后重多见于急性菌痢、直肠炎症或肿瘤等；伴重度失水，常见于霍乱、细菌性食物中毒等。

(2)心理状况：急性者有恐惧，慢性者有焦虑等心理反应。

(三)护理诊断及合作性问题

1. 腹泻　与肠道疾病或全身性疾病所致的肠黏膜分泌亢进、或吸收障碍、或肠蠕动加速有关。

2. 营养失调：低于机体需要量　与慢性腹泻影响营养物质的消化和吸收有关。

3. 有体液不足的危险　与严重腹泻引起的失水有关。

（四）护理措施

1. 一般护理

急性严重腹泻、全身症状明显者应卧床休息，慢性腹泻宜增加休息时间并注意腹部保暖。消除病人的心理反应，稳定情绪。如为肠道传染病所致者，应严格隔离消毒。

2. 饮食护理

急性轻症者可进少量流质或半流质饮食，好转后逐步过渡到普通饮食。严重腹泻者，遵医嘱暂禁食，静脉维持营养。慢性腹泻者，宜进营养丰富、纤维素少、低脂易消化饮食，忌食生冷及刺激性食物。

3. 肛周皮肤的护理

对有肛周皮肤损伤，甚至糜烂和感染者，嘱病人便后用温水清洗肛门，必要时涂无菌凡士林或抗生素软膏。

4. 病情观察

观察大便的次数、量及性状，定时测量体重，注意食物摄入情况，每天准确记录出入量，测生命体征及血生化指标，发现异常及时报告医生及纠正。

5. 用药护理

①原发病的治疗用药应注意疾病的改善情况及药物副作用；②抗胆碱能药，应告之病人用药后可出现口干、视力模糊、心率加快等副作用；③用鞣酸蛋白、活性炭等止泻药，注意腹泻控制后及时停药；④用液体疗法时，轻症者可采用口服补液，要少量、多次，液体注意保温；为改善口感和预防恶心，可在液中加入少量的果汁或柠檬汁；⑤严重腹泻伴恶心呕吐及明显水、电解质和酸碱平衡紊乱者，宜静脉补液并遵循输液法则。

第二节　胃炎病人的护理

胃炎是指各种病因引起的胃黏膜炎症。临床按发病急缓和病程可分为急性胃炎和慢性胃炎。

急性胃炎病人的护理

（一）概要

急性胃炎是指各种原因引起的胃黏膜急性炎症。按病因可分急性外因性和内因性胃炎两类。按病理改变可分急性单纯性胃炎、急性糜烂出血性胃炎、特殊原因引起的急性胃炎。本病的治疗以去除病因、原发病防治及对症处理为基本治疗措施。本病大多预后良好，少数因大量出血或反复出血而危及生命。

（二）护理评估

1. 健康史

常见病因有：①饮食因素，如进食过冷、过热、过硬或过于粗糙的食物，饮浓茶、浓咖啡、刺激性调味品等；②药物因素，如非甾体类抗炎药及糖皮质激素等；③急性应激，如严重创伤及烧伤、颅内高压、大手术、休克等；④感染因素，常见有沙门菌、嗜盐菌、致病性大肠杆菌等。

2. 身心状况

(1)症状特点:①轻者仅出现上腹不适、饱胀、恶心、呕吐等表现;②沙门菌或金葡菌及其毒素所致者,多在进食不洁食物数小时发病,常有畏寒、发热、腹痛、恶心及呕吐,多伴有肠炎而出现腹绞痛、水样便,重者出现水、电解质及酸碱平衡紊乱;③非甾体类抗炎药或急性应激所致者,胃出血常见,甚至首发,多为呕吐物略带血性、间歇性发作、自行停止,也可出现呕血和黑便。

(2)体征:轻症者上腹部轻微压痛,重者有脱水病容,伴肠炎时肠鸣音增强。

(3)心理状况:病人常有紧张、焦虑等心理反应。

3. 实验室及其他检查

(1)血象检查:白细胞总数增加,中性粒细胞增多。

(2)大便检查:大便隐血试验可阳性。

(3)纤维胃镜检查:可见胃黏膜充血、水肿、渗出,多发性的点状出血和小糜烂灶等。

(三)护理诊断及合作性问题

1. 疼痛:腹痛　与胃黏膜的急性炎症病变有关。

2. 有体液不足的危险　与胃黏膜炎症所致的出血、呕吐有关。

3. 潜在并发症　上消化道出血。

(四)护理措施

1. 一般护理

安慰病人,消除其紧张、焦虑心理。轻症者注意休息并减少活动,重者保持环境安静、舒适,卧床休息。

2. 饮食护理

轻症者可进流质或少渣、温凉、半流饮食;少量出血者,可给牛奶、米汤等流质;呕吐剧烈、大量出血或伴有明显腹泻者,暂禁食,遵医嘱静脉维持营养及纠正水、电解质和酸碱平衡紊乱。

3. 病情观察

观察并记录24小时出入量;观察生命体征,皮肤弹性及温湿度;观察呕吐物、粪便的性状。

4. 用药护理

①遵医嘱给予抑制胃酸分泌药、胃黏膜保护药、解痉和镇吐药,并注意药物的副作用;②对呕吐剧烈伴腹泻及胃出血量大者,迅速建立静脉通道,遵医嘱输液、补充电解质、纠正酸碱紊乱,并调整好输液的速度;③必要时测血型、配血、输血,以恢复有效循环血容量。

(五)健康教育

教育病人养成良好的饮食卫生和生活习惯。告之病人遵医嘱使用非甾体类抗炎药物及出院后病情有变化应及时就诊。

慢性胃炎病人的护理

(一)概要

慢性胃炎系指不同病因引起的胃黏膜慢性炎症或萎缩性病变。本病占各种胃病之首,50岁以上者高达50%,男性多于女性。结合临床、内镜和病理组织学可分为浅表性、萎缩性和特殊类型三大类。无症状的浅表性胃炎无需进行治疗,有症状者的治疗主要是病因治疗和对症治疗。本病预后良好,但少数萎缩性胃炎伴中度以上肠化生和异型增生者,有癌变的可能性。

(二)护理评估

1. 健康史

慢性胃炎的主要致病因素有:①幽门螺杆菌(HP)感染:HP感染是目前公认的致慢性胃炎的最主要病因;②免疫因素:可能是萎缩性胃炎的病因;③理化因素:长期吸烟、大量饮烈性酒、浓茶、浓咖啡,长期进过冷、过热、过粗糙的食物,常服非甾体类抗炎药、糖皮质激素等药物;④其他:如胆汁返流、老年人胃黏膜退行性病变、心力衰竭、肝硬化、尿毒症等。

2. 身心状况

(1)症状特点:①多数病人无症状或轻度不等的餐后较为明显的上腹不适,无规律性上腹隐痛、食欲不振、嗳气、返酸、恶心和呕吐等症状,但缺乏特异性;②严重萎缩性胃炎者可有厌食、贫血、消瘦、舌炎、腹泻等症状;③少数可有少量上消化道出血。

(2)体征:可有上腹部轻微压痛。

(3)心理状况:病人常有紧张、忧虑、焦急和情绪不稳,甚至"疑癌"心理。

3. 实验室及其他检查

(1)胃液分析:萎缩性胃炎胃酸缺乏,尤其是胃体胃炎更明显。

(2)血清学检查:萎缩性胃体胃炎血清胃泌素水平常升高,壁细胞抗体、内因子抗体或胃泌素抗体可呈阳性。

(3)X线钡餐检查:萎缩性胃体胃炎可表现胃黏膜皱襞相对平坦、减少,萎缩性胃窦炎的胃窦黏膜呈钝锯齿状及胃窦部痉挛等改变。

(4)胃镜及胃黏膜活组织检查:是诊断慢性胃炎的最可靠方法。①浅表性胃炎表现为黏膜充血水肿、呈花斑状红白相间的改变,以红为主,或呈麻疹样表现,黏液分泌增多,表面有灰白色或黄白色分泌物附着,可有局限性糜烂和出血点;活检黏膜浅层有炎症细胞浸润,腺体多正常;②萎缩性胃炎则黏膜呈淡红色、灰色、灰黄色或灰绿色,严重时呈灰白色,也可红白相间,但以白色为主;黏膜皱襞变细或平坦,黏膜层变薄,可透见黏膜下树枝状或网状紫蓝色血管纹;活检见腺体减少,不同程度的慢性炎症细胞浸润,可有肠腺化生、假幽门腺化生及异型增生等。

(5)幽门螺杆菌检查:通过胃镜检查获取胃黏膜标本作快速尿素酶试验、组织培养;也可检测血清特异性抗体,^{13}C或^{14}C尿素呼吸试验等,阳性提示炎症的活动性。

(三)护理诊断及合作性问题

1. 疼痛:腹痛　与胃黏膜炎性病变有关。

2. 营养失调　低于机体需要量与食欲不振、厌食、消化吸收不良等有关。

3. 焦虑　与病程迁延、病情反复、担心癌变等有关。

(四)护理措施

1. 一般护理

轻症者避免过度劳累,活动性或伴有上消化道出血者应卧床休息。安慰病人,告之本病的可能原因,疾病的经过与转归,使其树立治疗信心、配合治疗、消除忧虑、恐惧心理。

2. 饮食护理

①以高热量、高蛋白、高维生素、易消化食物为基本饮食原则;②注意饮食卫生,进食宜少量多餐,定时定量、细嚼慢咽、忌暴饮暴食;③避免粗糙、辛辣、过冷、过热等刺激性食物,减少食盐摄入量,多吃蔬菜、水果;④畏食者尽量鼓励病人进食,注意食物或食品的色、香、味调配;胃酸缺乏者最好食用完全煮熟的食物,多进刺激胃酸分泌的食物如肉汤、鸡汤等;胃酸偏高者避免进酸性、脂肪多的食物。

3. 对症护理

腹胀和腹痛病人,注意腹部保暖,避免腹部受凉;也可用热水袋局部热敷,轻按摩腹部;腹痛较重病人遵医嘱给予解痉、抑酸药物。

4. 用药护理

①用胃动力药如西沙必利等,应在餐前服用,不宜与阿托品、山莨菪碱等药合用;②用铁剂时,宜小剂量开始,逐渐增量,饭后用药,不宜与茶、碱性药、牛奶同服;③用抗胆碱药时注意口干、心率加快、汗闭、胃排空延缓等副作用;④用1%稀盐酸时,药物应送至舌根部咽下,服后温开水漱口;⑤根除幽门螺杆菌治疗:使用枸橼酸铋钾时,应在餐前30分钟服用;服药过程可使齿、舌变黑,部分病人出现便秘和大便呈黑色。用阿莫西林时,应询问病人有无青霉素过敏史。用甲硝唑时注意恶心、呕吐,口腔金属味,舌炎和排尿困难等不良反应。

(五)健康教育

教会病人心理自我调整的方法,提高心理适应能力。帮助病人认识本病的原因及指导其避免病情加重的因素。告之按医嘱正确用药,坚持治疗,介绍有关治疗药物的副作用及防范措施。对胃黏膜萎缩严重伴肠腺上皮化生及重度异型增生者,告之定期作胃镜及胃黏膜活检。

第三节　消化性溃疡病人的护理

(一)概要

消化性溃疡通常指发生在胃和十二指肠的慢性溃疡,因溃疡的形成与胃液的自身消化有关,故称为消化性溃疡。本病是消化系统疾病中的常见、多发病,我国总发病率约为10%~12%,以青壮年多见,男性略多于女性。治疗包括:①一般治疗;②抗溃疡病药物治疗;③防治并发症;④外科手术治疗。无并发症的青壮年病人经内科系统治疗,其死亡率几乎为零,年长者的死因主要是并发大出血和急性穿孔。

(二)护理评估

1. 健康史

常见主要的病因有:①幽门螺杆菌感染:HP感染是近年来较为公认的主要发病因素,尤其是十二指肠溃疡;②胃酸、胃蛋白酶:尤其是十二指肠溃疡发病的主要攻击性因素,特别是高胃酸;③非甾体抗炎药(NSAID):是另一重要因素,特别是胃溃疡的发病;④其他因素:吸烟是不可忽视的重要因素之一;饮食因素如无规律饮食、暴饮暴食、高盐饮食、长期食用过冷、过热、过硬和刺激性强的食物及嗜酒等;遗传因素;情绪不稳、忧伤、焦虑、长期紧张状态等精神或心理因素;⑤胃排空延缓和十二指肠液返流。

2. 身心状况

(1)症状特点:腹痛为本病最主要症状。其特点为:部位胃溃疡多在上腹部偏左,十二指肠溃疡多在上腹部偏右;性质多呈钝痛、灼痛、或饥饿样疼痛;胃溃疡的节律为进食-疼痛-缓解,十二指肠溃疡为疼痛-进食-缓解,又称空腹痛,约半数病人夜间痛;精神刺激、过度劳累、饮食不当、某些药物及气候变化常为诱致发作或加重,休息、牛奶、抑酸剂常使疼痛减轻或缓解。其他表现如恶心、呕吐、食欲减退、返酸、嗳气等。

(2)体征:溃疡活动期上腹或相应脊柱旁可有局限性轻度压痛。

(3)并发症:①出血:是本病最常见的并发症。饮食不当或服用对胃有刺激性的药物为诱发因素,表现有呕血与黑便,重者出现失血性休克征象;②急性和慢性穿孔(穿透性溃疡):前者是最严重并发症,常发生于饮食过饱和饭后剧烈运动,表现为上腹突然剧痛并迅速向全腹弥散的持续性腹痛,弥漫性腹部压痛、反跳痛、肌紧张,肝浊音消失;后者主要为疼痛规律变得顽固而持续,疼痛常放射至背部等;③幽门梗阻:主要见于十二指肠或幽门管溃疡。炎症水肿和幽门部痉挛引起者,呕吐等症状可随炎症好转而缓解;瘢痕收缩引起者,为持久性的明显上腹饱胀,餐后加重,呕吐频繁,呕吐物有发酵酸性宿食,重者出现失水和低钾低氯性碱中毒,检查有胃蠕动波、振水音等;④癌变:不超过1%的胃溃疡者,此时上腹痛的节律性消失,症状顽固,严格内科治疗无效,粪便隐血试验持续阳性。

(4)心理状况:有情绪不稳、坐立不安、心神不宁、易激动或过度兴奋,也可有自负、焦虑、易抑制,出现并发症时则有紧张、恐惧等心理反应。

3. 实验室及其他检查

(1)胃液分析:十二指肠溃疡胃酸增多,以BAO和夜间胃酸分泌增加明显。

(2)粪便隐血试验:活动期可阳性,持续性阳性提示癌变的可能。

(3)X线钡餐检查:龛影为溃疡的X线直接征象,是诊断溃疡病的可靠依据之一;十二指肠球部激惹和变形、胃大弯侧痉挛性切迹等为溃疡的间接征象。

(4)纤维或电子胃镜及黏膜活检:是确诊消化性溃疡首选的检查方法,同时具有良、恶性溃疡鉴别价值。

(5)HP检测:阳性常提示活动期。

(三)护理诊断及合作性问题

1. 疼痛:腹痛　与胃酸刺激溃疡面或胃酸作用于溃疡引起化学性炎症,或病变区肌张力增强或痉挛有关。

2. 营养失调:低于机体需要量　与疼痛或食后饱胀不适致摄入量减少及消化吸收障碍有关。

3. 焦虑　与疾病反复发作、病程迁延,或出现并发症有关。

4. 潜在并发症　出血、穿孔、幽门梗阻、癌变。

(四)护理措施

1. 一般护理

注意劳逸结合,避免过度身心劳累,腹痛剧烈者卧床休息;向病人介绍疾病的过程及帮助其去除病因;指导和帮助病人减少或消除诱发疼痛和加重的因素。

2. 饮食护理

①向病人解释摄取足够营养对溃疡修复和全身状态恢复的重要性；②提供愉快舒畅的进餐环境；③教育病人少量多餐，细嚼慢咽，按时就餐，避免过饥过饱、餐间零食和睡前进食；④禁饮酒、咖啡、浓茶等刺激性饮料，避免进食过冷、热、酸、辣、油煎、油炸等刺激性大的食物和调味品；⑤保证充足的营养、热量和维生素，牛奶富含钙质和脂肪可使胃排空延缓、胃窦扩张、胃酸分泌增多，应适量饮用；⑥就餐时限定液体的入量，饭后2小时维持坐位；恶心、呕吐剧烈者暂禁食，按医嘱静脉营养。

3. 病情观察

重点观察呕吐物及粪便性状，以尽早发现出血、幽门梗阻；观察腹痛的性质、部位及腹痛波及范围，有无腹膜刺激征等穿孔迹象；注意病人全身状态及治疗反应的变化，以尽早发现癌变的可能性。

4. 用药护理

①H_2受体拮抗剂，常见的副作用有乏力、转氨酶升高、粒细胞减少、皮疹、男子乳房发育、阳痿等，但雷尼替丁和法莫替丁无抗雄性激素作用；②质子泵抑制剂，注意肝损害、男性乳房发育等副作用，长期服用可有上腹饱胀、腹痛、便秘、恶心等消化不良反应；③胃黏膜保护剂，硫糖铝的副作用主要有便秘、口干、皮疹、眩晕、嗜睡；胶体铋主要有轻微头痛、头晕、腹泻、便秘、皮疹及一过性转氨酶升高等，此药可使粪色发黑，舌苔、牙齿黑染；前列腺素类药物可有轻微腹痛、腹泻等副作用，该药可致流产，孕妇应慎用；④制酸剂，可溶性制酸剂长期服用可引起碱中毒和钠潴留致高血压；不溶性含镁制酸剂可致腹泻；含钙、铝、铋的制剂可致便秘；⑤抗胆碱能药，不用于胃溃疡，合并幽门梗阻、近期溃疡出血、青光眼、前列腺肥大者忌用，十二指肠溃疡病人使用时注意心率加快、口干、瞳孔散大、汗闭、尿潴留等副作用。

5. 并发症的护理

(1)出血：①及时通知医生，同时安置病人卧床休息，头偏向一侧；②准备抢救用物，迅速建立静脉通道，抽血验血型，配血备用；③消除病人紧张心理，必要时遵医嘱给镇静剂；④量少者给温凉流质，量大者暂禁食，同时做好口腔护理；⑤密切观察血压、脉搏、呼吸、肤色、肢体温湿度、尿量和呕血、黑便的量及性状等；⑥量大者记录每天出入量，动态监测红细胞、血红蛋白、红细胞比容、血尿素氮等；⑦遵医嘱实施各种止血及维持有效循环血量的措施，无效者尽快做好术前准备工作。

(2)穿孔：①尽快通知医生，立即安置病人适宜体位；②禁食及胃肠减压；③迅速建立静脉通道；④做好术前准备工作。

(3)幽门梗阻：①密切观察和记录呕吐的量和呕吐物的性状；②轻者进少量低脂流质，重者禁食、胃肠减压，连续72小时抽吸胃内容物和胃液；遵医嘱静脉维持营养，纠正水、电解质和酸碱平衡紊乱；好转后给少量流质，每天晚餐后4小时洗胃1次；无效者做好术前准备工作。

(五)健康教育

①告之病人及家属发病和病情加重的相关因素；②指导或帮助病人提高对环境的适应能力，保证良好的精神状态；③帮助病人纠正不良的生活、饮食习惯，建立合理的饮食结构；④教会病人正确的用药方法、药物副作用或不良反应的预防，嘱病人坚持治疗及忌用对胃黏

膜有损害的药物；⑤告之病人并发出血、穿孔、幽门梗阻、癌变的临床迹象，嘱病人一旦出现应及时就诊。

第四节　肝硬化病人的护理

（一）概要

肝硬化由一种或多种病因长期或反复作用肝脏所致的、常见的、慢性、进行性、弥漫性肝病。本病为我国常见疾病之一。发病高峰年龄在35～48岁，男性多于女性。本病的治疗要点：代偿期为加强病因和一般治疗；用中西医结合方法进行护肝和支持治疗；避免肝损害药物。失代偿期为消除加重肝损害因素；对症治疗；改善肝功能和处理并发症；有手术适应证者慎重择期手术治疗。预后视病因、病变类型、肝功能代偿程度及有无并发症而不同，肝炎后的大结节性或混合性肝硬化，多因进行性肝衰竭而死亡。

（二）护理评估

1. 健康史

病因有：①病毒性肝炎：是我国最主要而又常见病因，主要是乙型、其次是丙型或乙型加丁型重叠感染；②血吸虫病：主要是长期反复感染者；③慢性酒精中毒：长期大量饮酒；④循环障碍：如慢性心衰、缩窄性心包炎、肝静脉或下腔静脉阻塞综合征等所致的长期淤血性肝损害；⑤工业毒物或药物：长期接触四氯化碳、砷等化学毒物或服用甲基多巴等药物引起中毒性肝损害；⑥营养障碍：长期食物中缺乏蛋白质、维生素、抗脂肪肝物质如胆碱等；⑦胆汁淤积：长期肝内胆管和肝外胆管阻塞所致的胆汁淤积性肝损害；⑧其他：如铜氧化酶缺陷、铁代谢障碍所致的肝损害。

2. 身心状况

（1）症状与体征：①代偿期：主要有乏力、食欲减退、恶心、呕吐、上腹不适或隐痛等，以乏力和食欲减退出现最早且较突出；肝稍大偏硬，脾可轻度肿大；肝功能多正常或轻度异常；②失代偿期：肝功能减退表现主要有消瘦、乏力，皮肤干枯，面色晦暗；消化系统症状加重；鼻出血、牙龈出血，皮肤淤点或淤斑及不同程度贫血；蜘蛛血管痣、肝掌、男性的性功能减退、睾丸萎缩、乳房发育，女性的月经失调、闭经、不孕，眼眶周围和其他暴露部位色素沉着等内分泌紊乱的表现。门静脉高压症的表现主要有脾肿大与脾功能亢进，前者以血吸虫病肝纤维化明显，后者表现为红细胞、白细胞和血小板减少；侧支循环的建立与开放，重要的有食管下端和胃底静脉曲张、腹壁静脉曲张、痔静脉曲张，前者最常见，易破裂发生上消化道大出血，后者破裂引起便血；腹水是失代偿期最突出的表现，中等量以上腹水可有腹胀和移动性浊音，大量时腹水征明显，易形成脐疝，膈肌抬高常致病人呼吸困难和心悸。

（2）并发症：主要出现在失代偿期：①上消化道出血：最为常见，多由食管下端胃底静脉曲张破裂所致；②感染：易并发肺感染、胆道感染、自发性腹膜炎等；③肝性脑病：是最严重的并发症及最常见的死因；④原发性肝癌：多见于大结节性或大小结节混合性肝硬化；⑤肝肾综合征：又称功能性肾衰竭或肝循环不良，特点为自发性少尿或无尿、氮质血症，稀释性低钠血症和低尿钠，肾脏却无明显器质性损害；⑥电解质和酸碱平衡紊乱：常见有低钠血症和低钾、低氯血症,代谢性碱中毒。

(3)心理状况:主要有情绪低落和焦虑,甚至出现悲观、愤怒、怨恨、恐惧或过度依赖医护人员的心理。

3. 实验室及其他检查

(1)血常规:失代偿期有不同程度的贫血,血小板计数减少。

(2)尿常规:失代偿期有蛋白尿、血尿和管型尿。

(3)肝功能试验:失代偿期的后期或重症者血清胆红素增高;胆固醇及胆固醇酯减少;ALT 增高明显,肝细胞严重坏死时 AST 高于 ALT;血清蛋白降低,球蛋白增多,清蛋白/球蛋白比值降低或倒置;凝血酶原时间延长。

(4)腹水检查:多为漏出液。并发自发性腹膜炎时,腹水透明度降低,比重介于漏出液和渗出液之间,Rivalta 试验阳性,白细胞数增多,以多形核白细胞为主;若为血性腹水应高度怀疑癌变。

(5)免疫功能检查:血清 IgG 增高明显;若为病毒性肝炎所致者,乙型、丙型或乙型加丁型肝炎病毒标记可呈阳性反应。

(6)影像学检查:失代偿期可见钡剂在食管黏膜上分布不均,有虫蚀样或蚯蚓状充盈缺损,胃底呈菊花样充盈缺损;B 型超声显像可显示肝脏大小和外形改变及门静脉主干内径、脾静脉内径增宽,腹水时可见液性暗区。

(7)内镜检查:腹腔镜可直视肝外形、表面、色泽、边缘和脾脏改变,对病变明显处作穿刺活组织检查可确诊。

(三)护理诊断及合作性问题

1. 营养失调:低于机体需要量 与肝功能减退、门静脉高压引起食欲减退、消化不良和吸取障碍有关。

2. 体液过多 与肝功能减退引起的低清蛋白血症、门静脉高压、继发性醛固酮和抗利尿激素增多引起的钠水潴留有关。

3. 有皮肤完整性受损的危险 与营养不良、水肿、皮肤干枯粗糙、瘙痒、长期卧床有关。

4. 活动无耐力 与肝功能减退,大量腹水有关。

5. 焦虑 与担心疾病的预后、经济负担的压力有关。

6. 潜在并发症 上消化道出血、感染、肝性脑病、电解质和酸碱平衡紊乱等。

(四)护理措施

1. 一般护理

代偿期可适度活动,参加轻工作;失代偿期或有并发症者以卧床休息为主,适当轻微活动;多与病人及家属沟通,共商保健措施,使其树立治疗信心和生活勇气。

2. 饮食护理

①保证每天供给的糖不少于 300g;②保证每天1.0~1.5g/kg 高生物效价的动物蛋白质,肝功能损害严重时暂禁蛋白质;③进富含 B 族维生素和维生素 C 的食物如绿豆、水果、西红柿、柑橘等;④适当限制脂肪入量,以 50g/d 为宜;⑤尽量食用以蒸、煮、炖、熬、烩等方法制作的食物;⑥戒酒、忌饮乙醇饮料及食用粗糙、坚硬、刺激性强的食物。

3. 皮肤护理

①保持皮肤清洁,每天温水沐浴,忌用刺激性沐浴液或皂类;②皮肤瘙痒明显者,嘱病人

勿抓挠,可局部冷敷、薄荷油涂擦或遵医嘱给予止痒处理;③内衣宜柔软、宽大、吸汗好,床铺应平整、干燥、清洁;④卧床休息时定期更换体位,水肿部位可用棉垫托起,受压部位给予热敷和按摩。

4. 腹水的护理

①安置病人休息,腹水量少时取平卧位,大量时取半卧位,长时卧床应抬高下肢,阴囊水肿可用托带托起阴囊;②每天钠入量宜限制在500~800mg,水限制在1000ml左右,记录每天出入量,定期测量并记录腹围和体重;③严重腹水者应避免剧烈咳嗽、呕吐、用力排便;④遵医嘱正确使用利尿剂、血浆、清蛋白,使用利尿剂时要加强血清电解质的监测;⑤放腹水治疗者,应协助做好腹腔穿刺的术前准备、手中配合及术后护理;⑥接受腹水浓缩回输者,应做好相应的护理。

5. 病情观察

失代偿期应观察:①营养状况及腹水消退情况;②有无鼻出血、牙龈出血,皮肤黏膜出血点等;③有无黄染及尿色变化;④呕吐物及粪便颜色,血压和脉搏的变化;⑤有无性格和行为改变;⑥有无少尿、无尿,血尿素氮和肌酐的水平;⑦有无发热等感染的表现;⑧血清电解质及酸碱情况。

(五)健康教育

教育病人遵循并保持饮食治疗原则和方法;教育病人遵医嘱用药,不用有损害肝脏的药物;指导和帮助病人养成良好的饮食卫生习惯,掌握皮肤和口腔卫生的方法及自我护理的方法,教会病人病情观察的方法和内容;嘱病人定期就诊和检查有关指标。

第五节 原发性肝癌病人的护理

(一)概要

原发性肝癌是指源于肝细胞或肝内胆管上皮细胞的恶性肿瘤。是我国常见恶性肿瘤之一,好发于40~50岁,男女之比为2~5:1。病理按形态分为肿块型、结节型和弥漫型,以结节型最多见;按组织学类型可分为肝细胞型、胆管细胞型和混合型。我国以肝细胞型为主。原发性肝癌转移途径包括血行转移、淋巴转移及种植转移,其中血行转移是肝癌转移最早、最常见的途径,易侵犯门静脉分支形成肝内多发性转移灶;而肝外转移以肺癌多见。治疗上早期肝癌和小肝癌尽量手术治疗,不能手术者应采取综合治疗的模式。临床上如瘤体小,包膜完整,尚无癌栓形成,身体状态良好能早期手术者,预后较好;若合并肝硬化或有肝外转移者及ALT显著增高者预后差。

(二)护理评估

1. 健康史

常见的原因有:①病毒性肝炎,在我国慢性乙型病毒性肝炎被认为是最主要致病因素;②肝硬化,我国多在乙肝和(或)丙肝病毒发展成的肝硬化基础上发生的;③黄曲霉毒素,黄曲霉素B_1有强烈致癌作用;④遗传,有家族聚集现象,多见于慢性乙肝病人;⑤饮用水污染及其他,如藻类毒素污染水源、某些寄生虫感染等。

2. 身心状况

(1)症状及体征:起病隐匿,早期缺乏特异性。症状明显者常有以下表现:①肝区疼痛:是肝癌最常见、最主要的症状,多为持续性胀痛或钝痛;累及膈肌时,疼痛则可牵涉至右肩或右背部;肝癌结节破裂时可引起全腹剧痛;②肝脏进行性肿大,质地坚硬,表面凸凹不平,可触及结节,边缘钝,不整齐,压痛不明显,为本病重要体征;③黄疸多见于肝癌晚期;④肝硬化征象:如肝功能下降及门脉高压等;⑤全身性表现:主要有进行性消瘦、发热、食欲不振、乏力、恶病质、内分泌或代谢异常等;⑥转移灶症状:可转移至肺、骨、脑等处,产生相应症状。

(2)并发症:①肝性脑病,是原发性肝癌晚期最严重并发症;②上消化道出血,大出血还可诱发肝性脑病;③肝癌结节破裂出血;④继发感染。

(3)心理状况:病人整个病程中心理状态比较复杂,常面临以下几个心理阶段:①否认期:此期病人多表现为质疑,不相信,甚至到处求诊;②愤怒期:希望破灭,表现为暴躁易怒等;③磋商期:表现为开始祈求上苍,期待奇迹等;④忧郁期:表现为行为退缩,对周围环境漠不关心,随病情变化情绪起伏不定,低落至极点时有自杀倾向,此期医护人员应多加注意加强同病人的沟通;⑤接受期:心理相对较稳定,但仍悲伤等。

3. 实验室及其他检查

(1)肝癌标记物检测:甲胎蛋白(AFP)目前诊断原发性肝癌最常用、最重要的方法。AFP 高浓度持续 4 周以上;或 AFP 中等水平持续 8 周以上;或 AFP 持续升高不降提示肝癌诊断。若 AFP 长时间呈低浓度阳性而 ALT 正常,则考虑亚临床肝癌。

(2)影像学检查:①超声显像B 型超声显像是目前肝癌定位检查的首选的方法;②电子计算机 X 线体层显像(CT)及肝血管造影:CT 结合动脉造影是目前诊断小肝癌和微小肝癌的最佳方法;③磁共振成像(MRI):MRI 有利于与囊性病灶、结节性增生灶等的鉴别。

(3)肝穿刺活体组织检查:穿刺活体病变组织检查是确诊肝癌的最可靠方法。

(三)护理诊断及合作性问题

1. 疼痛:腹痛　与肝癌迅速增长,牵拉肝包膜等有关。

2. 营养失调:低于机体需要　与肝癌造成机体慢性消耗,化疗引起胃肠道反应等因素导致食欲下降有关。

3. 绝望　与知道病情,担心预后有关。

4. 潜在并发症　上消化道出血、肝性脑病、肝癌结节破裂出血、继发感染。

(四)护理措施

1. 对症护理

减轻或缓解疼痛。注意劳逸结合,消除不良情绪影响;指导病人分散注意力及控制疼痛的方法;医疗操作时动作要轻柔;指导病人采取保护性措施;遵医嘱合理使用止痛药物。

2. 心理护理

注意加强护患沟通,鼓励病人及家属说出自身感受;准确掌握病程中病人心理状态,给予充分尊重、同情理解;通过各种心理护理措施缓解病人心理压力;重视亲属情绪对病人心理支持作用。

3. 饮食护理

①应给予高蛋白、适当热量、高维生素饮食,避免摄入高脂、高热量和刺激性食物,少量

多餐；②戒烟、酒；③有肝性脑病倾向，应减少或控制蛋白质的摄入；④促进食欲；⑤加强口腔护理；⑥术后禁食、胃肠减压，待恢复肠蠕动后逐步由流质、半流质恢复到正常饮食。

4. 病情观察

注意观察肝区疼痛的性质和程度是否发生改变；有无发热及其程度；肝癌有无出现转移；放疗、化疗后的副反应；机体免疫力是否低下等。

5. 并发症护理

(1)出血：术前3天肌注维生素 K_1 改善凝血功能；避免癌肿破裂的诱因；加强腹部体征观察，一旦肿瘤破裂出血，立即报告医生并积极配合抢救。术后严密观察病情；早期不主张病人活动；术后24小时卧床，避免剧烈咳嗽；当日引流血性液体过多警惕腹腔出血。

(2)肝性脑病：加强病情观察及吸氧，避免各种诱因，保持大便通畅，禁用碱性液灌肠。

(3)膈下积液及脓肿：为术后一种严重并发症。护理中应注意：保持引流通畅；加强观察，多发生在术后1周，若术后体温正常后再次升高或术后体温持续不降，应疑有膈下积液或脓肿；穿刺抽脓者应加强对引流管的护理；加强对症支持治疗。

6. 肝动脉栓塞化疗病人的护理

(1)术前护理：做好解释工作，减轻病人及家属对手术疑虑；完善各种检查；术前6小时禁食、水；术前半小时遵医嘱给镇静剂并测量血压。

(2)术中配合：备好各种抢救用品和药物，安慰病人，使其放松；注射造影剂时注意观察病人的反应；注射化疗药物时观察病人反应；观察病人有无腹痛。

(3)术后护理：①术后禁食2~3天，渐过渡到流质，少量多餐；②穿刺部位压迫止血15分钟再加压包扎，沙袋压迫6小时，保持穿刺侧肢体伸直24小时；③密切观察体温变化；观察穿刺部位有无血肿及渗血；注意有无出血、肝性脑病的前驱症状等；④高热者应降温；⑤准确记录出入量；⑥鼓励病人深呼吸、排痰，必要时吸氧；⑦栓塞术后1周，遵医嘱适当补充葡萄糖和蛋白质。

(五)健康教育

宣传介绍霉变食品、乙肝病毒等在肝癌发病中的作用及肝癌的有关知识。保持规律生活，注意劳逸结合，避免情绪剧烈波动和劳累；注意饮食、饮水卫生；合理进食，增强机体抵抗力；戒烟、酒，保持乐观情绪。严格执行医嘱用药，忌服对肝有损害的药。定期随访。

第六节　肝性脑病病人的护理

(一)概要

肝性脑病又被称为肝昏迷，是指由肝脏严重病变引起的，以代谢紊乱为基础的中枢神经系统功能失调的综合征。门体分流性脑病则是由门静脉高压导致门－腔静脉侧支循环广泛形成后，使大量门静脉血直接进入体循环，从而引发的肝性脑病。而对无明显肝性脑病表现，但可用精细智力测验或电生理检测发现异常者，称之为轻微肝性脑病，是肝性脑病发病过程中的一个阶段。目前本病无特效疗法，主要以去除诱因、保护肝脏功能、减少肠腔内毒物的生成和吸收，促进有毒物质代谢清除、对症支持治疗及预防并发症为原则。临床上肝功能较好、门体分流性脑病及诱因明确且容易消除者，大多预后较好；有严重腹水、黄疸、出血倾向等预后较差；暴发性肝功能衰竭所致者预后最差。

（二）护理评估

1. 健康史

常见的病因多继发于各型肝硬化及门－体分流术后，尤以病毒性肝炎后肝硬化最多见。诱因有上消化道出血、高蛋白饮食、感染、药物（利尿剂、安眠药、含氮药物等）大量排钾利尿、放腹水、便秘等。

2. 身心状况

肝性脑病临床表现常因原有肝病性质、肝功能损害程度及诱因不同而异。临床可根据意识障碍程度、神经系统表现和脑电图改变，将其分为四期。但各期分界并不完全清楚。

一期（前驱期）以轻度性格改变和行为异常为突出表现。表现为轻度精神异常，应答尚准确，有扑翼样震颤。病理反射阴性，脑电图正常。因临床表现不明显，极易被忽略。

二期（昏迷前期）以意识错乱，睡眠障碍，行为失常为主。表现为言语不清、书写障碍及定向力和理解力障碍，不能完成简单计算，多有睡眠时间倒置，此期有明显神经系统体征且脑电图开始出现异常。

三期（昏睡期）以昏睡和精神错乱为主。昏睡，可唤醒，尚能对答，神经体征持续或加重；有扑翼样震颤，肌张力高，腱反射亢进，锥体束征常阳性。

四期（昏迷期）神志完全丧失，不能唤醒。浅昏迷时生理反射存在，腱反射和肌张力亢进，扑翼样震颤无法引出；深昏迷时，各种反射消失，肌张力降低，瞳孔常散大。此期脑电图明显异常。

3. 实验室及其他检查

（1）脑电图检查：前驱期脑电图大多正常，昏迷前期、昏睡期及昏迷期脑电图明显异常，典型表现为慢节律波。

（2）血氨检查：慢性肝性脑病病人血氨多增高，急性肝衰竭所致的肝性脑病血氨大多正常。

（3）简单智力测验及诱发电位：对于诊断轻微型肝性脑病最有价值。

（4）影像学检查：急性病人头部 CT 或 MRI 检查可发现脑水肿；慢性则有不同程度脑萎缩。

（三）护理诊断及合作性问题

1. 意识障碍　与血氨浓度增高，大脑功能受抑制有关。

2. 营养失调：低于机体需要量　与肝脏功能受损造成消化吸收功能下降等有关。

3. 有皮肤黏膜完整性受损的危险　与黄疸导致皮肤瘙痒有关。

4. 有受伤的危险　与疾病造成病人精神异常有关。

5. 潜在并发症　脑水肿等。

（四）护理措施

1. 一般护理

①置于重症监护病房，绝对卧床休息，专人护理；提供良好的病室环境，并限制探视；②保持大便通畅，便秘者应给予生理盐水或弱酸溶液灌肠，但不宜用碱性溶液，也可口服

25%～50%硫酸镁导泻；过程中注意观察血压、脉搏；记录排便量及粪便颜色；③慎用镇静药物及对肝脏有毒的药物；④避免及纠正电解质和酸碱平衡紊乱，有肝性脑病倾向的病人应避免快速和大量利尿及放腹水等；⑤预防感染，观察体温变化，加强清洁卫生，必要时应用抗生素；⑥及时清除肠道内积血、食物或其他含氮物质等；⑦加强心理护理，做到尊重、理解并安慰病人及家属，与病人及家属的沟通交流，助其树立战胜疾病的信心。

2. 饮食护理

①限制蛋白质摄入：病初数天内及昏迷病人应暂禁蛋白质（一、二期肝性脑病可限制在20g/d以内）；神志清楚后从蛋白质20g/d开始逐渐增加至1g/(kg·d)；以植物蛋白为佳；②保证足够热量，以碳水化合物为主，不能进食者鼻饲或静脉补充葡萄糖，每天总热量保持在5.0～6.7kJ；③减少脂肪的摄入量；④提供丰富的维生素尤其维生素B、维生素C、维生素K等；⑤调节水、电解质及酸碱平衡，钠限于250mg/d，水入量一般为尿量加1000ml/d。

3. 病情观察

注意肝性脑病早期表现及意识障碍者注意判断其程度；加强病人生命体征的监测并作记录；测定血钠、钾、氯化物、血氨、尿素等；观察有无便秘；注意观察病情发展情况，一经发现有上消化道出血等即刻报告医生，及时处理。

4. 对症护理

①意识障碍：对于躁动不安者加强保护性措施，必要时给予地西泮等镇静药，但禁用鸦片类、巴比妥类等药物；②昏迷：应仰卧头偏向一侧，畅通呼吸道，必要时给氧；预防感染、压疮、血栓形成及肌肉萎缩；③脑水肿：应限水、钠摄入量，降低脑部温度，严格执行医嘱降颅内压治疗。

5. 用药护理

①降氨药物：常用的有谷氨酸钠、谷氨酸钾、精氨酸。谷氨酸钠或谷氨酸钾与游离氨结合形成谷氨酰胺从而降低血氨；该药碱中毒时慎用；用药时滴速不宜过快，否则可出现流涎、呕吐、面色潮红等反应；精氨酸系酸性氨基酸，含氯离子，常用于血pH值偏高病人的降氨治疗；②乳果糖：降低肠腔pH值，减少氨的形成和吸收及促进氨的排出；对有肾功能损害或耳聋、忌用新霉素的病人，或需长期治疗者，乳果糖常为首选药物；该药在肠内产气较多，易出现腹胀、腹痛、恶心、呕吐、轻度腹泻及电解质紊乱；多从小剂量开始服药，需观察服药后的排便次数；③必需氨基酸：静脉注射支链氨基酸为主的氨基酸混合液，抑制大脑中假神经递质的形成，滴速过快易出现流涎、呕吐、面色潮红等反应；④用左旋多巴时不宜与维生素B_6合用；⑤新霉素：少数出现听力和肾脏损害，故服用新霉素不宜超过1个月，同时监测听力和肾功能；⑥大量输注葡萄糖的过程中，必须警惕低钾血症、心力衰竭和脑水肿。

（五）健康教育

向病人及其家属介绍肝性脑病相关知识及避免其各种诱因。鼓励病人及家属树立战胜疾病的信心，积极配合治疗，精细照料病人。让病人家属了解肝性脑病的早期征象，以便发病时能及时就诊。嘱病人按医嘱服药，定期随访。

第七节　急性胰腺炎病人的护理

（一）概要

急性胰腺炎是多种病因导致胰酶对胰腺及其周围组织自身消化所致的急性化学性炎症。为消化系统常见急症之一。多见于青壮年女性。根据病理变化性质及临床病情，分为急性水肿型和急性出血坏死型。以急性水肿型多见。当在致病因素作用下，胰腺自身防御功能下降，同时由于胰液或胆汁等返流，激活胰酶，从而对自身进行消化，引起急性胰腺炎。急性胰腺炎的治疗原则为缓解腹痛、减少胰腺外分泌，如禁食及胃肠减压、维持水、电解质和酸碱平衡、防治并发症、必要时联合外科手术治疗。本病预后多良好，而出血坏死型及发病年龄较大者因并发症多、病情重，故病死率高。

（二）护理评估

1. 健康史

常见的病因有：①胆道疾病：我国以胆道疾病为最常见病因，其中胆石症约占90%；②暴饮暴食和酗酒：暴饮暴食引起乳头水肿和 Oddi 括约肌痉挛及胰液与胆汁大量分泌，促发急性胰腺炎，同时乙醇也可破坏胰腺组织；③胰管阻塞：胰管结石或蛔虫等造成胰液排泄障碍，导致胰腺泡破裂，胰液与消化酶渗入间质，引起急性胰腺炎；④十二指肠及其周围疾病；⑤其他：手术与创伤，某些内分泌疾病、代谢疾病、急性传染病，某些药物（如糖皮质激素、雌激素、噻嗪类利尿剂等）等。

2. 身心状况

（1）症状：①腹痛：为本病主要表现和首发症状，常有暴饮暴食和酗酒等诱因，表现为突发性、阵发性加剧的中上腹疼痛，一般胃肠解痉药不能缓解；性质不一，呈持续性钝痛或刀割样痛；可向腰背部呈带状放射；进食后加剧，弯腰、屈膝侧卧位减轻；水肿型腹痛 3～5 天即缓解，坏死型腹痛剧烈，持续时间长，发生腹膜炎时疼痛可弥漫全腹；②恶心、呕吐、腹胀：吐后腹痛不减轻，严重者出现麻痹性肠梗阻；③发热：多有中度以上发热，可持续 3～5 天；若高热持续不退，考虑出血坏死型胰腺炎或继发性感染；④水、电解质及酸碱平衡紊乱：严重低血钙时引起手足抽搐，提示预后不佳；⑤低血压或休克：常见于重症胰腺炎；⑥黄疸：由胆石症所致者，可出现一过性黄疸。

（2）体征：①水肿型：腹部体征较轻，上腹部有中度压痛，无肌紧张和反跳痛；②急性出血坏死型胰腺炎：急性痛苦面容，呼吸急促，脉搏增快，血压下降，手足抽搐；并发急性腹膜炎时腹膜刺激征阳性；麻痹性肠梗阻时腹胀明显，肠鸣音减弱或消失；少数病人出现 Grey－Turner 征及 Cullen 征等体征。

（3）并发症：主用见于出血坏死型胰腺炎。局部并发症有胰腺脓肿和假性囊肿。全身并发症有急性呼吸衰竭、急性肾衰竭、消化道出血、高血糖、胰性腹膜炎、胰性脑病等。

（4）心理状况：常表现为极度痛苦和恐惧，有急切求医治疗心理。

3. 实验室及其他检查

（1）白细胞计数：多有白细胞及中性粒细胞增多，核左移。

(2)淀粉酶测定:血清淀粉酶在起病后6~12小时开始升高,48小时开始下降,持续3~5天。血清淀粉酶超过正常值3倍可确诊为本病。但升高程度不一定反映病情轻重,出血坏死型胰腺炎淀粉酶值可正常或低于正常。尿淀粉酶出现晚,持续时间长,故适用于就诊较迟者。

(3)血清脂肪酶测定:特异性较高,适用于就诊较迟的病例。

(4)生化检查:低血钙程度与严重程度平行,若血钙<1.5mmol/L提示预后不良。暂时性血糖升高常见,持久的空腹血糖高于10mmol/L反映胰腺坏死。此外还有血清AST、LDH增加,高胆红素、高甘油三酯血症等。

(5)血清正铁清蛋白:出血坏死型胰腺炎起病72小时内常为阳性。水肿型胰腺炎为阴性。

(6)C反应蛋白(CRP):胰腺坏死时CRP明显升高。

(7)影像学检查:腹部X线平片可见"哨兵袢"和"结肠切割征"为胰腺炎的间接指征,故腹部B超可作为常规初筛检查。

(三)护理诊断及合作性问题

1. 疼痛:腹痛　与胰腺及其周围组织炎症、水肿或出血坏死有关。
2. 体温过高　与胰腺坏死、继发感染有关。
3. 体液不足的危险　与呕吐、禁食、胃肠减压有关。
4. 恐惧　与腹痛剧烈、病情进展急骤有关。
5. 潜在并发症　胰腺周围脓肿、胰腺假囊肿、电解质紊乱、急性呼衰、败血症等。

(四)护理措施

1. 一般护理

①绝对卧床休息;弯腰、取屈膝侧卧位以减轻疼痛;②禁食与胃肠减压;③分散病人注意力及无创伤性措施;④加强心理安慰,消除病人紧张情绪;⑤按医嘱给予解痉镇痛药物阿托品治疗,但腹胀或肠麻痹药时,不宜使用阿托品;效果不佳者,可配合使用哌替啶,但禁用吗啡。

2. 饮食护理

急性期禁食、禁饮1~3天,腹胀明显者胃肠减压;禁食期间应静脉输液补充营养、水及电解质;病情稳定后逐渐恢复饮食,切忌暴饮暴食和酗酒;胃肠减压病人加强口腔护理。

3. 病情观察

观察生命体征、腹痛情况及有无腹肌紧张等;观察呕吐物或(和)引流物性质、量;有无水、电解质紊乱;计24小时液体出入量等;如病人出现剧烈疼痛、腹肌紧张、压痛和反跳痛明显,应考虑并发腹膜炎。

4. 用药护理

①使用抑酶活性药加贝酯时,滴注速度不宜过快;药液切勿注入血管外;应注意更换注射部位;药液应临时配用;有过敏史、妊娠妇女和儿童禁用;②合理使用抗生素,并注意观察疗效及副反应;③持续应用阿托品时,应注意观察有无心动过速、麻痹性肠梗阻加重等不良反应;有高度腹胀或肠麻痹药时,不宜使用阿托品。

5. 抢救配合

①准备抢救物品;②取休克位或平卧位,并注意保暖;③吸氧,氧流量为4~6L/min;④

迅速建立静脉通路，按医嘱输液、血浆或全血，必要时给予血管活性药物；⑤严格执行医嘱，早期应用药物抑制胰液分泌及抗感染治疗；⑥密切观察病情变化，注意生命体征是否平稳；有无腹水及有无出血倾向等；⑦并发症的处理：急性呼吸窘迫综合征的病人应高流量给氧，配合做气管切开及使用人工呼吸机等治疗；并发肾功能衰竭者可进行透析等治疗。

（五）健康教育

①帮助病人及其家属了解本病的诱因、病因及疾病过程。应积极治疗与之有关的疾病；②强调饮食卫生，宜进低脂易消化饮食，禁刺激性食物，禁暴饮暴食、戒酒，以免病情反复。若长期限制脂肪的摄入，应注意脂溶性维生素的补充。注意劳逸结合；③严格执行医嘱合理用药，定期复查。

第八节　溃疡性结肠炎病人的护理

（一）概要

溃疡性结肠炎系指原因不明的、病变主要累及直肠、乙状结肠黏膜和黏膜下层的慢性炎症和溃疡性病变，又称慢性非特异性溃疡性结肠炎。20～40 岁的青壮年多见。本病治疗要点是：①一般治疗，有注意休息，避免劳累，减少精神刺激；营养维持及贫血、低蛋白血症的纠正；腹泻、腹痛的针对性治疗；合并细菌感染时的抗生素治疗；②氨基水杨酸类、糖皮质激素、硫唑嘌呤、氨甲喋呤等药物治疗；③手术仅用于并发大出血、急性肠穿孔、中毒性巨结肠内科治疗无效者。60 岁以上的慢性持续活动型及急性暴发型病死率较高。

（二）护理评估

1. 健康史

病因有：①感染因素：包括细菌、病毒、原虫和衣原体等，但无依据证明是本病的特异性病原体；②遗传因素：因本病的发病具有家族聚集现象及单卵双胎同胞发病高；③免疫因素：主要表现在肠组织中 IgG 分泌型 B 淋巴细胞明显增加，有抗结肠上皮细胞抗体、结肠炎结肠结合抗体等多种自身抗体的存在；④环境因素：可能与快节奏生活，饮食习惯的变化等有关；⑤精神因素：精神紧张可诱致复发，复发率较非紧张个体高两倍以上。

2. 身心状况

（1）症状与体征：①消化系统表现：腹泻见于多数病人，性状多呈糊状或混有大量黏液或脓血，或与便秘交替出现；多数病人有左下腹或下腹轻至中度的腹阵痛，有腹痛－便意－便后缓解的规律，重者持续性剧烈腹痛；其他有食欲减退、纳差、恶心、呕吐、腹胀等；急性暴发型可有明显鼓肠、腹肌紧张、腹部压痛或反跳痛体征；②全身表现：中型或重型急性期或急性发作期常有低至中度发热，高热主要见于暴发型或合并感染；重症或持续活动者可有消瘦、低蛋白血症、贫血、水与电解质平衡紊乱等表现；③常见的肠外表现有外周关节炎，结节性红斑，巩膜外层炎、前葡萄膜炎，复发性口腔溃疡，胆管周围炎、脂肪肝，血栓栓塞症和动脉炎等。

（2）心理状况：主要有紧张、焦虑、多疑等心理反应。

3. 实验室及其他检查

(1)血液学检查:红细胞和血红蛋白可减少,活动期白细胞计数增多,血沉加速及C反应蛋白水平升高。重型或急性暴发型有凝血酶原时间延长,血清白蛋白下降,球蛋白增高,白蛋白和球蛋白比值降低。

(2)免疫学检查:活动期血清IgG、IgA和IgM可升高。血清补体C_3浓度轻度升高,外周血中抑制性T细胞减少,且功能低下。

(3)粪便检查:糊状和黏液脓血便最常见。镜检可见大量红细胞、白细胞或脓细胞,急性发作期有大量多核巨噬细胞。

(4)X线钡剂灌肠检查:是诊断本病的重要方法。典型的X线征有黏膜皱襞粗乱,黏膜呈颗粒样改变,肠管轮廓边缘毛糙不齐或锯齿状;病程长,肠管广泛纤维组织增生时可见管腔自下而上连续性向心性狭窄,肠壁僵直、肠管缩短;严重时肠管光滑而僵硬,呈铅管征。

(5)内镜检查及活检:是本病最有价值的检查,可确定病变部位及范围、病变性质、活动性及病变程度。

(三)护理诊断及合作性问题

1. 腹泻　与肠道炎症致结肠黏膜对水、钠吸收障碍及结肠运动功能异常有关。
2. 疼痛:腹痛　与肠道黏膜炎症、溃疡等有关。
3. 营养失调:低于机体需要量　与长期腹泻、食欲减退、吸收障碍等有关。
4. 焦虑　与病情反复发作、治疗难以奏效等有关。
5. 潜在并发症　中毒性巨结肠、消化道大出血、急性肠穿孔、癌变。

(四)护理措施

1. 一般护理

安置病人离卫生间较近或有卫生间的病房,或病室内留置便器;轻者减少活动,防止劳累,重者卧床休息;加强与病人的沟通,做好心理疏导工作。

2. 饮食护理

饮食应以高热量、高蛋白、高维生素、易消化及纤维素少、刺激小的食物为原则,如稀粥、面包、细面条等;避免辛辣、生冷等刺激性饮食。活动期宜流质或半流质饮食,重症者禁食,按医嘱采用静脉高营养。忌食乳制品。

3. 病情观察

观察排便的次数、量和粪便的性状;腹痛的部位、性质、程度、进展与演变情况及生命体征的变化;皮肤的弹性、尿量等;每天的进食情况,定期测体温、血红蛋白、血清蛋白等。

4. 用药护理

遵医嘱正确使用SASP、5-ASA、糖皮质激素及巯嘌呤等免疫抑制剂;注意药物的副作用:氨基水杨酸类药物的主要副作用有与剂量相关的恶心、呕吐、食欲减退等;糖皮质激素长期使用易产生精神改变、满月脸、踝部水肿、消化性溃疡、高血压等;抗胆碱能药和止泻药可诱发中毒性巨结肠,不宜滥用;巯嘌呤等主要有粒细胞减少、骨髓抑制及消化道反应。

(五)健康教育

帮助和指导病人心理自我调整。指导病人合理安排休息与活动。做好合理饮食指导,保证营养要素的摄入。嘱病人按医嘱坚持治疗,告之药物副作用的自我识别及护理。告之病人门诊随访知识，定期门诊复诊。

第九节　肠结核病人的护理

（一）概要

肠结核是结核杆菌侵犯肠道而引起的一种慢性特异性炎症。发病以青壮年多见，女性略多于男性。治疗要点：①加强基础治疗，如合理安排休息、改善营养状况等；②抗结核化疗是本病治疗的关键；③对症治疗；④手术治疗，仅适应并发完全性或不完全性肠梗阻经内科治疗无效；急性或慢性穿孔引起的粪瘘经治疗未能闭合；肠道大量出血经抢救不能满意控制的病人。早期、及时合理选用抗结核药可获得痊愈。

（二）护理评估

1. 健康史

90%以上由人型结核杆菌引起。感染途径有：①胃肠道感染为最主要的感染途径；②血行播散较少见；③盆腔结核病灶的直接蔓延。

2. 身心状况

（1）症状与体征：①右下腹的隐痛或钝痛为常见症状，进食可诱发或加重，排便后痛可缓解；②腹泻是溃疡型的主要表现，粪便多呈糊状或水样，无里急后重，每天排便2～4次，也可与便秘交替出现；增生型以腹胀、排便次数减少和粪便干硬等为主；③低热、盗汗、乏力等结核毒血症状及消瘦、肌肉松弛、贫血等表现，多见于溃疡型；④右下腹较固定的、质中等伴轻至中度压痛的腹部肿块是增生型的主要体征。

（2）并发症：晚期可并发肠梗阻、肠瘘、结核性腹膜炎等。

（3）心理状况：常有焦虑和对治疗失去信心等不良心理反应。

3. 实验室及其他检查

（1）血液检查：溃疡型病人可有轻至中度贫血。活动性病变血沉明显加速。

（2）粪便检查：溃疡型的粪便多呈糊状，镜下可见少量脓细胞和红细胞。粪便浓缩找结核菌对痰菌阴性的肠结核病人有诊断意义。

（3）结核菌素试验：强阳性反应有辅助诊断价值。

（4）X线胃肠钡餐造影或钡餐灌肠检查：对定性和定位诊断有重要价值。①溃疡型：典型X线征象为钡剂在病变肠段出现激惹状态，排空很快，称X线钡影跳跃现象；②增生型：主要表现为盲肠附近肠段增生性狭窄、收缩与畸形，可见钡剂充盈缺损，黏膜皱襞紊乱，肠壁僵硬，结肠袋消失等。

（5）内镜检查和活检：纤维或电子内镜检查可确定病变性质、病变部位和范围；病变部位活检发现干酪样坏死性肉芽肿或结核分枝杆菌可确定诊断。

（三）护理诊断及合作性问题

1. 疼痛：腹痛　与病变肠段的炎症刺激或肠梗阻引起的肠痉挛、肠蠕动加速有关。

2. 腹泻　与病变肠段的炎症和溃疡使肠蠕动加速、排空过快有关。

3. 便秘　与食物缺乏粗纤维或摄入量不足，或与肠腔内阻塞性肿块有关。

4. 营养失调:低于机体需要量　与营养素的摄入减少、腹泻、消化吸收障碍和结核病对机体的慢性消耗有关。

5. 潜在并发症　肠梗阻、结核性腹膜炎、肠系膜淋巴结结核等。

(四)护理措施

1. 饮食护理

给予高热量、高蛋白、低脂易消化食物;腹泻病人少食牛奶、豆制品及生冷食物;便秘者多吃南瓜、卷心菜、西红柿等含水分、纤维素多的食物;严重营养不良饮食难以维持营养者,遵医嘱静脉营养;有肠梗阻者暂禁食,遵医嘱行胃肠减压,静脉补充营养及水电解质。

2. 对症护理

(1)腹痛:卧床休息并安置适宜体位,遵医嘱用抗胆碱能药并注意药物副作用,并发完全性肠梗阻致剧烈腹痛者做好手术的各项准备。

(2)腹泻:注意腹部保暖,观察排便次数和粪便性状,保持肛周皮肤清洁。

(3)便秘:指导病人养成定时排便习惯,适当活动并进行腹部按摩,必要时遵医嘱给缓泻剂、软化剂或保留灌肠。

(4)发热:卧床休息,多进水及增加营养补充,测量并记录体温、脉搏、呼吸,出汗后及时更换衣服并注意保暖,注意口腔卫生并做好口腔护理,必要时遵医嘱用药物或物理退热措施。

3. 病情观察

重点观察腹痛的演变与腹胀情况,有无肠型和肠蠕动波,以及时发现肠梗阻、肠穿孔等并发症。

4. 用药护理

具体详见“肺结核”一节有关内容。

(五)健康教育

①开展结核病防治知识的教育,不吞咽痰液;②痰菌阳性病人的餐具应专用并定期消毒,与结核病人共餐注意餐具消毒,进餐时用公筷及分餐制;③教育病人合理休息与活动,劳逸结合,生活有规律,保证营养摄入;④嘱病人坚持治疗,不随便更换药物和停药,注意药物副作用的观察与防范;⑤嘱病人定期复诊及作相关检查。

第十节　上消化道出血病人的护理

(一)概要

上消化道出血是指屈氏韧带以上消化道,包括食管、胃、十二指肠、胰腺、胆道,以及胃空肠吻合术后的空肠病变等引起的出血。为临床常见急症之一。上消化道大量出血一般指在数小时内失血 >1000ml 或循环血容量的 20%。临床主要表现为呕血和黑便。治疗要点是积极补充血容量,迅速止血,调节水电解质、酸碱平衡,对症支持治疗及必要时采取外科手术。大量出血常因循环血容量急剧下降而引起周围循环衰竭,甚至死亡。

(二)护理评估

1. 健康史

常见的病因有:①上消化道疾病:食管、胃、十二指肠等疾病,以消化性溃疡最常见;②门静脉高压引起的食管胃底静脉曲张破裂或门脉高压性胃病等;③上消化道邻近器官或组织的病变,如胆道疾病、胰腺病变等;④全身性疾病,如血液病、肾脏病、结缔组织病、应激相关胃黏膜损伤、急性感染等。

2. 身心状况

(1)临床表现:①呕血与黑粪:是上消化道出血的特征性表现。症状取决于出血部位及出血量;②失血性周围循环衰竭:急性大量出血,循环血容量迅速减少,导致周围循环衰竭;③发热:大多数病人在24小时内出现吸收热,持续3~5天;④氮质血症:为肠源性氮质血症,大出血后血尿素氮约24~48小时可达高峰,一般不超出14.3mmol/L(40mg/dl),3~4天后降至正常;⑤血象变化:出血24小时内网织红细胞增高,出血停止后逐渐降至正常;白细胞计数升高,血止后2~3天恢复正常;但肝硬化伴脾功能亢进者,白细胞计数可不增高。

(2)出血量和程度的评估:临床根据失血量、血压、脉搏、血红蛋白、临床表现分为轻度、中度以及重度失血。①轻度失血:成人失血量<500ml,失血量占总血容量10%~15%;血压、脉搏及血红蛋白正常,临床一般不引起全身症状或仅有头晕、乏力;②中度失血:成人失血量达500~1000ml,失血量占总血容量20%左右;收缩压下降,脉搏100次/min左右,血红蛋白70~100g/L,临床出现眩晕、口渴、心悸、烦躁、尿少等;③重度失血:成人失血量为>1500ml,失血量占总血容量30%以上;收缩压在80mmHg以下,脉搏>120次/min,且细弱或摸不清,血红蛋白<70g/L,临床出现神志恍惚、四肢厥冷、少尿或无尿等。

(3)出血是否停止的评估:主要根据临床表现来判断出血是否停止。①活动性出血:呕血反复出现;柏油样便次数增加、变稀、转为暗红色;病人情绪烦躁或淡漠,意识模糊;皮肤黏膜颜色苍白,大汗淋漓,口渴;肢体温度湿冷;血压下降,脉压差变小,脉搏细速;肠鸣音亢进;尿量<25ml/h;②已停止出血:呕血及柏油样便已停止;病人情绪安静,意识清醒;皮肤黏膜颜色转红,无大汗淋漓及口渴;肢体温度温暖;血压稳定,脉搏正常有力;肠鸣音正常;尿量>30ml/h。

(4)心理状况:常有恐惧、焦虑等情绪反应。

3. 实验室及其他检查

(1)实验室检查:红细胞计数、血红蛋白浓度及血细胞比容下降。粪便隐血试验呈强阳性。血尿素氮浓度升高。

(2)胃镜检查:上消化道出血病因诊断的首选检查措施。多主张在出血后24~48小时内进行检查,并可通过内镜进行内镜止血治疗。

(3)X线钡餐造影检查:适用于胃镜检查禁忌证或不愿胃镜检查者,在出血停止及病情稳定数天后进行。

(4)选择性动脉造影:适用于胃镜及X线钡餐造影检查未能确诊而又反复出血者。

(三)护理诊断及合作性问题

1. 体液不足　与上消化道出血有关。

2. 活动无耐力　与上消化道出血有关。

3. 恐惧　与上消化道大出血对生命威胁有关。

4. 有窒息的危险　与血液返流至气管或三腔二囊管过度压迫致喉头水肿有关。

5. 潜在并发症　休克。

(四)护理措施

1. 一般护理

①呕血时采取半卧位或侧卧位,意识障碍者应去枕平卧位,头偏向一侧;②安慰病人,说明情绪安定有助于止血,必要时可使用镇静剂;③环境保持安静,避免噪音和强光刺激;④注意保暖,避免屏气防窒息;⑤避免引起上消化道大出血的病因及诱因;⑥ 及时向病人及家属解释各项检查、治疗的目的,消除病人恐惧心理。

2. 饮食护理

严重呕血者,应暂时禁食;小量出血,一般不需禁食,可进少量温凉无刺激性流食,逐渐过渡到半流食、软食;避免过饥、过饱,避免粗糙、刺激性食物;戒烟、戒酒。

3. 病情观察

密切注意生命体征的变化;注意皮肤颜色及温度的变化;观察呕血与黑便次数、性状及量;计 24 小时液体出入量;发生休克应及时报告医生,协助治疗。

4. 对症护理

(1)止血:通过静脉给止血药物治疗。消化性溃疡出血可用去甲肾上腺素加生理盐水分次口服、冰盐水洗胃等方法止血;食管及胃底静脉破裂出血者可用三腔二囊管压迫止血;急性胃出血者需行纤维胃镜直视下止血。

(2)预防或纠正失血性休克:迅速建立静脉通道;监测输液速度,及时准确补充血容量,必要时使用血管活性药物及配合输给全血;纠正体内水、电解质及酸碱平衡紊乱。

5. 用药护理

①垂体后叶素:常见不良反应有腹痛、血压升高、心律失常、心绞痛,严重者可发生心肌梗死等,故有冠状动脉粥样硬化性心脏病、高血压、孕妇忌用;②三甘氨酰赖氨酸加压素:不良反应少、使用方便,但价昂目前国内未推广使用;③14 肽天然生长抑素:止血效果明显,为近年治疗食管胃底静脉曲张破裂出血的最常用药物,短期使用几乎没有严重不良反应。以上药物主要用于食管胃底静脉曲张破裂出血病人。

6. 三腔二囊管的护理

主要用于食管胃底静脉曲张破裂出血病人。①插管前解释操作的目的、过程、配合方法等,以便消除病人恐惧心理;②检查器械,确保管腔通畅,气囊无漏气,抽尽囊内气体;③插管,同时备好抢救物品;④保持插管侧鼻腔清洁湿润,并涂抹液状石蜡,保护鼻黏膜;⑤留置期间应定时测气囊内压力;观察有无突然发生的呼吸困难或窒息的表现;定时抽吸引流管及胃管,观察出血是否停止;记录引流液的性状、颜色及量;⑥放置 24 小时后应数分钟再注气加压,间断应用气囊压迫,一般以 3 ~4 天为限,继续出血者时间可适当延长;⑦停止出血后放出囊内气体,继续留观 24 小时,无出血可拔管;拔管前口服石蜡油润滑,再抽尽囊内气体,轻轻拔管。

(五)健康教育

①生活指导:指导病人注意生活规律,劳逸结合,保持乐观情绪;避免长期精神紧张和过

度劳累；戒烟、戒酒；告诉病人合理饮食是避免上消化道出血的重要环节；②用药指导：指导病人合理用药，向病人交代药物的不良反应及使用注意事项；③预防出血：帮助病人及家属掌握有关疾病的病因、治疗及预防知识；④教会病人和家属早期识别出血征象及应急措施。

［习题］

（一）名词解释

1. 腹泻
2. 肠腺化生
3. 消化性溃疡
4. 肝肾综合征
5. 恶病质
6. 肝性脑病
7. 急性胰腺炎
8. 溃疡性结肠炎
9. X 线钡影跳跃现象
10. 上消化道出血

（二）填空题

1. 胰腺中的胰岛 A 细胞分泌____________，B 细胞分泌____________，D 细胞分泌____________。

2. 慢性萎缩性胃炎血清中可出现的阳性自身抗体是____________、____________、____________。

3. 消化性溃疡的并发症有____________、____________、____________、____________。

4. 肝硬化失代偿期门静脉高压症的表现有____________、____________、____________。

5. 原发性肝癌的常见的原因有____________、____________、____________、____________、____________等。

6. 肝性脑病病人常用的降氨药有____________、____________、____________。

7. 急性出血坏死型胰腺炎可出现的全身并发症有____________、____________、____________、____________、____________、____________等。

8. 溃疡性结肠炎发病的相关因素有____________、____________、____________、____________。

9. 肠结核的感染途径有____________、____________、____________。

10. 成人上消化道出血轻度失血量为____________，中度失血量为____________，重度失血量为____________。

（三）选择题（A 型题）

1. 引起恶心呕吐最常见的病因是（　　）

A. 消化系统疾病　　B. 中枢神经系统疾病　　C. 药物及代谢障碍
D. 前庭功能障碍性疾病　　E. 循环系统疾病

2. 呕吐物含有酸性宿食多见于（　　）

A. 胃癌　　B. 幽门梗阻　　C. 肠梗阻

D. 食物中毒　E. 急性胃炎

3. 呕吐物有粪臭味多见于(　)

A. 慢性胃炎　B. 幽门梗阻　C. 肠梗阻

D. 食物中毒　E. 急性胃炎

4. 中枢性呕吐的特点不包括(　)

A. 呕吐呈喷射状　B. 无恶心先兆　C. 吐后感到轻松

D. 与饮食无关　E. 有神经系统原发疾病表现

5. 幽门梗阻所致呕吐常发生在(　)

A. 进食后不久　B. 每天晨起时　C. 进食后 6 ~ 12 小时

D. 体位改变后　E. 洗胃后

6. 出现呕血提示胃内积血至少超过(　)

A. 100ml　B. 200ml　C. 300ml

D. 400ml　E. 500ml

7. 呕鲜红色血液提示上消化道出血量超过(　)

A. 250ml　B. 500ml　C. 750ml

D. 1000ml　E. 1250ml

8. 解黑粪提示上消化道出血量至少超过(　)

A. 30ml　B. 40ml　C. 50ml

D. 60ml　E. 70ml

9. 引起呕血与黑粪最常见的病因是(　)

A. 急性胃黏膜损伤　B. 食管胃底静脉曲张破裂　C. 消化性溃疡

D. 胃癌　E. 慢性胃炎

10. 消化道有活动性出血或再出血的征象不包括(　)

A. 呕血颜色由咖啡色变成鲜红色　B. 黑粪次数增多

C. 中心静脉压不稳定　D. 红细胞计数下降　E. 网织红细胞计数下降

11. 严重呕血病人应暂禁食(　)

A. 4 ~ 7 小时　B. 8 ~ 24 小时　C. 25 ~ 36 小时

D. 37 ~ 48 小时　E. 48 小时以上

12. 上消化道大出血病人应采取的休息体位是(　)

A. 半卧位　B. 端坐位　C. 平卧位、下肢抬高

D. 侧卧位　E. 俯卧位

13. 阵发性剑突下钻顶样疼痛多见于(　)

A. 急性胃炎　B. 胆道蛔虫症　C. 胆石症

D. 急性胰腺炎　E. 急性胃肠穿孔

14. 实质脏器包膜牵张所致的腹痛特点是(　)

A. 胀痛　B. 隐痛　C. 刀割样痛

D. 绞痛　E. 锐痛

15. 急性胆囊炎所致腹痛一般放射至(　)

A. 右肩部　B. 左肩部　C. 颈部

D. 胸部　　E. 下腹部

16. 急性腹痛诊断未明时，饮食宜(　　)

A. 禁食　　B. 流质饮食　　C. 半流质饮食

D. 软食　　E. 普通饮食

17. 慢性腹泻指病程至少超过(　　)

A. 2 周　　B. 1 个月　　C. 2 个月

D. 3 个月　　E. 6 个月

18. 慢性胃炎基本饮食原则不包括(　　)

A. 高热量　　B. 高蛋白　　C. 高维生素

D. 高纤维素　　E. 易消化

19. 慢性胃炎最主要的病因是(　　)

A. HP 感染　　B. 理化因素　　C. 自身免疫

D. 胃黏膜退行性变　　E. 胃黏膜营养因子缺乏

20. 慢性胃炎伴恶性贫血，宜应用的维生素是(　　)

A. 维生素 A　　B. 维生素 B_1　　C. 维生素 B_{12}

D. 维生素 E　　E. 维生素 C

21. 诊断慢性胃炎最可靠的依据是(　　)

A. 胃液分析　　B. 血清学检查　　C. 胃镜及胃黏膜活检

D. HP 检测　　E. X 线钡餐检查

22. 慢性胃炎胃酸低者最好食用(　　)

A. 完全煮熟食物　　B. 生冷食物　　C. 油炸食物

D. 烧烤食物　　E. 夹生食物

23. 慢性胃炎胃酸高者应避免食用(　　)

A. 碱性、多脂肪食物　　B. 酸性、多维生素食物　　C. 酸性、多脂肪食物

D. 酸性、低脂肪食物　　E. 碱性、低脂肪食物

24. 不属于 A 型胃炎的临床表现是(　　)

A. 消化道症状少　　B. 有明显厌食　　C. 体重明显下降

D. 可有恶性贫血　　E. 有反复少量上消化道出血

25. 近年来公认的致消化性溃疡的主要因素是(　　)

A. 胃酸、胃蛋白酶分泌增多　B. 幽门螺杆菌感染　　C. 黏液－黏膜屏障削弱

D. 非甾体抗炎药　　E. 吸烟

26. 不属于 H_2 受体拮抗剂的药物是(　　)

A. 哌仑西平　　B. 罗沙替丁　　C. 尼扎替丁

D. 法莫替丁　　E. 雷尼替丁

27. 抑制胃酸分泌作用最强的药物是(　　)

A. 哌仑西平　　B. 西米替丁　　C. 丙谷胺

D. 阿托品　　E. 兰索拉唑

28. 对诊断消化性溃疡最有价值的检查是(　　)

A. 胃液分析　　B. 粪便隐血试验　　C. X 线钡餐检查

D. 胃镜及黏膜活检　　E. 幽门螺杆菌检查

29. 具有抗雄性激素作用的药物是(　　)

A. 哌仑西平　　B. 西米替丁　　C. 雷尼替丁

D. 法莫替丁　　E. 前列腺素

30. 可导致孕妇流产的药物是(　　)

A. 前列腺素　　B. 罗沙替丁　　C. 奥美拉唑

D. 潘托拉唑　　E. 拉贝拉唑

31. 不属于胃黏膜保护剂的药物是(　　)

A. 前列腺素　　B. 丙谷胺　　C. 硫糖铝

D. 罗沙替丁　　E. 胶体铋

32. 消化性溃疡并发急性穿孔,错误的护理措施是(　　)

A. 进流质饮食维持营养　　B. 床头抬高 45°　　C. 立即通知医生

D. 迅速建立静脉通道　　E. 做好术前准备工作

33. 在我国引起肝硬化的最主要病因是(　　)

A. 病毒性肝炎　　B. 乙醇中毒　　C. 药物中毒

D. 日本血吸虫病　　E. 慢性肠道炎症

34. 肝硬化的典型病理组织改变是(　　)

A. 假小叶的形成　　B. 细胞变性坏死　　C. 再生结节形成

D. 弥漫性纤维化　　E. 肝脏内血管床扭曲

35. 肝硬化内分泌紊乱的表现是(　　)

A. 黄疸　　B. 肝掌　　C. 牙龈出血

D. 夜盲　　E. 消瘦

36. 肝硬化失代偿期最突出的表现是(　　)

A. 脾大　　B. 腹水　　C. 肝掌

D. 贫血　　E. 出血

37. 肝硬化最常见的并发症是(　　)

A. 上消化道出血　　B. 感染　　C. 肝性脑病

D. 原发性肝癌　　E. 功能性肾衰竭

38. 不属于肝硬化门脉高压的表现是(　　)

A. 脾脏大　　B. 肝脏大　　C. 腹水

D. 痔静脉扩张　　E. 食道下段静脉曲张

39. 肝硬化并发功能性肾衰竭的表现不包括(　　)

A. 自发性少尿或无尿　　B. 氮质血症　　C. 稀释性低钠血症

D. 低尿钾　　E. 低尿钠

40. 肝硬化最严重的并发症是(　　)

A. 上消化道出血　　B. 感染　　C. 肝性脑病

D. 原发性肝癌　　E. 功能性肾衰竭

41. 引起自发性腹膜炎的病原体多为(　　)

A. 革兰阴性杆菌　　B. 革兰阳性球菌　　C. 支原体

D. 霉菌　　E. 衣原体

42. 肝硬化病人腹水性质为(　　)

A. 渗出液　　B. 漏出液　　C. 介于漏出液与渗出液之间

D. 血性　　E. 乳糜液

43. 对肝硬化有确诊价值的检查是(　　)

A. 肝功能检查　　B. 免疫功能检查　　C. 影像学检查

D. 内镜检查　　E. 肝穿刺活组织检查

44. 不属于肝功能检查的项目是(　　)

A. 转氨酶测定　　B. 血清总蛋白测定　　C. 氨基比林清除试验

D. 肝炎病毒标记物测定　　E. 凝血酶原时间测定

45. 有关肝硬化病人的饮食原则,不正确的一项是(　　)

A. 高热量　　B. 高蛋白　　C. 高维生素

D. 高脂肪　　E. 易消化

46. 肝硬化病人每天每千克体重糖的适宜摄入量为(　　)

A. 100 ~ 200g　　B. 300 ~ 400g　　C. 600 ~ 700g

D. 800 ~ 900g　　E. 1000g 以上

47. 肝硬化病人每天脂肪适宜摄入量为(　　)

A. 20g　　B. 30g　　C. 40g

D. 50g　　E. 60 g

48. 肝硬化病人每天每千克体重蛋白质适宜摄入量为(　　)

A. 1. 0g 以下　　B. 1. 0 ~ 1. 5g　　C. 2. 0 ~ 2. 5g

D. 3. 0 ~ 3. 5g　　E. 3. 5g 以上

49. 肝硬化大量腹水病人宜采取的卧床体位是(　　)

A. 平卧位　　B. 半卧位　　C. 头低脚高位

D. 膝肘位　　E. 左侧卧位

50. 治疗腹水应用最广泛的方法是(　　)

A. 限制水、钠摄入　　B. 应用利尿剂　　C. 腹腔穿刺放液

D. 输注清蛋白　　E. 腹水浓缩回输

51. 肝硬化腹水病人使用利尿剂每天体重减轻不应超过(　　)

A. 1kg　　B. 2kg　　C. 3kg

D. 4kg　　E. 5kg

52. 关于肝硬化病人的腹水护理,下列不正确的是(　　)

A. 尽量取平卧位　　B. 限制水钠摄入　　C. 定期测腹围、体重

D. 大量腹水避免剧烈咳嗽　　E. 快速应用利尿剂

53. 肝硬化腹水病人每天进水量应限制在(　　)

A. 500ml　　B. 750ml　　C. 1000ml

D. 1250ml　　E. 1500ml

54. 减少肝性脑病病人肠道毒物生成和吸收的方法是(　　)

A. 灌肠和导泻　　B. 应用降氨药　　C. 输注葡萄糖

D. 肝移植　　E. 输新鲜血

55. 治疗各种终末期肝病的有效方法是(　　)

A. 禁食蛋白质　　B. 灌肠与导泻　　C. 口服抗生素

D. 人工肝　　E. 肝移植

56. 肝性脑病的最主要的病因是(　　)

A. 病毒性肝炎后肝硬化　　B. 门静脉高压分流术　　C. 原发性肝癌

D. 重症病毒性肝炎　　E. 药物性肝病

57. 肝性脑病最具有特征性的体征是(　　)

A. 腱反射亢进　　B. 肌张力增加　　C. 扑翼样震颤

D. 踝阵挛　　E. 巴宾斯基征阳性

58. 肝性脑病前驱期的主要表现是(　　)

A. 轻度性格和行为异常　　B. 意识错乱、睡眠障碍　　C. 昏睡、精神错乱

D. 神志完全丧失　　E. 嗜睡、精神失常

59. 关于肝性脑病病人饮食护理措施,下列不正确的一项是(　　)

A. 供给足够的热量　　B. 提供丰富的维生素　　C. 暂停蛋白质

D. 减少脂肪摄入　　E. 限制钾盐

60. 为减少肝性脑病病人肠道毒物生成和吸收,首选的口服抗生素是(　　)

A. 新霉素　　B. 巴龙霉素　　C. 利福昔明

D. 甲硝唑　　E. 去甲万古霉素

61. 肝性脑病病人口服新霉素不宜超过(　　)

A. 0.5 个月　　B. 1 个月　　C. 1.5 个月

D. 2 个月　　E. 2.5 个月

62. 肝性脑病病人需慎用或禁用谷氨酸钾的情况是(　　)

A. 严重水肿　　B. 严重腹水　　C. 心力衰竭

D. 脑水肿　　E. 尿少、尿闭

63. 肝性脑病病人每天入液总量一般不应超过(　　)

A. 500ml　　B. 1000ml　　C. 1500ml

D. 2000ml　　E. 2500ml

64. 肝性脑病病人灌肠液禁用(　　)

A. 石蜡油　　B. 弱酸性溶液　　C. 生理盐水

D. 肥皂水　　E. 新霉素液

65. 肝性脑病应用左旋多巴时不宜合用的维生素是(　　)

A. 维生素 A　　B. 维生素 E　　C. 维生素 C

D. 维生素 B_1　　E. 维生素 B_6

66. 急性胰腺炎属于(　　)

A. 感染性疾病　　B. 遗传性疾病　　C. 内分泌疾病

D. 免疫性疾病　　E. 自身消化性疾病

67. 引起急性胰腺炎最常见的病因是(　　)

A. 胆道疾病　　B. 胰管阻塞　　C. 酗酒和暴饮暴食

D. 十二指肠及周围疾病　　E. 腹部手术

68. 急性胰腺炎的首发症状是(　　)

A. 腹痛　　B. 恶心、呕吐　　C. 发热

D. 腹胀　　E. 黄疸

69. 急性胰腺炎病人出现手足搐搦提示病人有(　　)

A. 低血钙　　B. 低血钾　　C. 低血钠

D. 低血镁　　E. 低血糖

70. 确诊急性胰腺炎,血清淀粉酶(Somogyi 法)增高至少应超过(　　)

A. 200u　　B. 300u　　C. 400u

D. 500u　　E. 600u

71. 急性胰腺炎起病后 6 小时,对诊断最有价值的检查项目是(　　)

A. 血清淀粉酶　　B. 尿淀粉酶　　C. 血清脂肪酶

D. 血清钙离子　　E. 血白细胞

72. 最能提示出血坏死型胰腺炎的表现是(　　)

A. 上腹痛向腰背部放射　　B. 两侧胁腹部皮肤呈暗灰蓝色淤斑

C. 上腹部压痛、反跳痛　　D. 频繁呕吐　　E. 黄疸

73. 减少胰腺外分泌的方法不包括(　　)

A. 禁食、胃肠减压　　B. 应用胰升血糖素　　C. 应用抗胆碱药

D. 应用质子泵抑制剂　　E. 应用抑制酶活性药物

74. 具有抑制胰酶活性作用的药物是(　　)

A. 生长抑素　　B. 降钙素　　C. 胰升血糖素

D. 加贝酯　　E. 西咪替丁

75. 需要常规禁食的疾病是(　　)

A. 急性胰腺炎　　B. 急性胃炎　　C. 慢性胃炎

D. 溃疡病出血　　E. 溃疡性结肠炎

76. 急性胰腺炎病人急性期需严格禁食禁饮的时间是(　　)

A. 12 小时　　B. 1 ~3 天　　C. 4 ~5 天

D. 6 天　　E. 7 天

77. 急性胰腺炎禁食病人每天应补液(　　)

A. 500 ~1000ml　　B. 1500ml　　C. 2000 ~3000ml

D. 3500ml　　E. 4000ml 以上

78. 急性胰腺炎病愈后,脂肪每天进食量不应超过(　　)

A. 20g　　B. 30g　　C. 40g

D. 50g　　E. 60g

79. 缓解急性胰腺炎病人腹痛症状,不宜使用的药物是(　　)

A. 阿托品　　B. 哌替啶　　C. 吗啡

D. 地西泮　　E. 山莨菪碱

80. 肝硬化病人的贫血因素,不包括(　　)

A. 营养不良　　B. 脾功能亢进　　C. 肠道吸收障碍

D. 血清胆红素升高　　E. 胃肠道出血

81. 肝肾综合征的相关因素是(　　)

A. 肾小球坏死　　B. 肾小管坏死　　C. 肾间质炎性病变

D. 肾皮质血流量和肾小球滤过率减少　　E. 高胆红素血症

82. 肝癌的常见病因不包括(　　)

A. 甲型病毒肝炎　　B. 乙型病毒肝炎　　C. 丙型病毒肝炎

D. 华支睾吸虫病　　E. 酒精性肝病

83. 不属于原发性肝癌肿瘤标记物的是(　　)

A. AFP　　B. r – GT　　C. AFU

D. ALT　　E. AP

84. 腹泻病人应选择(　　)

A. 少渣饮食　　B. 高脂肪饮食　　C. 高纤维饮食

D. 低糖饮食　　E. 高糖饮食

85. 李先生,40 岁。患消化性溃疡合并上消化道出血,出血量大约 400ml。可能出现(　　)

A. 血压下降　　B. 脉搏增快　　C. 血红蛋白减少

D. 口渴　　E. 头晕、乏力

86. 张先生,50 岁,肝硬化病史 10 年。食用油炸食品引起上消化道出血。体检:收缩压 80mmHg、心率 126 次/min、神志恍惚、四肢厥冷、少尿。其出血量至少大于(　)

A. 500ml　　B. 1000ml　　C. 1500ml

D. 2000ml　　E. 2500ml

87. 藏先生,50 岁。上腹部胀痛不适 4 年余,近 1 月来胀痛明显,食欲减退、体重下降。纤维胃镜检查结果为慢性萎缩性胃炎伴重度不典型增生。治疗宜应用(　　)

A. 西咪替丁　　B. 多潘立酮　　C. 奥美拉唑

D. 手术治疗　　E. 硫糖铝

88. 李女士,28 岁。上腹胀痛、食欲减退 6 月余就诊。纤维胃镜检查胃窦部黏膜呈红白相间,以红为主、黏液较多,活检可见黏膜浅层炎症细胞浸润。诊断应考虑为(　　)

A. 慢性浅表性胃炎　　B. 慢性萎缩性胃炎　　C. 早期胃癌

D. 急性糜烂出血性胃炎　　E. 急性单纯性胃炎

89. 刘先生,31 岁,消化性溃疡病史 8 年。近 1 周来出现腹痛、腹胀逐渐加重,频繁呕吐,呕吐物有酸性宿食。首先考虑的病情是(　　)

A. 慢性胃炎　　B. 胃溃疡活动期　　C. 十二指肠溃疡活动期

D. 消化性溃疡并发癌变　　E. 消化性溃疡并发幽门梗阻

90. 黄先生,50 岁,患肝硬化。3 天来畏寒、发热、腹痛,腹水量增加。腹水检查:黄色、稍混,比重 1.017,Rivalta 试验阳性,细胞总数 $600 \times 10^6/L$,白细胞 $500 \times 10^6/L$,其最可能的诊断是(　　)

A. 结核性腹膜炎　　B. 门静脉血栓形成　　C. 自发性腹膜炎

D. 肝肾综合征　　E. 原发性肝癌

91. 姜先生,40 岁。腹胀、乏力 4 年余。体检:脾大肋下 3cm,乳房增大,未及包块。引

起乳房增大的疾病最可能是(　　)

A. 肝硬化　　B. 乳腺癌　　C. 乳腺囊肿增生病

D. 乳腺纤维瘤　　E. 肾上腺皮质减退症

92. 程先生,46 岁,患原发性肝癌。突然右上腹剧痛,其后血压下降,最可能是(　)

A. 肝癌脑转移　　B. 肝癌并发上消化道大出血　　C. 肝癌结节破裂

D. 肝癌并发肝性脑病　　E. 肝癌并发败血症

93. 黄先生,50 岁,肝硬化合并肝性脑病。2 天来言语不清,不能完成简单的计算,昼睡夜醒。疾病分期属于(　)

A. 前驱期　　B. 昏迷前期　　C. 昏睡期

D. 浅昏迷　　E. 深昏迷

94. 李先生,40 岁,肝性脑病。现出现躁动不安、抽搐。镇静治疗最好选用(　)

A. 水合氯醛　　B. 地西泮　　C. 吗啡

D. 哌替啶　　E. 速效巴比妥

95. 尹先生,以昏迷入院。体检:轻度黄疸,口有腥臭味,双侧肢体肌张力对称性增高及膝腱反射亢进,瞳孔等大。尿蛋白及尿糖均阴性。应首先考虑的疾病是(　　)

A. 脑血管意外　　B. 糖尿病昏迷　　C. 尿毒症昏迷

D. 肝性脑病　　E. 低血糖昏迷

96. 孙先生,50 岁。晚宴后,次晨发现猝死床上,右侧腹部发现大片淤斑。病人的死因最可能是(　　)

A. 急性心肌梗死　　B. 脑出血　　C. 消化性溃疡急性穿孔

D. 急性出血性坏死型胰腺炎　　E. 糖尿病酮症酸中毒

(97～98 题共用题干)

李先生,42 岁,患消化性溃疡 16 年。近 1 个月持续性上腹疼痛,经口服抗溃疡药物治疗未见好转,体重较前下降 3 公斤,并断续解黑便。

97. 首先应考虑的病情是(　)

A. 消化性溃疡合并慢性胃炎　　B. 消化性溃疡并发出血

C. 消化性溃疡并发幽门梗阻　　D. 消化性溃疡并发癌变

E. 消化性溃疡合并慢性胆囊炎

98. 为明确诊断,首先应采取的检查是(　　)

A. X 线钡餐检查　　B. 胃液分析　　C. 幽门螺杆菌检测

D. 胆囊造影　　E. 胃镜及胃黏膜活检

(99～100 题共用题干)

陶先生,50 岁。进食烧饼后突然呕血约 800ml。既往有饮酒史 15 年,平时消化功能欠佳,进油腻食物后常常出现恶心、呕吐、腹胀,无返酸。体检:面色灰暗,脾肋下 3cm,腹壁静脉曲张。

99. 最可能的诊断是(　　)

A. 肝硬化食道胃底静脉曲张破裂出血　　B. 十二指肠溃疡合并出血

C. 胃溃疡合并出血　　D. 急性糜烂性胃炎　　E. 胃癌合并出血

100. 关于消化道出血的处理措施,下列错误的一项是(　)

A. 进软食　B. 静卧　C. 迅速补充有效血容量
D. 加强监护　E. 采取有效的止血措施

(101～102 题共用题干)

黄先生,50 岁,“乙型肝炎”病史 12 年。1 年来腹胀,腹部逐渐增大。前天起,神志恍惚、情绪低落,口齿不清,嗜睡。昨晚开始进入深昏迷状态,诊断为肝性脑病。

101. 根据首优原则,该病人最主要的护理诊断是(　　)
A. 急性意识障碍　B. 营养失调:低于机体需要量　C. 体液过多
D. 有皮肤完整性受损的危险　E. 恐惧

102. 每天蛋白质给予量应控制在(　　)
A. 20g　B. 30g　C. 40g
D. 50g　E. 暂不给

(103～104 题共用题干)

葛女士,43 岁。宴会后上腹剧痛、呕吐,服解痉药后疼痛不止。血压 80/52mmHg,全腹肌紧张、压痛及反跳痛,肠鸣音消失。血白细胞 12.9×10^9/L,中性粒细胞 89%,血清淀粉酶 350u,血钙 1.5mmol/L。

103. 最可能的诊断是(　　)
A. 溃疡病急性穿孔　B. 急性水肿型胰腺炎　C. 急性出血坏死型胰腺炎
D. 急性心肌梗死　E. 绞窄性肠梗阻

104. 目前最主要的护理诊断(　　)
A. 疼痛:腹痛　B. 体温过高
C. 营养失调:低于机体需要量　D. 组织量灌注不足
E. 恐惧

(105～107 题共用题干)

某男性,45 岁。右上腹隐痛近半年。检查:呈慢性病容,前胸上部可见数个蜘蛛血管痣。肝肋下 3.5cm,质硬、无压痛、边缘钝,表面有结节状,叩击痛(±)。AKP 和 r－GT 明显升高。AFP 大于 400ug/L。

105. 该病例最可能的临床诊断是(　　)
A. 慢性肝炎　B. 慢性脂肪肝　C. 门静脉肝硬化
D. 原发性肝癌　E. 肝血管瘤

106. 为确定诊断应采取的检查是(　　)
A. 血清蛋白测定　B. 血清胆红素测定　C. B 型超声检查
D. CT 检查　E. 肝穿刺活检

107. 该病例如为早期,最佳的治疗是(　　)
A. 全身化疗　B. 肝动脉栓塞化疗　C. 手术治疗
D. 反射治疗　E. 免疫调节治疗

(108～112 题共用题干)

邓先生,45 岁。肝硬化 12 年,进食过硬食品后突然引起上消化道出血。病人血压 80/50 mmHg,心率 125 次/min,神志恍惚,四肢厥冷、少尿。

108. 该病例最可能的诊断是(　　)

A. 消化性溃疡并发出血　B. 胃癌并发出血　C. 肝硬化并发出血
D. 慢性出血性胃炎　E. 食管癌出血

109. 造成出血的最主要原因是(　　)
A. 止血功能障碍　B. 凝血功能障碍　C. 纤溶障碍
D. 胃黏膜炎症　E. 食管下端胃底静脉曲张破裂

110. 其出血量约在多少以上(　　)
A. 400ml　B. 600ml　C. 800ml
D. 1200ml　E. 1500ml

111. 目前最主要的护理诊断是(　　)
A. 活动无耐力　B. 紧张或恐惧　C. 急性意识障碍
D. 体液不足　E. 有窒息的危险

112. 为迅速恢复有效循环血量,最主要的治疗是(　　)
A. 输注新鲜血浆　B. 输注干冻血浆　C. 输注新鲜血液
D. 输注低分子右旋糖酐　E. 输注生理盐水

(113～116 题共用题干)

张先生,51 岁。以意识不清 1 天入院。近 1 年来病人常感腹胀,食欲减退,牙龈出血,仍能坚持工作。3 天前因"食物中毒"剧烈吐泻后,出现淡漠、夜间烦躁不安,昨天突然意识不清。有"病毒性肝炎"史 14 年。体检:一般情况差,神志不清,呼气中有腥臭味,巩膜轻度黄染,颈部蜘蛛痣 2 枚。腹软隆起,移动性浊音阳性,有扑击样震颤,腱反射亢进,肌张力增高。

113. 最可能的诊断是(　　)
A. 尿毒症昏迷　B. 低血糖昏迷　C. 肝性脑病
D. 非酮症高渗性昏迷　E. 糖尿病酮症酸中毒昏迷

114. 该病人目前处于(　　)
A. 亚临床肝性脑病　B. 一期肝性脑病　C. 二期肝性脑病
D. 三期肝性脑病　E. 四期肝性脑病

115. 临床诊断最有意义的检查是(　　)
A. 血清蛋白测定　B. 血糖测定　C. 脑电图测定
D. 血氨测定　E. 血肌酐测定

116. 该病例的诱因是(　　)
A. 感染　B. 水、电解质和酸碱平衡紊乱　C. 出血
D. 营养障碍　E. 用药不当

(117～121 题共用题干)

邵先生,35 岁。反复排黏液血便 1 年余,纤维结肠镜检查示直肠、乙状结肠黏膜充血、水肿、质脆、易出血,有散在浅小溃疡。

117. 最可能的诊断是(　　)
A. 大肠癌　B. 慢性痢疾　C. 慢性阿米巴痢疾
D. 过敏性结肠炎　E. 溃疡性结肠炎

118. 目前病人最主要的护理诊断是(　　)
A. 疼痛,腹痛　B. 腹泻　C. 焦虑

D. 营养失调:低于机体需要量　　E. 活动无耐力

119. 饮食上宜忌用的是(　　)

A. 高蛋白质　　B. 高热量　　C. 高维生素

D. 适量脂肪　　E. 乳制品

120. 为明确诊断,应尽快做的检查是(　　)

A. 粪便常规检查　　B. 粪便培养　　C. 钡灌肠X线检查

D. 纤维结肠镜检查　　E. 免疫学检查

121. 该病例首选的药物是(　　)

A. 抗生素　　B. 糖皮质激素　　C. 免疫抑制剂

D. 止泻药　　E. 柳氮磺胺吡啶

(122~126题共用题干)

邱女士,39岁。30岁时曾患肺结核,近2日来,经常不规则发热、腹痛,排便无规律,时而腹泻,性状呈糊状,每天3~6次,时而大便干硬。神志清楚,慢性病容,体温37.9℃,脉搏88次/min,呼吸22次/min,血压100/80mmHg。右下腹有轻微压痛,肠鸣音稍增强。

122. 最可能的诊断是(　　)

A. 慢性阑尾炎　　B. 慢性阿米巴肠炎　　C. 过敏性结肠炎

D. 溃疡性结肠炎　　E. 肠结核

123. 其最主要的感染途径是(　　)

A. 经呼吸道感染　　B. 经消化道感染　　C. 经血运感染

D. 直接蔓延　　E. 接触性感染

124. 为尽快确定诊断,宜采用的检查是(　　)

A. 红细胞沉降率测定　　B. 粪便常规检查　　C. 结核菌素试验

D. 钡灌肠X线检查　　E. 内镜检查及活检

125. 该病人最重要的治疗是(　　)

A. 退热药的使用　　B. 解痉镇痛药的使用　　C. 止泻剂的使用

D. 抗结核药物治疗　　E. 饮食治疗

126. 该病例的饮食上宜少吃(　　)

A. 高蛋白食物　　B. 高热量食物　　C. 高维生素食物

D. 高纤维素食物　　E. 低脂肪食物

(四)病例讨论

张女士,29岁。昨天参加同学的聚餐后,约数小时后突然中上腹部剧痛、呕吐、服解痛药后疼痛不止。血压80/60mmHg,急性痛苦病容,体温39.5℃,心率115次/min,心肺无异常。Grey-Turner征及Cullen征阳性,全腹肌紧张、压痛、反跳痛,肠鸣音消失。血白细胞12.5×10^9/L,中性粒细胞85%,血清淀粉酶310u/L(somogyi法),血钙为1.54mmol/L。腹透无膈下游离气体。

问:1. 临床诊断最可能的是什么?

2. 最主要的护理诊断是什么?

3. 目前病人的饮食应如何进行?

［参考答案］

（一）名词解释

1. 腹泻是指排便次数增多，粪质稀薄，或带有黏液、脓血，或含有未消化食物。

2. 肠腺化生是指萎缩的胃黏膜上皮出现肠黏膜上皮再生。

3. 消化性溃疡通常指发生在胃和十二指肠的慢性溃疡，因溃疡的形成与胃液的自身消化有关，故称为消化性溃疡。

4. 肝肾综合征是指肝功能严重受损造成肾有效循环血容量不足及肾内血流重新分布，临床出现少尿或无尿、氮质血症，稀释性低钠血症和低尿钠等表现。

5. 恶病质是指恶性肿瘤病人晚期出现的进行性消瘦及体重下降等。

6. 肝性脑病是指严重肝病引起的以代谢紊乱为基础的中枢神经系统功能失调综合征。

7. 急性胰腺炎是多种病因导致胰酶对胰腺及其周围组织自身消化所致的急性化学性炎症。

8. 溃疡性结肠炎系指原因不明的、病变主要累及直肠、乙状结肠黏膜和黏膜下层的慢性炎症和溃疡性病变。

9. X 线钡影跳跃现象是指溃疡性肠结核做 X 线钡灌肠检查时，钡剂在病变肠段出现激惹状态，排空很快。

10. 上消化道出血是指屈氏韧带以上消化道，包括食管、胃、十二指肠、胰腺、胆道，以及胃空肠吻合术后的空肠病变等引起的出血。

（二）填空题

1. 胰腺中的胰岛 A 细胞分泌胰高血糖素，B 细胞分泌胰岛素，D 细胞分泌生长抑素。

2. 慢性萎缩性胃炎血清中可出现的阳性自身抗体是壁细胞抗体、内因子抗体、胃泌素抗体。

3. 消化性溃疡的并发症有出血、穿孔、幽门梗阻、癌变。

4. 肝硬化失代偿期门静脉高压症的表现有脾肿大与脾功能亢进、侧支循环的建立与开放、腹水。

5. 原发性肝癌的常见的原因有病毒性肝炎、肝硬化、黄曲霉毒素、遗传、饮用水污染等。

6. 肝性脑病病人常用的降氨药有谷氨酸钠、谷氨酸钾、精氨酸。

7. 急性出血坏死型胰腺炎可出现的全身并发症有急性呼吸衰竭、急性肾衰竭、消化道出血、高血糖、胰性腹膜炎、胰性脑病等。

8. 溃疡性结肠炎发病的相关因素有感染因素、遗传因素、免疫因素、环境因素、精神因素。

9. 肠结核的感染途径有胃肠道感染、血行播散、盆腔结核病灶直接蔓延。

10. 成人上消化道出血轻度失血量为＜500ml，中度失血量为500～1000ml，重度失血量为＞1500ml。

（三）选择题（A 型题）

1. A	2. B	3. C	4. C	5. C	6. C	7. D★	8. C	9. C	10. E
11. B	12. C	13. B★	14. A	15. A★	16. A	17. C	18. D	19. A	20. C
21. C	22. A	23. C★	24. E	25. B	26. A	27. E	28. D	29. B	30. A

31. D	32. A	33. A	34. A	35. B	36. B	37. A	38. B	39. D	40. C
41. A	42. B	43. E	44. D	45. D	46. B★	47. D★	48. B	49. B	50. B
51. B	52. E	53. C	54. A	55. E	56. A	57. C	58. A	59. E	60. A
61. B★	62. E	63. E	64. D	65. E★	66. E	67. A	68. A	69. A	70. D
71. A	72. B	73. E	74. D	75. A	76. B	77. C	78. D	79. C	80. D
81. D★	82. A	83. D	84. A	85. E	86. C	87. D	88. A	89. E	90. C
91. A	92. C	93. B	94. B	95. D	96. D	97. D	98. E	99. A	100. A
101. A	102. E	103. C	104. D	105. D	106. E	107. C	108. C	109. E	110. E
111. D	112. C	113. C	114. E	115. C	116. B	117. E	118. B	119. E	120. D
121. E	122. E	123. B	124. E	125. D	126. D(注:★标记题,有注释)				

★标记题的注释:

7. 上消化道出血量超过1000ml,血液在胃内停留时间短,未经胃酸充分作用,使得正铁血红素形成减少。

13. 胆道蛔虫症的腹痛机理为内脏性腹痛,是由蛔虫钻入胆道引起胆管痉挛和蛔虫在胆管内迁移所致。

15. 急性胆囊炎时的内脏痛觉信号传至相应脊髓节段(5~7颈髓段),引起该节段神经支配的右肩部疼痛。

23. 因脂肪食物在胃内停留的时间较长,刺激壁细胞分泌胃酸增多,加重了胃内酸度。

46. 可减少蛋白质和脂肪的分解及其代谢产物的产生,同时又能保证产生足够能量,有利肝细胞的再生。

47. 适量脂肪的入量有利脂溶性维生素的吸收和菜肴的味道及预防便秘,过多则易引起脂肪肝,阻止肝糖原合成和使肝功能衰退。

61. 口服新霉素吸收很少,但长期服用可能导致耳毒性和肾毒性。

65. 因维生素 B_6 可使左旋多巴在周围神经处转为多巴胺,影响多巴进入脑组织,减少中枢神经系统的正常传导递质。

81. 引起肝肾综合征的关键是肾血管收缩,导致肾皮质血流量减少,肾小球滤过率持续降低。

(四)病例讨论

1. 临床诊断最可能的是急性出血坏死型胰腺炎。
2. 最主要的护理诊断是:组织灌注量不足　与急性出血坏死型胰腺炎出现休克有关。
3. 目前病人的饮食:禁食,静脉输液以维持营养及水、电解质和酸碱平衡,胃肠减压。

第五章　泌尿系统疾病病人的护理

［重点、难点］

第一节　概　述

一、泌尿系统的解剖结构和生理功能

泌尿系统由肾脏、输尿管、膀胱、尿道及有关的血管和神经组成，主管机体尿液的生成和排泄功能。肾脏不仅是人体主要的排泄器官，也是一个重要的内分泌器官，对维持机体内环境的稳定起相当重要的作用。

（一）肾小球滤过功能

肾是代谢产物排泄的主要器官，其中含氮类废物如尿素、肌酐等多由肾小球滤过排出。肾小球毛细血管内的血浆经肾小球滤过膜滤出进入肾小囊，肾小球滤过膜是最重要的结构。肾小球滤过率主要取决于毛细血管压和肾小囊中的静水压、胶体渗透压、滤过膜通透性面积、肾血流量等因素。

（二）肾小管重吸收和分泌功能

肾小管的上皮细胞有重吸收 Na^+、排出 K^+、分泌 H^+ 和 NH_4^+ 的作用，醛固酮可加强它们的作用。

（三）肾的内分泌功能

血管活性激素，如肾素、血管紧张素、前列腺素等，主要调节人体血压和水盐代谢；非血管活性激素，如 1，25－二羟维生素 D_3 和促红细胞生成素，前者调节钙、磷的代谢，后者可刺激骨髓红系增殖使红细胞数目增多及血红蛋白的合成增加。

二、泌尿系统疾病常见症状和体征的护理

肾性水肿

（一）概要

肾性水肿是由肾脏疾病引起组织间隙过多液体积聚而导致的组织肿胀水肿，是肾小球疾病最常见的症状。肾性水肿可分为肾炎性水肿和肾病性水肿两大类。肾炎性水肿主要是由于肾小球滤过膜受损，滤过率下降导致“球－管失衡”引起。肾病性水肿主要是由于大量

蛋白尿引起低蛋白血症，血浆胶体渗透压下降所致。

（二）护理评估

1. 健康史

了解水肿发生或加重前有无感染史，水肿起始部位、特点及伴随症状。

2. 身心状况

肾炎性水肿首先发生在组织疏松部位，轻者仅于晨起时眼睑及颜面水肿，呈“肾炎面容”，久立之后常有胫前、足背水肿，以后可发展为全身性水肿。肾病性水肿常呈全身性，因受重力影响，以体位最低处为甚，常伴胸水和腹水，指压凹陷明显。

（三）护理诊断及合作性问题

1. 体液过多　与肾小球滤过率下降、低蛋白血症有关。

2. 有皮肤完整性受损的危险　与皮肤水肿、抵抗力下降有关。

（四）护理措施

①重度水肿病人应卧床休息，轻度水肿者也应多卧床，避免劳累；②注意皮肤护理，水肿及卧床休息的病人，应注意皮肤护理。护理操作时动作轻巧，防止擦伤病人皮肤。用热水袋保暖水温不宜过高，以免烫伤；③肾性水肿病人需限制钠盐的摄入，尿少时尚需限制含钾、含磷食物。对于有氮质血症的水肿病人，应摄取高热量（以糖为主）优质低蛋白饮食，以免引起负氮平衡；④限制进液量，保持体液平衡，进液量 = 前 1 天尿量 + 500ml。

肾性高血压

（一）概要

肾性高血压是指由于肾实质病变，肾动脉主干或分支狭窄、堵塞所致的高血压。是继发性高血压中常见的病因之一，肾脏疾病几乎均可引起高血压。肾性高血压按解剖可分为肾实质性和肾血管性两类。肾性高血压按发生机制又可分为容量依赖型和肾素依赖型两类，前者可因水钠潴留而引起，增加水钠排出或限制水钠摄入可明显降低血压；后者常为肾素－血管紧张素－醛固酮系统被激活而引起，应用血管紧张素转换酶抑制剂、钙通道阻滞剂可使血压下降。肾实质性高血压中 80% 以上为容量依赖型。

（二）护理评估

1. 健康史

肾实质性高血压主要有急、慢性肾小球肾炎，慢性肾盂肾炎或多囊肾等肾实质性疾病引起；肾血管性高血压常见于单侧或双侧肾动脉主干或分支狭窄或堵塞所致。

2. 身心状况

肾性高血压的程度与原发病性质有关。急性肾炎所致高血压的特点多为一过性，常为以舒张压升高为主的中度高血压；慢性肾小球肾炎常为持续中度以上血压升高；急性、慢性肾功能不全时，一般为中度血压升高。

（三）护理诊断及合作性问题

1. 疼痛：头痛　与肾性高血压有关。

2. 潜在并发症　高血压脑病、高血压危象、肾功能衰竭。

（四）护理措施

①轻度高血压者应注意劳逸结合，保证足够睡眠；中等度以上高血压症状明显者，应卧床休息，卧床可增加尿量，有利于血压下降；②容量依赖型高血压病人应给予低盐饮食和控制饮水；③定时测量血压，并及时准确给予记录。血压骤升时可引起高血压脑病、急性肺水肿和急性肾衰等严重并发症，可危及生命，故一旦有异常，应立即与医生联系，协助处理；④指导病人按医嘱服药，有效控制血压。降压不宜过快过低，以免造成脑供血不足和肾血流量下降。用药期间应告诉病人起床不宜太快，动作不宜过猛，以防直立性低血压而引起昏倒等意外发生。

尿量异常

（一）概要

尿量异常是指24小时排尿量的异常，包括少尿、无尿和多尿。正常成年人每天尿量为1000～2000ml，若每天尿量少于400ml称为少尿；少于100ml称为无尿；超过2500ml称为多尿。

（二）护理评估

1. 健康史

少尿与无尿可分为肾前性、肾性和肾后性3种。肾前性主要见于休克、心衰等引起肾血流量灌注不足，导致肾小球滤过率降低；肾性主要见于急性肾小球肾炎及各种慢性肾脏疾病所致的肾功能衰竭等；肾后性则见于尿路结石、肿瘤压迫等引起尿路梗阻。多尿常见于各种肾脏疾病引起肾小管浓缩功能受损所致，也见于糖尿病、尿崩症等。

2. 身心状况

急性肾功能不全少尿期可持续5～14天，慢性肾功能不全后期由少尿逐渐发展至无尿。急性肾功能不全多尿期每天尿量可达4000ml左右。糖尿病每天尿量在2000～3000ml，伴有多饮、多食。尿崩症每天尿量一般在4000ml左右，多者可达18000ml。

（三）护理诊断及合作性问题

1. 体液过多　与肾小球滤过率下降、尿量减少有关。

2. 有体液不足的危险　与肾功能不全、尿量过多有关。

（四）护理措施

①肾功能不全时应选择高糖优质低蛋白饮食，供给足够的热量和必需氨基酸，以减少自体蛋白质分解，限制钠盐和含钾高的食物及药物；②准确记录24小时出入液量，维持水、电解质、酸碱平衡。严格控制饮水量和输液量，防止体内水过多。观察补液量适中的指标为皮下无脱水或水肿征象。每天体重不增加，若增加超过0.5kg或以上，提示补液过多；中心静脉压在6～10cmH_2O之间，若高于12cmH_2O，提示体液过多；呼吸频速、心率增快、血压升高，若无感染征象，应怀疑体液过多。当有体液不足时，则应及时补充水、电解质；③监测血压，注意有无脱水等表现。

尿路刺激征

(一) 概要

膀胱颈和膀胱三角区受到炎症或理化因素刺激而发生痉挛,出现尿频、尿急、尿痛和排尿不尽感,称为尿路刺激征。如排尿次数增多,而每次尿量不多者,称为尿频;若一有尿意即要排尿,并常伴有尿频和尿失禁则称为尿急;尿痛可表现为会阴部、耻骨上区痉挛样疼痛或排尿时尿道口灼烧痛。

(二) 护理评估

1. 健康史

常由尿路感染所致,也见于泌尿系结石、结核、肿瘤和前列腺炎等。

2. 身心状况

注意昼夜排尿次数、每次尿量及排尿时是否伴有尿痛。若排尿次数明显增多,昼夜无区别,尿量不多且有排尿不尽和下腹坠痛,常有尿路感染所致;白天尿频,夜间排尿次数不增多,多属非器质性病变;夜间排尿次数增加,总尿量也增多,则可能为肾小球浓缩功能受损而引起的多尿;尿急伴有尿痛多系炎症或异物刺激所致;尿急不伴尿痛常由于精神因素、排尿反射不正常所致。尿液检查若尿外观混浊,尿沉渣镜下见白细胞或脓细胞,应考虑为尿路感染,可进一步作中段尿培养。

(三) 护理诊断及合作性问题

1. 排尿异常　与炎症或理化因素刺激膀胱有关。

2. 体温过高　与尿路感染有关。

(四) 护理措施

1. 一般护理

保持环境安静,维持病室合适的温度和湿度,使病人得到充分休息。急性期或发作期应卧床休息,帮助病人采取适合的体位缓解疼痛,协助其完成各种日常生活活动。指导病人进食清淡富有营养的食物,补充多种维生素。多饮水,每天饮水量>2000ml,以增加尿量,是减轻尿路刺激征的重要措施之一。

2. 对症护理

(1)高热的护理:密切监测病人的生命体征,注意室内空气流通,保持合适的温、湿度。协助做好口腔和皮肤护理,出汗后及时更衣,注意保暖,以免受凉而加重病情。高热时,应进行物理降温,必要时遵医嘱给予药物降温。

(2)缓解尿痛不适:指导病人做局部热敷或按摩,以缓解疼痛。另外,分散病人的注意力,听音乐、看电视、看小说等,也可起到缓解症状的作用。

3. 用药护理

按医嘱给予抗生素,如复方新诺明、诺氟沙星、氨苄青霉素或头孢菌素等,注意了解治疗效果和药物副作用。

(五) 健康教育

经常锻炼,加强营养;多喝水,勤排尿;注意个人卫生。

第二节　尿路感染病人的护理

(一)概要

尿路感染通常是指由病原微生物直接侵袭尿路引起的感染性疾病,包括上尿路感染和下尿路感染。肾盂肾炎为上尿路感染,膀胱炎和尿道炎为下尿路感染。肾盂肾炎临床上分为急性和慢性,多发于女性,尤其是育龄女性、女幼婴及老年妇女。已婚和未婚者发病率之比约为2:1。

治疗原则是纠正易患因素,采取合理药物消灭细菌,辅以全身支持疗法。急性期如能得到及时、彻底治疗和护理,一般可治愈,但易复发。若病情反复发作或迁延不愈即转入慢性期,则可进一步导致肾实质损害,影响肾功能。

(二)护理评估

1. 健康史

肾盂肾炎是尿路感染中常见的重要临床类型。主要是由细菌引起的肾盂肾炎和肾实质的感染性炎症。肾盂肾炎一般都伴有下尿路感染。

(1)致病菌:以大肠埃希菌最为多见,其次为副大肠埃希菌、变形杆菌、葡萄球菌、铜绿假单胞菌、粪链球菌等。

(2)感染途径:①上行感染是最常见的感染途径;②血行感染,较少见,多为体内感染灶的细菌侵入血液循环到达肾,引起肾盂肾炎;③淋巴管感染,更少见;④直接感染,偶见外伤或肾周围器官发生感染时,该处细菌直接侵入肾引起感染。

(3)易患因素:①尿路梗阻,如结石,肿瘤等,是最主要的易患因素;②尿路畸形,如肾、肾盂、输尿管畸形,多囊肾、马蹄肾等;③机体抵抗力降低,如糖尿病或长期应用肾上腺皮质激素的病人等;④女性尿道短直而宽,括约肌收缩力弱;尿道口与肛门、阴道邻近;女性经期、妊娠期、绝经期因内分泌等因素改变而更易发病;⑤泌尿系统局部损伤与防御机制的破坏,如外伤、手术、导尿导致黏膜损伤,使细菌进入深部组织而发病。

2. 身心状况

(1)急性肾盂肾炎:起病急骤、畏寒、发热、体温可达40℃,常伴头痛、全身不适,疲乏无力、食欲缺乏、恶心、呕吐等症状。尿频、尿急、尿痛及下腹部不适,可有腰痛、肾区叩击痛、脊肋角压痛,部分病人有膀胱区、输尿管走行区压痛,尿液混浊或有血尿。轻症病人可无明显全身症状,仅有尿路刺激征及尿液改变。

(2)慢性肾盂肾炎:大多数因急性肾盂肾炎治疗不彻底发展而来。临床表现多不典型,病程长,迁延不愈,反复发作。急性发作时可有全身及尿路刺激症状,与急性肾盂肾炎相似。部分病人仅有低热乏力,多次尿细菌培养阳性,称为"无症状性菌尿",另有病人以高血压、轻度水肿为首发表现。慢性肾盂肾炎后期有肾功能减退症状。

(3)并发症:多见于严重急性肾盂肾炎,可有肾周围炎、肾脓肿和败血症等。

3. 实验室及其他检查

(1)尿常规和尿细胞计数:尿蛋白少量,尿沉渣白细胞、红细胞增多,其中以白细胞最常见。若见白细胞(或脓细胞)管型,可对肾盂肾炎有诊断价值。

(2)血常规:急性期血白细胞计数增高并可见中性粒细胞核左移,慢性期血红蛋白可降低。

(3)尿细菌定量培养:临床常用清洁中段尿做细菌培养、菌落计数,尿细菌定量培养的临床意义为:菌落计数$\geq 10^5$/ml 为有意义,$10^4 \sim 10^5$/ml 为可疑阳性,$< 10^4$/ml 则可能是污染。

(4)肾功能检查:慢性期可出现持续性肾功能损害,肾浓缩功能减退,如夜尿多,肌酐清除率降低,血尿素氮、肌酐增高。

(三)护理诊断及合作性问题

1. 排尿异常　与膀胱颈和膀胱三角区受炎症刺激有关。

2. 体温过高　与细菌感染引起体温调节障碍有关。

3. 知识缺乏　与缺乏有关疾病防治知识有关。

4. 潜在并发症　慢性肾功能不全。

(四)护理措施

1. 一般护理

急性发作期的第1周应卧床休息,慢性肾盂肾炎一般也不宜从事重体力活动。进食清淡并含丰富营养的食物,补充多种维生素。多饮水,一般每天饮水量要在2500ml以上,督促病人每2小时排尿1次以冲洗细菌和炎症物质,减少炎症对膀胱和尿道的刺激。

2. 对症护理

如高热护理;肾区疼痛为肾炎症所致,减轻疼痛的方法为卧床休息,采用屈膝位,尽量不要站立或坐立。

3. 用药护理

应注意药物的副作用,如喹诺酮类可引起轻度消化道反应,皮肤瘙痒等;氨基甙类抗生素对肾和听神经均有毒性。

4. 清洁中段尿培养标本的采集

向病人解释检查的意义和方法。做尿细菌定量培养时,最好用清晨第1次清洁、新鲜中段尿液送检。为保证培养结果的准确性,留取标本须注意以下几个方面:宜在使用抗生素前或停药后5天收集标本;留取标本时要严格无菌操作,先充分清洁外阴、包皮,尿道口消毒,再留取中段尿,并在1小时内做细菌培养,或冷藏保存;标本中勿混入消毒药液,女性病人留尿时注意勿混入白带。

(五)健康教育

①注意个人清洁卫生,尤其会阴部及肛周皮肤的清洁,特别是女性月经期、妊娠期、产褥期,女婴应特别注意尿布及会阴卫生;②避免劳累,坚持体育运动,增强机体抵抗力;③多饮水、勤排尿是最简便而有效的预防尿路感染的措施;④若局部有炎症应及时治疗;⑤如果炎症的反复发作与性生活有关,应注意性生活后即排尿,并口服抗生素预防;⑥定期门诊随访,了解尿液检查内容、方法和注意事项。

第三节　慢性肾小球肾炎病人的护理

（一）概要

慢性肾小球肾炎简称慢性肾炎，是一种病情迁延、病变进展缓慢，最终将发展成为慢性肾功能衰竭的原发性肾小球疾病。可发生于任何年龄，但以青中年为主，男性多见，多数起病缓慢，隐匿。

治疗应以防止或延缓肾功能进行性恶化，改善或缓解临床症状及防治严重合并症为主要目的，而不以消除尿蛋白及血尿为目标，因此，一般不宜给激素及细胞毒药物，多采用综合治疗措施：①限制食物中蛋白质及磷的摄入量；②积极控制高血压：高血压是加速肾小球硬化，促进肾功恶化的重要因素，故本治疗是重要环节。容量依赖型高血压可首选利尿剂；对肾素依赖型则首选血管紧张素转换酶抑制药；③应用抗血小板药：大剂量双嘧达莫，小剂量阿司匹林有抗血小板聚集作用。

（二）护理评估

1. 健康史

仅有少数是由急性肾炎发展所致，绝大多数的确切病因尚不清楚，起病即属慢性。慢性肾炎的病因、发病机制、病理类型不尽相同，但起始因素多为免疫介导炎症。感染劳累、妊娠及应用肾毒性药物（如氨基甙类）等可加重肾损害。

2. 身心状况

临床表现呈多样性，蛋白尿、血尿、高血压、水肿为其基本临床表现，可有不同程度肾功能减退，病情时轻时重，渐进性发展为慢性肾衰。

（1）蛋白尿：是本病必有的表现，尿蛋白常在 1～3g/d。

（2）血尿：多为镜下血尿，红细胞可上升，可见管型。也可见肉眼血尿。

（3）水肿：水肿可有可无，一般不严重，多为眼睑肿和/或下肢轻、中度可凹性水肿。

（4）高血压：肾衰时，90% 以上有之，部分病例高血压也可出现于肾功能正常时。高血压型除以上一般表现外，以血压（尤其舒张压）持续中度以上升高为特点，可有眼底出血、渗血甚至视乳头水肿，如血压控制不好，肾功能恶化较快，预后较差。

（5）肾功能损害：呈慢性进行性损害，已有肾功能不全者当遇应激状态时（如感染、劳累、血压增高、肾毒性药物的应用等），肾功能可急剧恶化，如能及时去除这些诱因，肾功能可有一定程度上恢复。

（6）其他：慢性肾衰可出现贫血，长期高血压可引起心脑血管并发症。

3. 实验室及其他检查

（1）血液检查：肾功能不全的病人可有内生肌酐清除率下降，血尿素氮、血肌酐增高，血红蛋白下降，部分病人可有血脂升高、血浆白蛋白降低。

（2）尿液检查：有蛋白尿、肉眼血尿或镜下血尿及管型尿。

（3）B 超检查：双肾可有结构紊乱、缩小等改变。

（4）肾活检：可以确定慢性肾炎的病理类型。

（三）护理诊断及合作性问题

1. 体液过多　与肾小球滤过率下降、尿量减少、血浆蛋白丢失有关。

2. 营养失调：低于机体需要量　与肾功能损害、蛋白质丢失及低蛋白饮食有关。

3. 有感染的危险　与大量蛋白丢失、糖皮质激素治疗有关。

4. 焦虑　与疾病反复发作、病情加重有关。

5. 潜在并发症　慢性肾衰竭。

（四）护理措施

①卧床休息，可减轻肾脏负担，减少蛋白尿及水肿。对有氮质血症的病人，应限制蛋白摄入0.6～0.8g/(kg·d)，以优质蛋白为主。饮食应注意易消化、热量充足、富含维生素的食物。盐的摄入量为1～3g/d；②控制和预防感染；③合理用药，注意药物的作用和副反应；④加强心理支持。

（五）健康教育

帮助了解本病易反复发作，有些因素可加重病情，如感染、劳累、使用抗真菌药、氨基甙类药等因素，应注意避免；指导病人合理膳食；指导病人养成良好的生活习惯。

第四节　肾病综合征病人的护理

（一）概要

肾病综合征是指由各种肾脏疾病所致的，以大量蛋白尿（尿蛋白定量>3.5g/d）、低蛋白血症（血浆白蛋白<30g/L）、水肿和高脂血症为主要特征的一组临床综合征。肾病综合征是多种肾脏疾病的共同表现，不是一种独立疾病。治疗原则以抑制免疫与炎症反应为主，配合利尿消肿和减少尿蛋白等措施，同时防治并发症。肾病综合征的预后与病理类型、肾小管的功能状况、有无并发症等因素有关，其中病理类型是决定预后的主要因素。

（二）护理评估

1. 健康史

肾病综合征按病因分为原发性和继发性。原发性肾病综合征是指原发于肾本身疾病，如急性肾炎、急进性肾炎、慢性肾炎等疾病过程中发生肾病综合征。继发性肾病综合征是指继发于全身系统疾病或先天遗传性疾病，如糖尿病肾病、狼疮性肾炎、过敏性紫癜、感染等。

2. 身心状况

原发性肾病综合征一般发病较急，可于短期内发病，少数隐匿起病，典型临床表现如下：

(1)大量蛋白尿：由于肾小球滤过膜通透性增加，大量血浆蛋白漏出，远远超过近曲小管的回收能力，形成大量蛋白尿。

(2)低白蛋白血症：因为血浆蛋白从尿中丢失，如肝白蛋白合成增加不足以克服丢失和分解，则出现低白蛋白血症。

(3)水肿：低白蛋白血症导致胶体渗透压减低，水分外渗。另外，部分水肿病人循环血容量不足，激活肾素－醛固酮系统，水、钠潴留加重，产生水肿。水肿是肾病综合征病人最常见临床体征。

(4)高脂血症：低白蛋白血症刺激肝合成脂蛋白代偿性增加，加之脂蛋白分解减少，导致高脂血症。

(5)并发症：①感染是常见的并发症，也是导致肾病综合征复发及疗效不佳的主要原因之一；②血栓及栓塞，多见于肾静脉、下肢静脉；③急性肾衰竭。

3. 实验室及其他检查

(1)尿液检查：尿蛋白定性一般为(++++~+++++)，尿中可有红细胞、管型等。24小时尿蛋白定量测定>3.5g。

(2)血液检查：血清白蛋白低于30g/L，血清胆固醇、甘油三酯、低及极低密度脂蛋白可升高。

(3)肾功能检查：肾衰竭时血尿素氮、血肌酐升高。

(4)肾活检病理检查：可以明确肾小球的病理类型，对指导治疗及明确预后有重要意义。

(5)肾B超检查：双肾正常或缩小。

(三)护理诊断及合作性问题

1. 体液过多 与低蛋白血症、肾小球滤过率下降、血栓形成导致血液回流受阻有关。

2. 营养失调：低于机体需要量 与蛋白质丢失、摄入不足有关。

3. 有感染的危险 与大量蛋白丢失、皮肤水肿、免疫抑制剂治疗有关。

4. 自我形象紊乱 与严重水肿、糖皮质激素治疗有关。

(四)护理措施

1. 一般护理

合理休息和活动。全身严重水肿，合并胸腔积液、腹水，出现呼吸困难者应绝对卧床休息，取半卧位。为防止肢体血栓形成，应保持肢体的适度活动。当病情缓解后，可逐渐增加活动量，以利于减少并发症的发生。

2. 饮食护理

蛋白质为高生物效价的优质蛋白，但当肾功能不全时，应根据肌酐清除率调整蛋白质的摄入量。供给的热量要充足，不少于126~147kJ/(kg·d)。脂肪占供能的30%~40%，饱和脂肪酸和非饱和脂肪酸比为1:1，其余热量由糖供给。水肿时低盐饮食，钠的摄入量不超过1g/d。勿食腌制食品。水的摄入量应根据病情而定，高度水肿而尿量少者应严格控制入量，入量等于前1天尿量加500ml。及时补充各种维生素及微量元素。

3. 用药护理

糖皮质激素应用时需遵从下列用药原则：起始用量要足；减撤药物要慢；维持用药要久，服半年至1年或更久。环磷酰胺是目前最常用的细胞毒药物，适用于激素治疗无效或拮抗的病人，不良反应有骨髓抑制、中毒性肝炎、出血性膀胱炎及脱发等。激素及细胞毒药物治疗无效的难治性肾病综合征可试用环孢素A，不良反应有肝肾毒性、高血压、高尿酸血症、多毛及牙龈增生等，停药后易于复发。

(五)健康教育

加强口腔及皮肤护理，教育病人皮肤不宜用力擦洗，以防皮肤破损；严格无菌操作，预防交叉感染。

第五节　急性肾衰竭病人的护理

（一）概要

急性肾衰竭是由于各种病因引起的短期内（数小时或数日）肾功能急剧损害而出现的临床综合征。临床病程典型可分为起始期、维持期和多尿期。起始期治疗重点是纠正可逆的原因，预防额外的损伤。维持期治疗重点是调节水、电解质和酸碱平衡，控制氮质血症，提供足够营养和治疗原发病。多尿期治疗重点仍为维持水、电解质和酸碱平衡失调，控制心力衰竭，预防和治疗并发症。急性肾衰竭的预后与并发症严重程度有关。

（二）护理评估

1. 健康史

急性肾衰竭的病因分为3类：①肾前性：主要病因为全身有效循环血量减少，导致肾小球滤过率下降；②肾性：肾性肾衰竭为肾实质损伤，最常见的是由于肾缺血或肾毒性物质损伤肾小管上皮细胞导致急性肾小管坏死；③肾后性：其原因是急性尿路梗阻，尿路梗阻使肾间质压力升高，反射性肾血管收缩使肾缺血，滤过停止或减少。

2. 身心状况

主要临床表现为少尿，血肌酐（Cr）、尿素氮（BUN）升高，水、电解质和酸碱平衡失调，以及全身各系统并发症。

（1）起始期：此期病人常有低血压、肾缺血等，但尚未发生明显的肾实质损伤。此期以原发病的症状体征为主要表现，伴有尿渗透压和滤过钠排泄分数下降。

（2）维持期：又称少尿期。典型的为7～14天，但也可短至几天，长至4～6周。肾小球滤过率保持在低水平。多数病人出现少尿（<400ml/d），部分也可无少尿。尿量在400ml/d以上，称为非少尿型急性肾衰竭，其病情大多较轻，预后较好。不论尿量是否减少，随着肾功能减退，临床上均可出现一系列尿毒症表现：①消化系统症状：食欲减退、恶心、呕吐、腹胀、腹泻等，严重者可发生消化道出血；②呼吸系统症状：除感染的并发症外，尚可出现呼吸困难、咳嗽、憋气、胸痛等；③循环系统症状：多因尿少和未控制摄水，以致体液过多，出现高血压及心力衰竭、肺水肿表现。因毒素滞留、电解质紊乱、贫血及酸中毒引起各种心律失常及心肌病变；如不及时治疗预后不好；④神经系统症状：部分病人可有嗜睡、躁动、谵妄，甚至抽搐、昏迷等尿毒症脑病表现；⑤血液系统症状：可有出血倾向及轻度贫血；⑥水、电解质和酸碱平衡紊乱：如水过多导致水肿、体重增加、高血压、急性左心衰、脑水肿和稀释性低钠血症；由于肾排钾减少、酸中毒、组织分解过快等原因，导致高钾血症；因为肾排酸能力减低，同时又因急性肾衰常合并高分解代谢状态，使酸性产物明显增多，故易引起代谢性酸中毒；此外，还可有低钙、高磷血症。

（3）恢复期：肾小管细胞再生、修复，肾小球滤过率逐渐恢复正常或接近正常范围。少尿型病人开始出现利尿，可有多尿表现，每天尿量可达3000～5000ml，或更多。通常持续1～3周，继而再恢复正常。

3. 实验室及其他检查

（1）血液检查：可有轻、中度贫血，血肌酐和血尿素氮升高，血清钙降低，多数病人血清钾增高(浓度大于5.5mmol/L)。

(2)尿液检查:尿蛋白(+~++),尿比重低,大多在1.015以下,且较固定。尿沉渣可见肾小管上皮细胞、上皮细胞管型、颗粒管型。

(3)肾影像学检查:有助于了解肾脏的大小、形态、血管及输尿管、膀胱有无梗阻。

(4)肾活检:可帮助诊断和了解预后。

(三)护理诊断及合作性问题

1. 体液过多　与肾小球滤过率降低、水和钠盐摄入过多有关。

2. 营养失调:低于机体需要量　与限制蛋白质摄入、氮质血症引起口腔炎、食欲减退等有关。

3. 有感染的危险　与透析治疗、营养不良、贫血等有关。

4. 潜在并发症　高血压脑病、急性心力衰竭、心律失常、电解质紊乱、代谢性酸中毒、多脏器功能衰竭等。

(四)护理措施

1. 一般护理

合理休息与活动。少尿期和有高血压脑病、心力衰竭等严重并发症时要绝对卧床休息。有抽搐、昏迷者采取保护措施,以免坠床。多尿期以卧床休息为主。

2. 饮食护理

少尿期应限制水、钠、钾、磷和蛋白质的入量,并供给足够热量。透析治疗时不需限制蛋白质入量。多尿期要适当增加营养,可以加速机体修复;应注意补充水分,供给足够的热量和维生素,蛋白质逐日增加,以保证机体需要,给予含钾高的食物,如柑橘、香蕉、蘑菇等。恢复期给予高热量、高蛋白饮食。

3. 病情观察

(1)少尿期观察:严密监测体温、脉搏、呼吸、血压、心律、心率及神志等变化;注意水肿消长情况,准确记录24小时液体出入量,特别是尿量;注意有无电解质、酸碱失衡,如有嗜睡、肌张力下降、心律不齐、恶心、呕吐等高钾血症表现,应立即通知医师。此期易出现高血压脑病、心力衰竭、心律失常、感染等并发症,应及时发现。

(2)多尿期观察:注意观察血钾、血钠的变化及血压的变化;有无脱水的征象。

(3)恢复期观察:观察用药不良反应,定期复查肾功能。

4. 协助治疗与护理

(1)控制入液量,维持体液平衡:按照"量出为入"的原则补充入液量。补液量一般以500ml为基础补液量,加前1天的出液量。

(2)防治高钾血症:极为重要,高钾血症是急性肾衰死亡的原因之一。应避免使用含钾高的食物,少用或不用含钾多的药物(如钾盐、青霉素钾盐)。禁用库存血。当血钾超过6.5mmol/L,应遵医嘱紧急处理。透析疗法是治疗高钾血症最有效的方法。

(3)透析疗法:有血液透析和腹膜透析,是急性肾衰重要的治疗方法。凡具有明显尿毒症表现者都是透析疗法的指征,重症病人主张早期进行透析。

(五)健康教育

①指导病人恢复期后要积极治疗原发病;②注意增加营养,以提高机体抵抗力,同时注

意个人卫生，减少感染的发生。适当参加活动，避免过度劳累；③避免使用肾毒性药物，勿接触重金属；④指导病人定期复查，了解肾功能恢复程度；⑤若一旦发生食物或药物中毒或失血、脱水等应立即就诊处理。

第六节 慢性肾衰竭病人的护理

（一）概要

慢性肾功能衰竭，简称肾衰，是发生在各种慢性肾脏疾病的基础上缓慢出现肾功能进行性减退，最终以代谢产物潴留，水、电解质和酸碱平衡紊乱并产生各系统症状为主要表现的一组临床综合征。慢性肾功能衰竭为各种慢性肾脏疾病持续发展的共同转归。慢性肾功能衰竭进行性恶化的机制尚未完全明确，目前多数学者认为当肾单位破坏至一定数量，"健存"肾单位代偿性地增加排泄负荷，因此发生肾小球内"三高"引起肾小球硬化，使肾功能进一步恶化。根据肾功能损害的程度及临床表现，可将慢性肾功能不全分为4期，即：

（1）肾功能不全代偿期：内生肌酐清除率（GFR）减至正常的50%～80%，血肌酐正常，临床除原发疾病表现外，无其他症状。

（2）氮质血症期：是肾衰竭早期，GFR减至正常的25%～50%，出现氮质血症，血肌酐升高，但小于450μmol/L，此时仍无明显症状，可有轻度贫血、多尿和夜尿。

（3）肾功能衰竭期：GFR减至正常的10%～25%，血肌酐显著升高（约为450～707μmol/L），贫血较明显，夜尿增多及水、电解质失衡，并可有轻度胃肠道、心血管和中枢神经系统症状。

（4）尿毒症期：是肾衰晚期，GFR减至正常的10%以下，血肌酐大于707μmol/L，临床出现显著的各系统症状和生化异常。

慢性肾功能衰竭的治疗涉及面广，而且病程不同，治疗措施也不相同，但积极治疗原发疾病和及时纠正肾衰的诱发因素是治疗肾衰的关键；其次是通过饮食治疗，必需氨基酸的应用，控制全身性和（或）肾小球内高压力等措施延缓慢性肾衰的发展；及时治疗并发症；必要时进行透析疗法或肾移植。本病预后较差，良好的护理能延缓肾功能不全发展至终末期的进程，减轻病人的痛苦，提高生命质量。

（二）护理评估

1. 健康史

常见的病因有原发性肾脏疾病，如慢性肾小球肾炎、慢性肾盂肾炎；继发于全身疾病的肾脏病变，如系统性红斑狼疮性肾炎、糖尿病肾病等；尿路梗阻性肾病，如尿路结石、前列腺肥大等。其中以慢性肾小球肾炎引起者最为常见。诱因有感染、劳累、紧张、摄入过多蛋白质、水盐代谢紊乱、有效循环血量减少、使用肾毒性药物、严重高血压或降压过速过低及心功能不全等，其中感染为最常见的诱因。

2. 身心状况

肾衰早期仅有基础疾病表现，尿毒症期各脏器和组织均可受累，并产生相关的症状和体征。

(1)消化系统表现:为本病最早和最常见的症状,初有厌食、恶心、呕吐,以后出现口腔氨臭味、口腔溃疡、舌炎、腹泻,甚至消化道出血等。

(2)心血管系统表现:以高血压最为常见,与水、钠潴留及肾素－血管紧张素分泌增多有关;其次为心力衰竭和心律失常。

(3)血液系统表现:贫血是尿毒症病人必有的表现,并因酸中毒致毛细血管脆性增加和血小板功能异常引起出血倾向,如牙龈出血、皮肤淤斑、月经过多等;部分病人可有白细胞减少,其趋化、吞噬和杀菌能力减弱,易发生感染。

(4)神经系统表现:早期多有疲乏、失眠、记忆力下降、头晕头痛,继之出现性格改变、抑郁、记忆力减退、判断错误等。并可有神经肌肉兴奋性增加,尿毒症时常有精神异常,反应淡漠、嗜睡、抽搐和昏迷等。晚期可有周围神经病变。

(5)呼吸系统表现:可出现尿毒症性支气管炎、肺炎、胸膜炎,体液过多可引起肺水肿,酸中毒时呼吸深而长。

(6)皮肤表现:尿素通过汗腺排出,在皮肤上凝成尿素霜,或因继发性甲状旁腺功能亢进,钙沉积于皮肤刺激局部产生皮肤瘙痒,甚至痒痛难忍,称之为尿毒症性皮炎。

(7)肾性骨营养不良症:又称肾性骨病。肾性骨病是由于缺乏活性维生素 D_3、继发性甲状旁腺功能亢进、营养不良等因素引起。

(8)内分泌、代谢失调:病人常有性功能障碍,小儿性成熟延迟,女性出现闭经或不孕,男性性欲缺乏和阳痿。体温过低、高尿酸血症、脂类代谢异常、碳水化合物代谢异常引起空腹血糖升高,糖耐量可异常,称之为尿毒症性假性糖尿病。

(9)水、电解质和酸碱平衡失调表现。

(10)并发感染:为主要死亡原因之一,以肺部和尿路感染常见。

3. 实验室及其他检查

(1)血液检查:红细胞数目下降,血红蛋白降低,白细胞可升高或降低,血小板偏低或正常,血肌酐和血尿素氮升高,电解质增高或降低。

(2)尿常规:尿比重降低,大多在 1.018 以下。尿沉渣出现颗粒管型、蜡样管型等。

(3)B 超、放射性核素检查:可了解肾脏形态和功能。

(三)护理诊断及合作性问题

1. 体液过多　与肾小球滤过率降低、水和钠盐摄入过多有关。

2. 营养失调:低于机体需要量　与长期限制蛋白质摄入、代谢产物潴留有关。

3. 有感染的危险　与营养障碍、白细胞功能降低有关。

4. 有皮肤完整性受损的危险　与长期卧床、尿毒症皮炎有关。

5. 有体液不足的危险　与肾对水的调节功能障碍、呕吐、腹泻和使用利尿剂、摄水不足有关。

6. 潜在并发症　心力衰竭、心律失常、高血压脑病、肾性骨病、电解质紊乱、代谢性酸中毒。

(四)护理措施

1. 一般护理

慢性肾衰竭病人应以卧床休息为主,协助其完成日常自理活动。活动时以不引起心慌、气喘、疲乏为宜，同时要注意陪伴病人，以免发生意外损伤。对长期卧床的病人应进行适当的床上主动或被动的活动，避免发生静脉血栓和肌肉萎缩。定时翻身、按摩骨隆突处。因尿素霜沉积对皮肤刺激产生瘙痒不适，应剪短指甲，以免抓破皮肤，勤用温水擦洗，保持皮肤清洁，忌用肥皂和乙醇。

2. 饮食护理

(1)尽早采用优质低蛋白、低磷饮食，要求60%以上的蛋白质是含人体必需氨基酸的动物蛋白质(即高生物效价优质蛋白)，如瘦肉、鸡蛋、牛奶等，尽可能少食富含植物蛋白的物质，米、面中所含的植物蛋白也要设法去除，如可部分采用麦淀粉为主食。

(2)保证足够热量的供给，热量每日至少需16 kJ/kg(30kcal/kg)，碳水化合物占总热量的2/3，其余由脂肪(植物油)供给。

(3)饮食宜清淡、易消化，食物应富含维生素C、维生素B_{12}、叶酸、铁和钙质等。宜少量多餐。

3. 协助治疗与护理

(1)维持水、电解质、酸碱平衡：应根据出入液量平衡的原则，调整液体的摄取量。对失水者应注意补充液体量，但不宜过多过快。液体入量为不显性失水，每天约为500～600ml，再加上前1天尿量的总和。有严重高血压、尿少、水肿、心力衰竭者，应严格控制饮水量和输液量、准确记录24小时出入量，在病人行动方便时，按时测体重，以观察水肿和尿量情况，作为摄水依据。水肿、高血压和少尿时，应限制钠盐摄入，可根据体重、血压、尿量、血清钠等指标，结合病情调整钠的摄入。需注意观察血钠、血钾失衡表现，并依据血生化检测结果予以处理。慢性肾功能衰竭时，可出现不同程度的酸中毒，可按医嘱给予碳酸氢钠口服，严重者静脉滴注5%碳酸氢钠溶液。酸中毒纠正时，需注意补钙，以防止手足抽搐。

(2)降低血尿素氮的治疗：由于严格限制蛋白摄入，易发生营养不良。低蛋白饮食加必需氨基酸疗法，可使病人长期维持较好的营养状态，并降低血尿素氮，减慢肾功能恶化过程。必需氨基酸有口服和静脉滴注两种方法，如病人能口服以口服为佳；静脉滴注的速度应缓慢，过快可引起恶心、呕吐、头晕和发热等副反应。

(3)替代疗法：透析(血透、腹透)和肾移植是替代肾功能的治疗方法。尿毒症病人经治疗无效时，应采取透析疗法。透析一个时期后，可考虑是否做肾移植。

(五)健康教育

①强调合理饮食对本病的重要性，应严格遵守饮食治疗的原则，如对蛋白质的合理摄入和水、钠的限制；②适当锻炼，但避免过度劳累和重体力活动；③定期复查肾功能、电解质等；④避免使用肾毒性较大的药物；⑤注意个人卫生，皮肤清洁；⑥注意保暖、避免受凉，以免引起上呼吸道感染。

[习题]

(一)名词解释

1. 尿路刺激征
2. 无症状细菌尿
3. 慢性肾小球肾炎
4. 大量蛋白尿

5. 急性肾衰竭

6. 氮质血症期

（二）填空题

1. 泌尿系统的生理功能有__________、__________、__________。

2. 尿路感染主要的感染途径是__________、__________、__________和__________，其中最主要的感染途径是__________。

3. 慢性肾炎基本的临床表现有__________、__________、__________、__________和__________。

4. 肾病综合征的并发症有__________、__________、__________和__________。

5. 急性肾衰竭的病因分__________、__________和__________3 类。

6. 慢性肾功能不全可分为__________、__________、__________、__________4 期。

（三）选择题（A 型题）

1. 急性肾衰竭病人最常见的电解质紊乱是（　　）

A. 低钾血症　　B. 高钾血症　　C. 低钠血症

D. 低钙血症　　E. 高磷血症

2. 下列哪项是急性肾衰竭最常见的病因（　　）

A. 肾前性病变　　B. 肾后性病变　　C. 急性肾小管坏死

D. 急性肾间质病变　　E. 肾小球和肾小血管病变

3. 慢性肾衰临床表现中最早、最常见的症状是（　　）

A. 贫血　　B. 尿毒症性心肌病　　C. 代谢性酸中毒

D. 胃肠道症状如食欲不振、恶心、呕吐等　　E. 高血压

4. 我国慢性肾衰竭最常见的病因为（　　）

A. 慢性肾小球肾炎　　B. 糖尿病肾病　　C. 狼疮肾炎

D. 高血压肾病　　E. 梗阻性肾病

5. 慢性肾炎治疗的主要目标是（　　）

A. 消除管型　　B. 消除蛋白尿　　C. 消除血尿

D. 控制高血压　　E. 延缓肾功能进行性减退

6. 治疗慢性肾炎病人肾素依赖性高血压，首选（　　）

A. 血管紧张素Ⅱ受体拮抗剂　B. 血管紧张素转换酶抑制剂

C. 钙通道阻滞剂　　D. β 受体阻滞剂　　E. 利尿剂

7. 肾功能不全的病人在使用血管紧张素转换酶抑制剂时要注意监测有无出现（　　）

A. 高血钾　　B. 高血压　　C. 水肿

D. 出血　　E. 低血钾

8. 肾病综合征病人最常见的并发症是（　　）

A. 感染　　B. 急性肾衰竭　　C. 高血压

D. 低血容量性休克　　E. 血栓形成

9. 肾小球肾病最常见的临床表现是（　　）

A. 血尿　　B. 高血压　　C. 肾性水肿
D. 蛋白尿　　E. 少尿

10. 各型慢性肾炎均可出现(　　)
A. 严重高血压　　B. 显著水肿　　C. 大量蛋白尿
D. 肉眼血尿　　E. 不同程度的肾功能损害

11. 少尿是指 24 小时的尿量少于(　　)
A. 100ml　　B. 200ml　　C. 400ml
D. 300ml　　E. 500ml

12. 血尿是指离心后尿沉渣每高倍视野红细胞为(　　)
A. 3 个以上　　B. 5 个以上　　C. 6 个以上
D. 8 个以上　　E. 10 个以上

13. 对膀胱刺激征的饮食护理中,要求病人多饮水,即每日的饮水量至少超过(　　)
A. 2000ml　　B. 1000ml　　C. 1500ml
D. 2500ml　　E. 3000ml

14. 下列关于尿细菌定量培养的说法,错误的是(　　)
A. 最好用清晨第 1 次的中段尿液送检
B. 可在使用抗生素过程中留取尿标本
C. 留取尿液时应严格无菌操作
D. 尿液留取后应在 1 小时内作细菌培养
E. 尿标本中勿混入消毒药液

15. 肾小球病的发病机制主要为(　　)
A. 感染性炎症疾病　　B. 细胞免疫异常　　C. 与体液免疫无关
D. 非免疫非炎症疾病　　E. 免疫介导性炎症疾病

16. 下列哪项有助于急、慢性肾衰竭的鉴别(　　)
A. 蛋白尿程度　　B. 血尿程度　　C. 高血压程度
D. 肾脏大小　　E. 酸中毒程度

17. 关于急性肾炎的治疗,下列哪项不正确(　　)
A. 对症治疗　　B. 急性期卧床休息　　C. 必须使用青霉素治疗
D. 急性肾衰竭时透析治疗　　E. 禁止使用肾毒性药物

18. 不会引起肾病综合征的疾病是(　　)
A. 急慢性肾小球肾炎　　B. 慢性肾盂肾炎　　C. 糖尿病肾病
D. 系统性红斑狼疮肾炎　　E. 过敏性紫癜肾炎

19. 下列哪项不是肾病综合征时的共同临床表现(　　)
A. 高脂血症　　B. 高血压　　C. 大量蛋白尿
D. 低血浆白蛋白　　E. 水肿

20. 关于原发性肾病综合征应用激素治疗的注意事项,下列不正确的是(　　)
A. 始量要足　　B. 减药要慢　　C. 维持用药要久
D. 抗生素预防感染　　E. 无效时加用细胞毒药物

21. 尿毒症必有的临床表现是(　　)

A. 口腔氨臭味　B. 贫血　C. 尿毒症性心包炎
D. 尿毒症性肺炎　E. 皮肤瘙痒

22. 尿毒症病人酸碱平衡紊乱常表现为(　　)
A. 呼吸性酸中毒　B. 呼吸性碱中毒　C. 代谢性酸中毒
D. 代谢性碱中毒　E. 混合性酸中毒

23. 尿路感染最常见致病菌是(　　)
A. 变形杆菌　B. 副大肠杆菌　C. 大肠埃希菌
D. 粪链球菌　E. 葡萄球菌

24. 下列哪项对诊断尿路感染最有意义(　　)
A. 尿频、尿急、尿痛　B. 畏寒、发热、头痛　C. 血白细胞总数升高
D. 清洁中段尿白细胞 >5 个/HP
E. 清洁中段尿培养细菌计数 $\geqslant 10^5$/ml

25. 尿毒症病人最适宜的饮食是(　　)
A. 富含钙、磷　B. 高热量、低植物蛋白　C. 高热量、低动物蛋白
D. 富含钠、钾　E. 高热量、高脂肪

26. 吴先生,表现为高度水肿、低蛋白血症、高胆固醇血症、大量蛋白尿。可考虑(　　)
A. 慢性肾盂肾炎　B. 急性肾盂肾炎　C. 急性肾炎
D. 慢性肾炎高血压型　E. 肾病综合征

27. 急性肾盂肾炎病人最常见的是(　　)
A. 尿蛋白(++)　B. 尿红细胞 >3 个/HP　C. 菌落计数 10^4/ml
D. 尿白细胞 >5 个/HP　E. 尿素氮升高

28. 诱发尿毒症的主要原因是(　　)
A. 贫血　B. 心力衰竭　C. 酸中毒
D. 继发感染　E. 电解质紊乱

29. 护理慢性肾功能衰竭,最重要的是(　　)
A. 每天测血压 2 次　B. 每天测体重 1 次　C. 每天测体温 1 次
D. 每天记出入液量　E. 每天尿液检查 1 次

30. 急性肾盂肾炎最重要的护理措施是(　　)
A. 卧床休息　B. 观察药物副作用　C. 多饮水
D. 每天留尿送检　E. 高锰酸钾坐浴

31. 慢性肾炎的必有表现是(　　)
A. 镜下血尿　B. 下肢水肿　C. 高血压
D. 蛋白尿　E. 尿路感染

32. 无尿是指(　　)
A. 24 小时尿量 <100ml　B. 24 小时尿量 <200ml　C. 24 小时尿量 <300ml
D. 24 小时尿量 <400ml　E. 24 小时尿量 <500ml

33. 下列不符合肾病综合征诊断标准的是(　　)
A. 大量蛋白尿(>3.5g/d)　B. 高脂血症　C. 高血压
D. 水肿　E. 低白蛋白血症

34. 肾功能不全的早期表现是(　　)
A. 内生肌酐清除率 < 20ml/min
B. 血尿素 > 5mmol/L
C. 血肌酐 > 50μmo/L
D. 夜尿量 > 750ml
E. 15 分钟酚红排泌率 < 25%
35. 慢性肾小球肾炎发病的起始因素是(　　)
A. 病毒感染　B. 链球菌感染　C. 免疫介导炎症
D. 感染后毒素作用　E. 代谢产物潴留
36. 形成肾炎性水肿的主要原因是(　　)
A. 蛋白质合成障碍　B. 低蛋白血症　C. 高脂血症
D. 循环血容量不足　E. 肾小球滤过率降低
37. 某尿毒症病人,每天晨间出现恶心呕吐,对症护理措施为(　　)
A. 临睡勿进食,勿进水　B. 临睡吃少量点心　C. 睡前饮水 1 ~ 2 次
D. 晨间饮水 1 ~ 2 次　E. 起床前先服止呕剂
38. 急性肾衰竭病人出现的电解质失调中,最为严重的是(　　)
A. 低血钠　B. 高血磷　C. 低血钙
D. 高血镁　E. 高血钾
39. 肾盂肾炎的主要感染途径是(　　)
A. 血行感染　B. 淋巴道感染　C. 上行感染
D. 直接感染　E. 院内感染
40. 下列哪项不能作为肾衰竭病人少尿期输液量是否适当的衡量标准(　　)
A. 体重每日减轻 0.5kg　B. 血钠维持 130mmol/L
C. CVP 在正常范围　D. 无呼吸困难、肺水肿　E. 血钾恢复正常
41. 急性肾炎病人病情加重多在发病后(　　)
A. 1 ~ 2 周　B. 3 周　C. 4 周
D. 5 周　E. 6 周
42. 引起尿毒症贫血最重要的原因是(　　)
A. 毒素使红细胞寿命缩短　B. 铁、叶酸缺乏　C. 严重呕血、便血
D. 肾产生红细胞生成素减少　E. 代谢产物抑制骨髓造血
43. 对肾盂肾炎病人健康教育不妥的是(　　)
A. 鼓励多饮水,少憋尿　B. 防止劳累及便秘　C. 每天清洗会阴部
D. 治愈后仍需长期用小剂量抑菌药物预防
E. 性生活后排尿并口服抗生素
44. 急性肾炎合并症多发生在起病后(　　)
A. 第 1 ~ 2 周　B. 第 2 周后　C. 第 3 周
D. 第 4 周　E. 第 1 ~ 2 月
45. 护士在对肾盂肾炎病人进行健康指导时,鼓励其多饮水是为了(　　)
A. 减少药物毒性反应　B. 维持体液平衡　C. 减轻不适感
D. 加速退热　E. 促进细菌、炎症物质排出
46. 易引起肾盂肾炎的疾病是(　　)

A. 原发性高血压　B. 肺炎链球菌肺炎　C. 慢性肝炎
D. 缺铁性贫血　E. 糖尿病

47. 急性肾衰竭少尿期每天补液量应等于(　　)
A. 尿量　B. 显性失水量
C. 显性失水量+不显性失水量+内生水
D. 显性失水量+不显性失水量-内生水
E. 显性失水量+不显性失水量

48. 尿毒症病人出现手足抽搐多是因为(　　)
A. 高血钾　B. 高血钙　C. 高血磷
D. 低血钾　E. 低血钙

49. 引起肾前性肾衰竭的病因是(　　)
A. 大出血,休克　B. 肾中毒　C. 双侧输尿管结石
D. 前列腺增生　E. 盆腔肿瘤压迫输尿管

50. 急性肾小球肾炎最常见的并发症为(　　)
A. 营养不良、慢性肾衰竭、严重循环充血
B. 营养不良、高血压脑病、慢性肾衰竭
C. 继发感染、营养不良、急性肾衰竭
D. 继发感染、营养不良、慢性肾衰竭
E. 严重循环充血、高血压脑病、急性肾衰竭

51. 尿毒症少尿期病人忌输库存血,主要是为防止引起(　　)
A. 出血倾向　B. 输血反应　C. 血尿素氮升高
D. 血钙降低　E. 血钾升高

52. 慢性肾小球肾炎病人适应的饮食是(　　)
A. 优质高蛋白饮食　B. 高磷饮食　C. 低蛋白低盐半流质饮食
D. 高热量饮食　E. 高热量优质低蛋白饮食

53. 责任护士对肾病综合征病人给予的饮食指导中,下列不妥的是(　　)
A. 蛋白质摄入量应为正常人入量即每日每千克体重1.0g
B. 应尽量摄入动物蛋白
C. 保证摄入的热量应为每日每千克体重不少于126～147kJ
D. 水肿时应限制盐的摄入<3g/d
E. 应多进食富含饱和脂肪酸的食物

54. 肾病综合征的病人应给予(　　)
A. 高热量饮食　B. 低脂饮食　C. 低胆固醇饮食
D. 高蛋白饮食　E. 少渣饮食

55. 急性肾炎的病人应给予(　　)
A. 低盐饮食　B. 高脂饮食　C. 低胆固醇饮食
D. 高蛋白饮食　E. 少渣饮食

56. 男性,17岁。全身重度水肿,尿蛋白6.4g/d,血浆白蛋白23g/L,血压80/60mmHg,肾功能血尿素氮9.1mmol/L、血肌酐100μmol/L,疾病诊断为(　　)

A. 急性肾炎　　B. 慢性肾炎　　C. 急性肾衰竭
D. 慢性肾衰竭　　E. 肾病综合征

57. 男性,53 岁。全身轻度浮肿 5 年,血压 140/90mmHg,尿常规:尿蛋白(＋＋),红细胞 18 个/HP,颗粒管型(＋＋)。血尿素氮 10mmol/L。关于此病人的护理措施中,下列错误的是(　　)
A. 绝对卧床休息　　B. 限制食物中蛋白和磷的摄入量
C. 防止感染　　D. 注意监测水肿和血压的变化
E. 避免使用对肾功能有害的药物

58. 女,35 岁。反复低热,夜尿多 2 年,3 次尿培养均为大肠杆菌生长,为确诊疾病,首选检查是(　　)
A. 肾小球滤过率　　B. 肾 B 超　　C. 腹部平片
D. 静脉肾盂造影　　E. 肾活检

59. 女性,36 岁。因呕吐、腹泻后突然出现少尿(10ml/h),血尿素氮 15mmol/L,肌酐 178μmol/L,尿比重 1.025,尿钠 13mmol/L,尿量减少最可能的原因是(　　)
A. 肾前性急性肾衰竭　　B. 肾后性急性肾衰竭　　C. 慢性肾衰竭
D. 急性肾小管坏死　　E. 急性间质性肾炎

60. 女性,30 岁,慢性肾小球肾炎,为减轻肾小球的高灌注、高压、高滤过状态,其饮食应选择(　　)
A. 普通蛋白饮食即可　　B. 低蛋白低磷低钠饮食　　C. 高蛋白饮食
D. 高蛋白低钠饮食　　E. 高蛋白低磷饮食

61. 男性,57 岁。肾盂肾炎反复发作已 4 年,今腰痛、低热就诊。护士收集到以下护理资料,其中与发病密切相关的是(　　)
A. 性别　　B. 年龄　　C. 职业
D. 口服雌三醇　　E. 患有前列腺肥大症

62. 女性,20 岁。发热伴尿急、尿频、尿痛,尿液检查示:白细胞 8 个/HP,其结果为(　　)
A. 镜下脓尿　　B. 镜下血尿　　C. 正常尿液
D. 血红蛋白尿　　E. 乳糜尿

(63～67 题共用题干)

女性,28 岁。近 3 天发热、腰痛,伴尿频、尿急、尿痛,尿镜检示白细胞 25 个/HP。

63. 你认为该女性患了什么病(　　)
A. 急性肾炎　　B. 肾病综合征　　C. 肾盂肾炎
D. 慢性肾炎　　E. 急进型肾小球肾炎

64. 为预防本病复发,应重点做好哪项(　　)
A. 做好会阴部卫生　　B. 戒烟、酒　　C. 加强营养
D. 长期锻炼　　E. 长期服抗生素

65. 该病人多饮水的目的是(　　)
A. 降低体温　　B. 营养需要　　C. 缓解尿频
D. 冲洗尿路　　E. 治疗腰痛

66. 出院时尿常规正常,尿培养阴性,此时应指导病人(　　)

A. 定时复查尿培养　　B. 继续用抗生素治疗　　C. 长期服用碳酸氢钠
D. 每晚服抗生素1次　　E. 卧床休息至腰痛消失

67. 本病如何预防(　　)
A. 做好会阴部卫生　　B. 长期锻炼　　C. 加强营养
D. 常服抗生素　　E. 戒烟、酒

(68～69题共用题干)

女性,46岁。多年前反复上呼吸道感染,近日出现恶心、呕吐、腿肿、尿少、血压180/105mmHg,尿蛋白(+++),尿红细胞2.5×10^{12}/L。

68. 该病人可能的诊断是(　　)
A. 慢性肾小球肾炎　　B. 急性肾盂肾炎　　C. 慢性肾盂肾炎
D. 急性肾小球肾炎　　E. 高血压

69. 该病人发病可能的原因是(　　)
A. 病毒感染　　B. 免疫介导炎症反应　　C. 大肠杆菌感染
D. 高血压　　E. 摄入水过多

(四)病例讨论

沈先生,30岁。"慢性肾炎"史3年,近1个月来乏力、头昏、腰酸、水肿加重,昨日因发热就诊。体检:体温38.8℃,脉搏108次/min,呼吸率24次/min,血压180/120mmHg(24/16kPa),颜面水肿,全身水肿明显,腹部移动性浊音阳性。辅助检查:尿液检查中蛋白(++++),白细胞2个/HP,红细胞3个/HP,24小时尿蛋白定量5.5g;血液检查血红蛋白90g/L,白细胞8.5×10^{9}/L,血肌酐168μmo/L,血尿素氮16mmol/L,血浆白蛋白24g/L,血清胆固醇7.5mmol/L,甘油三酯2.4mmol/L。现收治入院,拟用糖皮质激素、免疫抑制剂、利尿剂等治疗,病人对住院无思想准备。

问:1. 病人可能的医疗诊断是什么?
　　2. 根据病情,列出3个主要的护理诊断?
　　3. 如何对本病人进行健康教育。

[参考答案]

(一)名词解释

1. 尿路刺激征是指膀胱颈和膀胱三角区受到炎症或理化因素刺激而发生痉挛,出现尿频、尿急、尿痛和排尿不尽感。

2. 无症状细菌尿又称隐匿性尿路感染,即病人有真性细菌尿但无尿路感染症状。

3. 慢性肾小球肾炎是一种病情迁延、病变进展缓慢,最终将发展成为慢性肾衰竭的原发性肾小球疾病。

4. 大量蛋白尿指24小时尿蛋白定量超过3.5g。

5. 急性肾衰竭是指由于各种病因引起的短期内(数小时或数日)肾功能急剧损害而出现的临床综合征。

6. 氮质血症期是肾衰早期,GFR减至正常的25%～50%,出现氮质血症,血肌酐升高,但小于450μmo/L,此时仍无明显症状,可有轻度贫血、多尿和夜尿。

(二)填空题

1. 泌尿系统的生理功能有肾小球滤过功能、肾小管重吸收和分泌功能、内分泌功能。

2. 尿路感染主要的感染途径是上行感染、血行感染、淋巴管感染和直接感染,其中最主要的感染途径是上行感染。

3. 慢性肾炎基本的临床表现有水肿、高血压、蛋白尿、血尿和肾功能损害。

4. 肾病综合征的并发症有感染、血栓及栓塞、动脉粥样硬化和肾功能不全。

5. 急性肾衰竭的病因分肾前性、肾性和肾后性3类。

6. 慢性肾功能不全可分为肾功能不全代偿期、氮质血症期、肾功能衰竭期、尿毒症期4期。

(三)选择题

1. B	2. C	3. D	4. A	5. E	6. B	7. A	8. A	9. C	10. E
11. C	12. A	13. A	14. B	15. E	16. A	17. C	18. B	19. B	20. D
21. B	22. C	23. C	24. E	25. C	26. E	27. D	28. D	29. D	30. C
31. D	32. A	33. C	34. D	35. C	36. E	37. C	38. E	39. C	40. B
41. A	42. D	43. D	44. A	45. E	46. E	47. D	48. E	49. A	50. E
51. E	52. E	53. E	54. D	55. A	56. E	57. A	58. D	59. A	60. B
61. E	62. A	63. C	64. A	65. D	66. A	67. A	68. A	69. B	

(四)病例讨论

1. 该病人医疗诊断为慢性肾炎肾病型。

2. 主要的护理诊断有:

(1)体液过多　与低蛋白血症、肾小球滤过率下降有关。

(2)营养失调:低于机体需要量　与蛋白质丢失、摄入不足有关。

(3)焦虑　与疾病反复发作、担心疾病不能治愈有关。

3. 健康教育

(1)预防感染,防止复发:告知病人及家属预防感染的重要性和感染的表现;注意休息,保持良好的心态,加强营养,保持个人卫生。一旦发生感染,应及早、有效治疗。病情缓解后也要避免劳累和感染。

(2)用药教育:嘱咐病人出院后一定要按时按量服药;说明药物常见的副作用,使病人能及时识别。

(3)病情观察教育:注意观察体温、体重、血压等变化,学会每天用浓缩晨尿自测尿蛋白。定期门诊随访,了解肾功能的变化。

第六章　血液系统疾病病人的护理

［重点、难点］

第一节　概　述

一、血液系统的解剖结构和生理功能

造血系统由造血器官和造血细胞组成。造血器官主要包括骨髓、肝、脾、淋巴结等，骨髓为人体主要造血器官。血液是由红细胞、白细胞、血小板和血浆组成。

血液的主要功能：红细胞具有携带氧气和二氧化碳，运送营养物质和代谢物功能；白细胞具有防御和免疫功能；血小板具有止血、愈合伤口等凝固功能；血浆具有调节酸碱平衡，维持机体内环境相对稳定等功能。

红细胞进入血循环后的寿命约为120天，成熟粒细胞在外周血流中半寿期约6～7小时，血小板在循环血中寿命为8～11天。

二、血液系统疾病常见症状和体征的护理

贫　血

（一）概要

贫血是指外周血液单位容积中血红蛋白浓度、红细胞计数和（或）红细胞比容低于同龄、同性别、同地区的正常标准，以血红蛋白浓度最重要。贫血时，成年男性血红蛋白<120g/L、红细胞计数 $<4.0\times10^{12}/L$、红细胞比容<40%；成年女性血红蛋白<110g/L、红细胞计数 $<3.5\times10^{12}/L$、红细胞比容<35%。

（二）护理评估

1. 健康史

病因有：红细胞生成减少、红细胞破坏过多、失血等。

2. 身心状况

（1）症状：神经系统对缺氧最敏感，常出现头晕、耳鸣、头痛、记忆力减退、注意力不集中。呼吸、循环系统表现为活动后心悸、气短，严重贫血可诱发心绞痛、发生贫血性心脏病。胃肠道缺氧，表现食欲不振、恶心、腹胀、腹泻或便秘。肾组织缺氧，可出现多尿、低比重尿、蛋白尿等。生殖系统缺氧表现为性功能减退，女性常伴有月经不调或继发性闭经等。

(2)体征:皮肤黏膜苍白是贫血最突出的体征。观察甲床、口唇、睑结膜较为明显。

(3)贫血的程度:轻度血红蛋白为120~91g/L,中度血红蛋白为90~61g/L,重度血红蛋白为<60g/L,极重度血红蛋白为<30g/L。

(三)护理诊断及合作性问题

活动无耐力　与组织缺氧有关。

(四)护理措施

①轻度贫血无需限制活动,应增加休息时间,避免疲劳;重度贫血应卧床休息;②应给予高蛋白、高热量、富含维生素及易消化食物,并针对不同贫血原因,补充相应的营养成分;③重度贫血者给予输氧,以缓解机体缺氧症状;④观察生命体征和全身情况,尤其是心血管和神经系统的变化。

(五)健康教育

注意休息,增加营养,不要偏食;保护自我,预防出血,有出血性疾病时需积极治疗;指导病人按医嘱坚持服药,定期复查。

出血倾向

(一)概要

出血倾向是指机体自发性多部位出血和(或)血管损伤后出血不止。

(二)护理评估

1. 健康史

常见的原因有:血小板数量减少或功能异常、血管壁异常、凝血功能障碍等。

2. 身心状况

出血常见部位是皮肤黏膜(口腔、鼻腔、牙龈等)、关节腔、内脏出血(咯血、呕血、便血、血尿及阴道出血),严重时可发生颅内出血。颅内出血先兆常出现剧烈头痛、呕吐,血小板<20×10^9/L。大出血者常出现紧张、恐惧等情绪变化。

(三)护理诊断及合作性问题

组织完整性受损　与止血、凝血功能障碍导致皮肤黏膜出血有关。

(四)护理措施

①限制活动,多卧床休息以防再次出血。床单平整,被褥衣裤轻软;②应给予高热量、高蛋白、高维生素、少渣软食,以避免口腔黏膜擦伤。进餐前后可用冷苏打漱口水含漱;③定时测血压、脉搏,注意意识状态,观察出血部位、出血范围、出血量及有关检查结果。如病人突然出现头痛、视力模糊、喷射性呕吐甚至昏迷、双侧瞳孔大小不等颅内出血征象时,及时通知医生,做好急救配合工作;④皮肤出血的护理:肢体皮肤或深层组织出血可抬高肢体,以减少出血,深部组织血肿也可应用局部压迫方法,促进止血。避免搔抓皮肤,保持皮肤清洁。尽量少用注射药物,必须使用时在注射后用消毒棉球充分压迫局部直至止血;⑤鼻出血的护理:少量出血可用干棉球或1∶1000肾上腺素棉球塞鼻腔压迫止血,并局部冷敷,促进血管收缩达到止血。若出血不止,用油纱条作后鼻孔填塞,压迫出血部位促进凝血。嘱病人不要用手挖鼻痂;⑥口腔、牙龈出血的护理:牙龈渗血时,可用肾上腺素棉球或明胶海棉片贴敷齿

龈，牙龈出血时易引起口臭，可用1%过氧化氢液体漱口。不要用牙刷、牙签清理牙齿，可用棉签蘸漱口液擦洗牙齿。用液体石蜡油涂抹口唇，以防干裂；⑦内脏出血的护理：建立静脉输液通道，配合和作好输血的准备，保证液体、止血药物和血液制品的输入。

（五）健康教育

减少活动量，避免过度负重和易致创伤的运动；沐浴或清洗时避免水温过高和过于用力擦洗；勤减指甲，不用剃须刀片刮胡须；用软毛刷刷牙，忌用牙签剔牙；进食过程中要细嚼慢咽；勿用力擤鼻。一旦出现出血征象，立即就医。

继发感染

（一）概要

继发感染是由于正常的白细胞数量减少和（或）质量异常，机体免疫力下降及营养不良，血液病病人容易发生感染。继发感染是白血病病人最常见的死亡原因之一。

（二）护理评估

1. 健康史

多见急性白血病、淋巴瘤、再生障碍性贫血、粒细胞缺乏症等血液病。

2. 身心状况

发热是继发感染最常见的症状。感染部位多见于口腔黏膜、咽及扁桃体、肺部、泌尿道以及肛周皮肤，严重者可发生败血症。

（三）护理诊断及合作性问题

体温过高　与继发感染有关。

（四）护理措施

1. 一般护理

保持病室整洁、空气清新，定时开窗通风，用紫外线或臭氧照射每周2～3次，每次20～30分钟。定期用消毒液擦拭家具、地面。限制探视人数及次数，避免到人群聚集的地方或与有感染迹象的病人接触。严格执行各项无菌操作，必要时实行保护性隔离。鼓励病人进食，选用高蛋白、高热量、富含维生素的易消化饮食，多饮水，以补充水分的消耗。

2. 高热护理

卧床休息，减少机体的消耗。高热病人可给予物理降温或遵医嘱药物降温，禁用乙醇擦浴，防局部血管扩张加重出血。降温过程中病人出汗多，应及时擦干皮肤，随时更换衣物，保持皮肤和床单清洁、干燥，防受凉。

3. 病情观察

观察病人有无感染征象，注意体温变化和热型。对发热者，应注意观察发热前有无寒战和其他伴随症状，警惕败血症发生，必要时抽血送培养。

4. 用药护理

遵医嘱局部或全身用抗生素治疗，注意用药反应。

（五）健康教育

向病人及家属介绍物理降温的方法，懂得预防感染的重要性及学会如何预防感染。

第二节 缺铁性贫血病人的护理

（一）概要

缺铁性贫血是指贮存铁缺乏，导致血红蛋白合成量减少而引起的一种小细胞低色素性贫血。缺铁性贫血是最常见的一种贫血，以生长发育期的儿童和育龄妇女发病率较高。

铁是血红蛋白合成的重要原料之一。正常人体每天制造新生红细胞所需的铁大部分来自体内衰老红细胞破坏释放的铁。每天从食物中吸收约 1～1.5mg 铁，排出约 1mg 铁，维持体内铁的动态平衡。含铁量较丰富的食物有肝、肉类、蛋黄、豆类、紫菜、海带、木耳及香菇等，而乳类含铁量最低。铁的主要吸收部位在十二指肠和空肠上段。影响铁吸收的因素有：胃酸和维生素 C 能使三价铁还原成二价铁，以便于吸收；肠黏膜能根据体内贮存铁的情况，调节其吸收。人体多余的铁主要以铁蛋白和含铁血黄素形式贮存在肝、脾和骨髓等组织中。

病因或原发病确诊后，要积极治疗，这是纠正贫血、防止复发的关键环节。补充铁剂以口服方法作为首选，常用的口服铁剂有硫酸亚铁。

（二）护理评估

1. 健康史

病因有：①慢性失血是成人缺铁性贫血最多见、最重要的原因；②需铁量增加而摄入不足：婴幼儿、青少年、妊娠和哺乳期的妇女需铁量增加，如饮食中缺少铁则易引起缺铁性贫血；③铁吸收不良：胃大部切除及胃空肠吻合术后、胃酸缺乏、肠道功能紊乱、服用抗酸药等均可影响铁的吸收。

2. 身心状况

（1）症状：①一般贫血的表现，如面色苍白、乏力、易倦、头晕、心悸气短、耳鸣等；②组织缺铁的表现：出现口角炎、舌炎及慢性萎缩性胃炎胃酸缺乏；儿童还可有神经、精神系统异常表现，如易激动、烦躁、兴奋、发育迟缓等；少数病人有异食癖，喜吃生米、泥土等。

（2）体征：皮肤黏膜苍白、干燥、无光泽，毛发干枯易脱落，指（趾）甲扁平、不光整、脆薄易裂，严重呈“反甲”。

3. 实验室及其他检查

（1）血象：为小细胞低色素性贫血，血红蛋白降低。红细胞体积较正常小且形态不一，中心淡染区扩大。

（2）骨髓象：红细胞系增生活跃，以中晚幼红细胞为主。骨髓涂片染色示骨髓细胞外铁消失，铁粒幼细胞极少或消失。

（3）生化检查：血清铁下降，血清总铁结合力升高，血清铁蛋白降低。

（三）护理诊断及合作性问题

1. 活动无耐力　与贫血引起全身组织缺氧有关。

2. 营养失调：低于机体需要量　与体内铁不足有关。

（四）护理措施

1. 一般护理

轻、中度贫血活动量以不感到疲劳、不加重症状为度；重度贫血卧床休息，给予氧气吸入。进食高蛋白、高维生素、高热量、含铁丰富易消化饮食，食用含维生素C的食品，有利于铁的吸收。

2. 病情观察

注意观察病人贫血的症状、体征，评估其活动的耐受能力，了解病人的主要化验结果，以判断病人贫血程度。

3. 用药护理

①口服铁剂易引起胃肠道反应，故宜在饭后服用，从小剂量开始；②避免与牛奶、茶、咖啡同时服，否则影响铁的吸收；③口服液体铁剂时须使用吸管，避免牙齿染黑；④服铁剂期间大便会变成黑色，应做好解释，以消除病人顾虑；⑤注射铁剂剂量要准确，宜深部肌肉注射。因副作用多，很少用；⑥铁剂治疗后自觉症状可很快减轻；1周左右网织红细胞数上升，可作为铁剂治疗有效的早期指标；2周左右血红蛋白开始升高，约1~2个月恢复至正常。在血红蛋白正常后，病人仍需继续服用铁剂3~6个月，目的是补足体内贮存铁。

（五）健康教育

向病人说明消除贫血的病因及积极根治原发病的重要性。开展防止缺铁的卫生知识教育，指导病人平衡膳食，按时、按量服用铁剂，避免同时服用影响铁剂吸收的物质。定期复查血象。

第三节　再生障碍性贫血病人的护理

（一）概要

再生障碍性贫血简称再障，是由多种原因导致骨髓功能衰竭，以及造血微环境损伤、外周全血细胞减少为特征的一组综合征。多见于青壮年。按病程分急性再障和慢性再障。治疗原则为去除病因，对症治疗，包括纠正贫血、止血及控制感染。急性再障尽早采用免疫抑制剂（抗淋巴细胞等），慢性再障以雄激素治疗（丙酸睾丸酮）为主。造血干细胞移植，提高了再障的治愈率。急性再障预后差，约40%病人于数月至1年内死亡。慢性再障约有80%病人经治疗病情缓解。

（二）护理评估

1. 健康史

常见的病因有：①药物：最常见的是氯霉素，其他的有抗肿瘤药、解热止痛药、抗惊厥药、链霉素、异烟肼等；②化学物质：苯及其衍生物、有机磷农药、染发剂、油漆等；③物理因素：X线、γ射线及其他放射性物质；④其他：病毒感染（各型肝炎病毒、EB病毒）、遗传因素、SLE、慢性肾功能衰竭等。

2. 身心状况

临床表现为进行性贫血、出血和继发感染。①急性再障：起病急，进展迅速，早期表现为出血与感染，随病程的延长出现进行性贫血。伴明显的乏力、头晕及心悸等。出血部位广泛，除皮肤黏膜外，还常有内脏出血，如便血、血尿、子宫出血或颅内出血，危及生命。皮肤感染、肺部感染多见，严重者可发生败血症，病情险恶，一般常用的对症治疗不易奏效；②慢性再障：此型较多见，贫血往往是首发和主要表现。出血较轻，以皮肤黏膜为主，除女性有子宫出血外，少见内脏出血。感染以呼吸道多见，经积极治疗可缓解。少数病例可演变为急性再障，预后极差。

3. 实验室及其他检查

(1)血象：全血细胞减少，贫血为正常细胞正色素性贫血。

(2)骨髓象：急性再障骨髓显示增生低下或极度低下，脂肪滴增多；慢性再障不同部位骨髓象不一，但均有巨核细胞减少。

(三)护理诊断及合作性问题

1. 活动无耐力　与贫血引起全身组织缺氧有关。

2. 出血　与血小板减少有关。

(四)护理措施

1. 一般护理

根据贫血程度及目前活动耐力，决定病人活动量。一般重度以上贫血以卧床休息为主；中轻度贫血应劳逸结合，活动中如出现心慌、气短应立刻停止。进食高蛋白、高维生素、高热量饮食。重度贫血应注意保暖，必要时给氧、输血或成分输血。

2. 病情观察

观察贫血表现(头晕、头痛和纳差)、皮肤淤斑情况(破损或感染征象)、监测生命体征，若有异常及时报告医生。严密观察体温，若发热提示存在感染，及时与医师联系，按医嘱使用有效抗生素。

3. 用药护理

遵医嘱给予丙酸睾丸酮，疗程为 3～6 个月，才能判断疗效。①该药为油剂，需深层注射；②由于吸收慢，注射部位易发生肿块，甚至发生无菌性坏死，需经常检查注射部位，发现硬块要及时理疗；③副作用有男性化，如毛须增多、声音变粗、痤疮、女性闭经等，不良反应于停药后短期内会全部消失；④用药过程中应定期检查肝功能和定期监测血红蛋白、白细胞总数及网织红细胞计数，通常药物治疗 1 个月左右网织红细胞开始上升，接着血红蛋白升高，3 个月后红细胞开始上升，而血小板上升需更长时间。

(五)健康教育

对长期接触有害骨髓造血物质(放射性物质、农药、苯及衍生物)的人员，加强卫生宣教，定期检查血象。避免滥用对骨髓有抑制功能的药物(氯霉素、阿司匹林等)。告之病人坚持治疗，定期复查。

第四节　特发性血小板减少性紫癜病人的护理

（一）概要

特发性血小板减少性紫癜（ITP）是一种自身免疫性出血综合征，也称自身免疫性血小板减少，是由于外周血的血小板免疫性破坏过多及其寿命缩短，造成血小板减少性出血疾病。临床分为急性型和慢性型。

本病病因未明，可能与下列因素有关：①免疫因素，病人产生抗血小板抗体，导致血小板破坏和减少；②肝脾因素，肝、脾产生血小板特异性 IgG，缩短血小板寿命；③其他，如雌激素水平增高、感染（细菌、病毒）等。

治疗原则为制止出血、减少血小板破坏及提高血小板数量。糖皮质激素为首选药物，病情急重者静脉滴注地塞米松。必要时行脾脏切除术。急性型一般病程 4 ~6 周，约 80% 病例半年内自愈，少复发。约 80% 以上慢性型病例可反复发作。

（二）护理评估

1. 健康史

了解病人起病前 1 ~2 周有无呼吸道感染、特别是病毒感染史，有无使用对血小板量和功能有影响的药物如阿司匹林、保泰松等，了解既往健康状况和家族史、个人史。

2. 身心状况

（1）急性型：半数以上见于儿童，起病前 1 ~4 周常有上呼吸道病毒感染史，出现畏寒、发热、全身的皮肤、黏膜出血，可有大片淤斑，甚至血肿；鼻、齿龈、口腔黏膜、结膜出血常见，常先出现于四肢。当血小板 $<20\times10^9$/L 时，可有颅内出血、消化道及泌尿道出血，可危及生命。病程多为自限，少数病程超过半年转为慢性。

（2）慢性型：青年女性多见。起病缓慢隐匿。出血症状较轻，表现为反复发作皮肤黏膜淤点、淤斑，伴轻度脾肿大，女性病人常以月经过多为主要表现。每次发作常持续数周或数月，可迁延多年。部分病人因感染等致病情突然加重，出现广泛而严重的内脏出血。反复发作者常有轻度脾肿大。

3. 实验室及其他检查

（1）血象：血小板计数减少程度不一，急性型常低于 20×10^9/L，慢性型常为 30×10^9/L，血小板体积偏大，功能多正常。失血多时可出现贫血，白细胞计数多正常，嗜酸性粒细胞可增多。

（2）骨髓象：骨髓巨核细胞数量增多或正常，形成血小板的巨核细胞减少。

（3）其他：出血时间延长，血块回缩不良，束臂试验阳性。血小板相关免疫球蛋白（PAIgG）增高。血小板寿命明显缩短。

（三）护理诊断及合作性问题

1. 组织完整性受损　与血小板减少有关。

2. 潜在并发症　颅内出血等。

（四）护理措施

1. 一般护理

血小板计数在$(30\sim40)\times10^9/L$以上者，出血不重，可适当活动；血小板在$(30\sim40)\times10^9/L$以下者，卧床休息，保持心情平静。进食富含高蛋白、高维生素、少渣饮食。

2. 病情观察

注意出血部位、范围、出血量及出血是否停止，有无内脏出血，监测血小板计数、出血时间。观察并记录病人的生命体征、意识及瞳孔大小。

3. 对症护理

皮肤出血者不可搔抓皮肤，鼻腔出血不止要用油纱条填塞。便血、呕血、阴道出血时需卧床休息，对症处理；血小板计数$<20\times10^9/L$应警惕颅内出血，便秘、剧烈咳嗽会诱发颅内出血，故便秘时要用泻药或开塞露，剧咳者可用镇咳药。有出血倾向的病人出现视力模糊、头晕、头痛、呼吸急促、喷射性呕吐，甚至昏迷，提示颅内出血可能，应迅速通知医生；立即去枕平卧头偏向一侧，保持呼吸道通畅；吸氧；遵医嘱静注或静滴脱水剂、利尿剂、止血药或浓缩血小板液。定期监测血压、白细胞计数，发现异常时报告医生。

（五）健康教育

慢性病人定期门诊复查，坚持治疗，避免使用损伤血小板的药物，如阿司匹林、双嘧达莫、吲哚美辛、保泰松、右旋糖酐等。血小板低于$50\times10^9/L$，避免强体力活动和各种外伤。

第五节　白血病病人的护理

（一）概要

白血病是造血系统的恶性克隆性疾病，其主要表现为异常的白血病细胞在骨髓及其他造血组织中不受限制地增生，并转移、浸润其他脏器和组织。为儿童及35岁以下人群最常见的恶性疾病。我国急性白血病比慢性白血病多见，男性发病率略高于女性，成人以急非淋多见，儿童以急淋多见。治疗以化疗为主，辅以对症支持治疗。目前最有效的治疗方式为骨髓移植。

（二）护理评估

1. 健康史

病因有：①生物因素：病毒和免疫功能异常，如成人T细胞白血病可由人类T淋巴细胞病毒所致；②物理因素：包括X线及电离辐射；③化学因素：一些化学物质有致白血病的作用，如接触苯及其衍生物的人群白血病发生率高于一般人群；④遗传因素：如21－三体综合征病人其白血病发病率比正常人群高20倍；⑤某些血液病，如骨髓增生异常综合征、淋巴瘤等可能发展为白血病。

2. 身心状况

（1）分类：①根据白血病细胞成熟程度和白血病自然病程分为急性和慢性两类。急性白血病起病急、病情重，自然病程一般在6个月以内，骨髓及外周血中主要为异常的原始细胞和早幼细胞。慢性白血病起病缓、发展慢，病程一般在1年以上，骨髓和外周血以较成熟的细胞占多数。②根据主要受累的细胞将急性白血病分为急性淋巴细胞白血病(简称急淋)和急性非淋巴细胞白血病(简称急非淋);慢性白血病分为慢性粒细胞白血病(简称慢粒)和慢性淋巴细胞白血病(简称慢淋)。

(2)急性白血病表现:①贫血:早期即可出现,呈进行性发展,是由于正常红细胞生成减少和出血所致;②发热:是白血病最常见的症状,程度不同,热型不一。发热较高说明继发感染。感染的最主要原因是成熟粒细胞缺乏。感染以口腔炎、咽峡炎最为常见,肺炎、扁桃体炎、牙龈炎、肛周脓肿等也较常见,严重者还可发生败血症、脓毒血症等,是致死的原因之一。感染的病原体以革兰阴性杆菌多见,病毒感染虽较少见但常较凶险,易并发肺炎。疾病晚期常伴有真菌感染,与长期应用广谱抗生素、糖皮质激素、细胞毒类化疗药物有关;③出血:以皮肤、牙龈、鼻腔出血最常见;颅内出血最严重,常表现为剧烈头痛、呕吐等,是白血病主要死因之一;女性月经过多也较为常见。出血主要原因是正常血小板减少;④白血病细胞浸润其他器官:肝、脾轻至中度肿大,淋巴结肿大以急淋较多见;骨骼、关节疼痛,尤以儿童多见,常见胸骨下段局部压痛;中枢神经系统白血病多在缓解期出现,是因为化疗药物不易通过血脑屏障,以急淋最多见,临床上轻者表现为头痛、头晕,重者有头痛、呕吐、颈强直,甚至昏迷、抽搐;牙龈可见增生、肿胀;眼部白血病细胞浸润眼眶骨膜,可引起眼球突出、复视或失明;睾丸表现为一侧性无痛性肿大。

(3)慢性白血病表现:自然病程可分为慢性期、加速期和急变期。①慢性期起病缓慢,早期常无明显症状,随病情发展可出现低热、乏力、消瘦、盗汗等表现。脾脏肿大为最突出的体征,可引起左上腹不适。脾肿大可达脐水平线,质硬而无压痛。此期可持续1~4年;②加速期表现为发热、多汗、进行性体重下降、骨骼疼痛、逐渐出现贫血和出血、脾持续性或进行性肿大。对原来治疗有效的药物失效;③急变期为慢粒的终末期,表现类似于急性白血病,预后较差。

3. 实验室及其他检查

(1)血象:多数病人白细胞增高,甚至可超过 $100\times10^9/L$,少部分病人白细胞数正常或减少。急性白血病分类中可发现较多原始细胞和幼稚细胞;慢性白血病以中、晚幼粒细胞为主,原始及早幼粒细胞 $<10\%$。

(2)骨髓象:骨髓象是白血病的确诊依据,多数骨髓增生明显活跃或极度活跃。急性白血病主要细胞为原始细胞和幼稚细胞增生,慢性则以中、晚幼粒细胞为主。

(3)生化检查及染色体检查:血液中尿酸浓度和尿液中尿酸排泄均增加,在化疗期间更加明显,主要是由于大量白血病细胞被破坏所致。大部分慢粒病人血细胞中可出现Ph染色体,阴性者预后差。

(三)护理诊断及合作性问题

1. 体温过高 与继发感染有关。

2. 活动无耐力 与白血病引起贫血、消耗、化疗药不良反应等有关。

3. 组织完整性受损 与血小板减少有关。

4. 有感染的危险 与正常粒细胞减少、免疫力低下有关。

(四)护理措施

1. 一般护理

急、慢性白血病病人治疗期间应卧床休息,安排在隔离室治疗。症状缓解后可适当起床活动，以轻体力运动为主。给予高热量、高蛋白、高维生素、清淡易消化的饮食。

2. 病情观察

观察皮肤黏膜苍白程度；有无牙龈肿胀，肝、脾、淋巴结肿大，中枢神经系统损害等白血病细胞浸润症状。严重感染是主要的死因，应观察体温，注意各系统可能出现的感染症状。观察有无出血倾向，警惕 DIC 发生。观测是否脾脏肿大显著引起左上腹不适（可采取左侧卧位）。

3. 用药护理

（1）化疗药物的选择：①急性白血病：分为诱导化疗和巩固治疗两个阶段。诱导缓解：是指从化疗开始到完全缓解。完全缓解的标准是白血病的症状、体征消失，血象和骨髓象基本正常，体内白血病细胞数减少到 $10^8 \sim 10^9/L$ 以下。急淋白血病首选 VP 方案（长春新碱、泼尼松）。急非淋白血病一般常用 DA 方案（柔红霉素、阿糖胞苷）。巩固强化的目的是继续消灭体内残存的白血病细胞，防止复发，延长缓解期。中枢神经系统白血病要求缓解后鞘内注射甲氨蝶呤，可同时注入地塞米松。也可用阿糖胞苷鞘内注射。骨髓移植是先用放疗和化疗尽量将病人体内白血病细胞最大可能地杀灭，充分抑制病人免疫功能，然后植入正常人的骨髓以使病人恢复正常造血功能。应在第一次完全缓解时进行，年龄控制在 50 岁以下。目前最新的方式为从捐献者脂肪细胞中提取造血干细胞；②慢性白血病：化疗药物有羟基脲、白消安、靛玉红、氮芥类药物，其中首选羟基脲。α－干扰素该药用于慢性期效果比较好，起效较慢，需使用数月。

（2）化疗不良反应的护理：①胃肠道反应：在用药的过程中密切观察有无口腔溃疡、食欲减退、恶心呕吐等表现。静脉滴注时控制滴速，必要时可给镇吐剂；提供清淡、易消化的饮食，指导病人少量多餐、细嚼慢咽；治疗前后 1 小时内避免进食；②骨髓抑制：严密观察血象变化，监测有无骨髓抑制的发生，白细胞少于 $3\times10^9/L$ 应暂停化疗；③化疗期间鼓励病人多饮水，每日饮水 1500ml 以上以防高尿酸性肾病，并服碳酸氢钠以碱化尿液，以防尿酸性肾病；④鞘内注射药物后应去枕平卧 6 小时；⑤保护静脉血管：由四肢远端向近端依次选择合适的小静脉穿刺，左右交替使用，但不宜选择过细的血管，以防药液外渗；穿刺后先注射生理盐水，如无液体外渗再注入化疗药物，速度要慢，以减轻对血管的刺激；如有药液外渗，立即回抽 2～3ml 血液，然后拔出针头更换注射部位，外渗局部立即冷敷或以 0.5% 普鲁卡因局部封闭；⑥柔红霉素可引起心脏损害，注意观察心率及心电图；长春新碱可引起末梢神经炎、手足麻木，停药即可消失；甲氨蝶呤可引起口腔溃疡，可用 0.5% 普鲁卡因含漱；环磷酰胺可见出血性膀胱炎，应多喝水，严重者停药；α－干扰素常见副作用为流感样症状，畏寒、发热、疲劳、头痛、厌食、恶心等。

（五）健康教育

向病人及家属讲解疾病知识，帮助病人建立信心。安排好休息、避免感染、补充营养、适量活动。坚持按医嘱用药并定期复查，学会病情观察。

第六节　弥散性血管内凝血病人的护理

(一)概要

弥散性血管内凝血(DIC)是由多种致病因素激活机体的凝血系统,导致机体弥漫性微血栓形成、凝血因子大量消耗并继发纤溶亢进,从而引起全身性出血、微循环障碍乃至多器官功能衰竭的一种临床综合征。可分为高凝血期、消耗性低凝血期、继发性纤溶亢进期3个阶段。治疗要点原则是序贯性、及时性、个体性及动态性,包括去除诱因、治疗原发病(前提和基础);高凝血期抗凝治疗(肝素为首选的抗凝药物,还可选用复方丹参及抗凝血酶);消耗性低凝血期补充凝血因子和血小板(全血、血浆、纤维蛋白原浓缩剂或血小板悬液);继发性纤溶亢进期抗纤溶治疗(氨基己酸、氨甲苯酸)。

(二)护理评估

1. 健康史

(1)感染性疾病:最多见。

(2)恶性肿瘤:常见的有急性白血病、淋巴瘤、胰腺癌等。

(3)手术及创伤:如大面积烧伤、严重创伤、毒蛇咬伤。富含组织因子器官手术及创伤。

(4)病理产科:见于羊水栓塞、胎盘早剥、感染性流产等。

(5)医源性因素:与药物应用、化疗与放疗等有关。

(6)其他:包括全身各系统多种疾病,如急性胰腺炎、肺心病等。

2. 身心状况

(1)出血:是DIC最常见的症状。为广泛、多发的皮肤黏膜自发性、持续性出血,严重者可有内脏出血。若出现3个或以上无关部位的出血有诊断意义。

(2)低血压、休克或微循环障碍:休克的严重程度与出血量不一定成正比,且抗休克处理效果不佳。顽固性休克是DIC病情严重及预后不良的先兆。

(3)栓塞:与微血栓形成有关,为本病病理特征。皮肤黏膜栓塞可使浅表组织缺血、坏死及局部溃疡形成;内脏栓塞可引起急性肾衰竭、呼吸衰竭、颅内高压等。

(4)溶血:为微血管病性溶血。早期一般较轻,不易察觉,大量溶血时可出现黄疸。

3. 实验室及其他检查

(1)消耗性凝血障碍方面的检测:血小板计数减少;凝血酶原时间(PT)延长,纤维蛋白原定量减少;抗凝血酶Ⅲ含量及活性降低;凝血因子Ⅷ:C活性降低;活化部分凝血活酶时间(APTT)延长。

(2)继发性纤溶亢进方面的检测:纤溶酶及纤溶酶原激活物的活性增高,纤维蛋白(原)的降解产物(FDP)明显增多,血浆鱼精蛋白副凝试验(3P试验)阳性。

(3)其他:红细胞形态常呈盔形、多角形、三角形或碎片等改变。

(三)护理诊断及合作性问题

1. 有损伤的危险:出血　与DIC凝血因子消耗、纤溶亢进有关。

2. 气体交换受损　与肺栓塞有关。

3. 潜在并发症　休克、多器官功能衰竭。

（四）护理措施

1. 一般护理

卧床休息，根据病情采取合适的体位，如休克病人取中凹位，呼吸困难严重者可取半坐卧位；进食流质或半流质，必要时禁食。给予吸氧。

2. 病情观察

观察生命体征、出血症状、有无微循环障碍症状、有无黄疸溶血症状、有无高凝和皮肤黏膜和重要器官栓塞症状。

3. 用药护理

一般应在有效治疗基础疾病的前提下，与补充凝血因子治疗同时进行。急性或暴发型DIC常选用肝素钠10000～30000U/d，每6小时用量不超过4000～6000U，连用3～5天。或者是低分子肝素，75U/(kg·d)，1次或2次皮下注射，连续用药3～5天。肝素过量至出血可采用鱼精蛋白静注。肝素应用的指征包括：①DIC早期（高凝期）；②血小板及凝血因子急剧或进行性下降，迅速出现淤斑及其他部位的出血；③微血管栓塞表现明显的病人（如出现器官功能衰竭）；④消耗性低凝状态但基础病变短期内不能被去除者，在补充凝血因子的情况下使用。慎用肝素的指征包括：①DIC后期；②蛇毒所致DIC；③近期有肺结核大咯血或消化性溃疡活动性大出血；④手术后或损伤创面未经良好止血者。

4. 出血的护理

按医嘱给予抗凝剂、补充凝血因子、成分输血或抗纤溶药物治疗；正确、按时给药，严格掌握剂量，严密观察治疗效果，监测凝血时间等实验室各项指标，随时按医嘱调整剂量，预防不良反应。

5. 微循环衰竭的护理

及时建立两条静脉通道，按医嘱扩容、纠正酸中毒。

（五）健康教育

向病人及家属讲解疾病知识，帮助病人建立信心。解释反复实验室检查的必要性。安排好休息，补充营养，坚持治疗。

第七节　血友病病人的护理

（一）概要

血友病是一组因遗传性凝血功能障碍所致的出血性疾病。分为：①血友病甲（最常见），即因子FⅧ:C（抗血友病球蛋白）缺乏症；②血友病乙，即因子FⅨ（血浆凝血活酶成分）缺乏症；③血友病丙，即因子FⅪ（血浆凝血活酶前质）缺乏症。其共同特点：终生性自发性或轻微损伤后发生长时间出血。目前尚无根治疗法，关键是预防出血、局部止血、补充凝血因子及药物治疗。

（二）护理评估

1. 健康史

血友病甲和乙为X连锁隐性遗传，由女性传递，男性发病；血友病丙为常染色体不完全性隐性遗传,男女均可发病,双亲均可传递疾病。约 1/3 病人无家族史(与基因突变有关)。

2. 身心状况

(1)出血:是本病的最主要表现。大多在 2 岁时发病,皮下软组织和肌肉出血最常见,颅内出血较少,是最常见的致死原因之一。肌肉、关节腔出血为本病特征,前者以下肢、前臂、臀部多见,后者可导致关节纤维化。

(2)血肿压迫症状:血肿导致局部肿痛、麻木,咽部血肿可引起呼吸困难。

3. 实验室及其他检查

出血时间、凝血酶原时间和血小板正常。凝血时间延长,凝血酶原消耗不良,部分凝血活酶时间延长,凝血活酶生成试验异常。

(三)护理诊断及合作性问题

1. 有损伤的危险:出血　与缺乏凝血因子有关。

2. 疼痛　与关节腔出血和肌肉创伤性损伤有关。

(四)护理措施

1. 一般护理

保证营养供给、充足的睡眠。选择合适的运动。

2. 病情观察

观察肌肉、关节出血的严重情况,及时发现内脏出血尤其是颅内出血的征象。监测生命体征。

3. 出血的护理

预防出血,避免外伤,尽量避免肌肉注射及深部组织穿刺,必须穿刺时,须选小针头,拔针后延长按压时间(不少于 5 分钟)。尽量避免手术,必须手术时,应在术前、术中、术后补充所缺乏的凝血因子。皮肤、黏膜出血可局部压迫止血;早期关节出血者宜卧床休息,并用弹力绷带加压包扎,局部冷敷,抬高患肢、制动并保持其功能位,出血停止时可作适当体疗以防关节畸形。出血较重按医嘱尽快输注凝血因子。

(五)健康教育

向病人及家属讲解疾病知识,帮助病人建立信心。解释限制接触性运动的必要性。安排好休息,补充营养,坚持治疗。

[习题]

(一)名词解释

1. 贫血
2. 缺铁性贫血
3. 再生障碍性贫血
4. 特发性血小板减少性紫癜
5. 白血病
6. DIC
7. 血友病

(二)填空题

1. 发生贫血的原因有__________、__________、__________。

2. 贫血的程度轻度血红蛋白为________，中度血红蛋白为________，重度血红蛋白为________，极重度血红蛋白为________。

3. 颅内出血先兆常出现________，血小板________。

4. 有出血倾向者饮食应给予________，进餐前后可用________含漱。

5. 铁剂治疗后1周左右________上升，2周左右________开始升高。

6. 引起再障最多见的药物是________。

7. 急性再障应尽早进行________，慢性再障以________治疗为主，________提高了再障的治愈率。

8. 特发性血小板减少性紫癜病人治疗首选药物为________，必要时行________。

9. 典型的DIC临床上可分为________、________和________三期。

10. DIC的主要临床表现有________、________、________和________。

11. 急性白血病的主要表现有________、________、________、________。

12. 急性白血病出血部位可遍及全身，最为严重的是________，出血最主要的原因是________。

13. 白血病化疗期间应鼓励多饮水，保证每天________以上，口服________碱化尿液。

14. 目前治疗慢性粒细胞白血病的首选药物是________，急淋首选________，急非淋________。

15. 血友病分为________、________和________3种，分别为缺乏________、________和________。

16. 血友病最主要的表现为________，最主要的治疗为________。

(三)选择题(A型题)

1. 急性血液病最常见的感染部位是(　　)

A. 胃肠道、皮肤　　B. 口腔黏膜　　C. 肺部、口腔
D. 皮肤、泌尿系统　　E. 以上都不是

2. 下列关于鼻出血的护理措施中不妥的是(　　)

A. 少量出血，可用于棉球填塞压迫止血
B. 嘱病人及时将鼻痂挖出，以免引起感染
C. 出血不止可用油纱条做后鼻道填塞
D. 油纱条填塞后要定时向鼻孔内滴注无菌石蜡油
E. 少量出血，前额冷敷也可帮助止血

3. 引起缺铁性贫血的主要原因是(　　)

A. 慢性失血　　B. 营养不良　　C. 慢性腹泻
D. 吸收障碍　　E. 需要增多

4. 铁的吸收部位主要是(　　)

A. 胃黏膜　　B. 十二指肠和空肠上段　　C. 空肠
D. 回肠　　E. 结肠

5. 治疗缺铁性贫血的主要目的是(　　)

A. 血红蛋白恢复正常　　B. 血清铁水平恢复正常　　C. 补足贮存铁

D. 红细胞水平恢复正常　　E. 血清铁和总铁结合力均恢复正常

6. 含铁量较低的食物是(　　)

A. 肉类　　B. 豆类　　C. 乳类

D. 蛋类　　E. 海带

7. 口服铁剂护理欠妥的是(　　)

A. 开始量宜小　　B. 饭后服　　C. 服铁剂忌浓茶

D. 可与牛奶同服　　E. 同时服用维生素 C

8. 王女士,24 岁。患“缺铁性贫血”,去除病因及经口服铁剂治疗后,血红蛋白已恢复正常。为补足体内贮存铁,需继续服用铁剂的疗程是(　　)

A. 1 个月　　B. 2 个月　　C. 3 ~6 个月

D. 12 个月　　E. 先服 1 个月,到 6 个月时再服 1 个月

9. 某女,15 岁。面色苍白,疲乏无力 3 个月。体格检查:球结膜无黄染,脾轻度增大。血象红细胞 3.0×10^{12}/L,血红蛋白 66g/L,白细胞 5.6×10^{9}/L,中性粒细胞 70%,淋巴细胞 30%,血小板 170×10^{9}/L,网织红细胞 2%,该病人最可能的诊断是(　　)

A. 慢性肝炎　　B. 溶血性贫血　　C. 再生障碍性贫血

D. 巨幼细胞性贫血　　E. 缺铁性贫血

10. 慢性再生障碍性贫血病人的首发症状是(　　)

A. 贫血　　B. 出血　　C. 感染

D. 乏力　　E. 消瘦

11. 丙酸睾酮不可能引起(　　)

A. 肝功能损害　　B. 毛发增多　　C. 体重增加

D. 骨髓造血功能抑制　　E. 注射局部硬结

12. 关于丙酸睾酮肌内注射,下列不正确的方法是(　　)

A. 深部注射　　B. 缓慢注射　　C. 分层注射

D. 更换部位注射　　E. 局部冷敷注射

13. 对特发性血小板减少性紫癜病人健康教育错误的是(　　)

A. 定期复查血压、血小板　　B. 坚持服药,注意药物不良反应

C. 认识本病与自身免疫有关　　D. 坚持运动,增强体质　　E. 禁用阿司匹林

14. 刘女士,44 岁。患慢性再障 2 年,2 周来乏力、牙龈出血加重,伴发热、咳嗽、食欲下降。其护理诊断或合作性问题应除外(　　)

A. 组织完整性受损　　B. 营养失调:低于机体需要量　　C. 体液过多

D. 活动无耐力　　E. 潜在并发症:感染

15. 李女士,28 岁。下肢有紫癜,无其他部位出血。血常规检查:血小板减少。应首选的检查项目是(　　)

A. 抗核抗体　　B. 出血时间　　C. 骨髓穿刺

D. 凝血时间　　E. 血清肌酐

16. DIC 最主要的病理特征是(　　)

A. 凝血物质大量消耗　　B. 纤溶亢进　　C. 凝血功能障碍

D. 大量微血栓形成　　E. 溶血性贫血

17. 在DIC过程的晚期发生明显出血时,体内( )
A. 凝血系统的活性远大于纤溶系统活性
B. 纤溶系统的活性大于凝血系统的活性
C. 激肽系统被激活　　D. 凝血系统被激活　　E. 纤溶系统被激活
18. DIC时血液凝固功能的改变正确的是( )
A. 血液凝固性增高　　B. 先高凝后转为低凝　　C. 先低凝后转为高凝
D. 纤溶活性增高　　E. 血液凝固性降低
19. 下列哪项不是引起DIC的直接原因( )
A. 血管内皮细胞受损　　B. 血液高凝状态　　C. 异物颗粒大量入血
D. 内毒素血症　　E. 组织因子入血
20. 急性DIC病人不可能出现下列哪项结果( )
A. 血小板计数减少　　B. 纤维蛋白降解产物浓度增高
C. 凝血酶时间明显延长　　D. 纤维蛋白原浓度增加　　E. 凝血酶原时间延长
21. 弥散性血管内凝血最常见的病因是( )
A. 羊水栓塞　　B. SLE　　C. 急性白血病
D. 严重感染　　E. 毒蛇咬伤
22. DIC最常见的表现是( )
A. 休克　　B. 出血　　C. 发热
D. 低血压　　E. 贫血
23. 关于血友病的治疗和护理,下列不正确的是( )
A. 出现深部组织血肿和关节腔出血时,应避免活动,可加压冷敷或压迫止血,并固定患肢
B. 可以输新鲜血、血浆、抗血友病球蛋白浓缩剂补充缺乏的凝血因子
C. 颈部或喉部软组织出血时,应注意呼吸道是否通畅
D. 平时活动要适量
E. 头痛、发热时可以服用阿司匹林
24. 血友病最主要的表现为( )
A. 休克　　B. 出血　　C. 贫血
D. 感染　　E. 疼痛
25. 血友病甲的遗传特征为( )
A. 男性遗传,女性发病　　B. 女性遗传,男性发病　　C. 男女均遗传
D. 隔代遗传　　E. 都有可能
26. 下列血友病的辅助检查正确( )
A. 血小板计数减少　　B. 出血时间延长　　C. 凝血时间延长
D. 纤维蛋白原减少　　E. 3P试验阳性
27. 血友病不可能由以下因子缺乏导致( )
A. FⅧ:C　　B. FⅨ　　C. FⅪ
D. FⅧ　　E. FⅢ
28. 慢性粒细胞白血病早期最突出的体征是( )
A. 出血　　B. 发热　　C. 胸骨压痛

D. 脾大　　E. 贫血

29. 急性白血病病人突然出现高热,主要原因是(　)

A. 严重贫血　　B. 中枢神经系统白血病　　C. 出血

D. 感染　　E. 化疗过敏反应

30. 治疗慢性粒细胞白血病,目前首选下列哪种药物(　　)

A. 羟基脲　　B. 阿糖胞苷　　C. 环磷酰胺

D. 白消安　　E. 泼尼松

31. 急性白血病和慢性白血病的主要区别是(　)

A. 肝脾肿大程度　　B. 时间长短　　C. 白血病细胞成熟程度

D. 贫血严重程度　　E. 出血严重程度

32. 急性淋巴细胞白血病首选的化疗方案是(　　)

A. GP　　B. 羟基脲 + 柔红霉素　　C. VP

D. DA　　E. HOAP

33. 下列哪种药物为防治中枢神经系统白血病的首选(　　)

A. 泼尼松　　B. 紫杉醇　　C. 环磷酰胺

D. 甲氨蝶呤　　E. 柔红霉素

34. 患儿,5 岁。2 岁开始出现反复皮下及鼻腔出血。可在轻碰后出现,也可自然发生。实验室检查结果:凝血时间延长,APTT 延长,凝血酶原消耗不良,血小板正常。该患儿可能为(　)

A. DIC　　B. 过敏性紫癜　　C. 白血病

D. 再生障碍性贫血　　E. 血友病

35. 朱先生,29 岁。因被后八轮工程车撞伤住院,入院第 2 日神志不清,血压 75/55mmHg,尿量 24 小时约 400ml,抽血标本时,发现血液黏稠易凝固。该病人可能并发(　　)

A. 败血症　　B. 感染性休克　　C. 急性肾衰竭

D. 心功能不全　　E. 弥散性血管内凝血(DIC)

36. 患儿,生后 1 周,因发热、脐部化脓 1 天入院。查体:体温 39℃,血压 60/40mmHg,嗜睡,躯干皮肤可见大量出血点,口鼻有红色泡沫溢出。双肺少许湿啰音。脐部可见脓性分泌物。辅助检查示:血小板减少,凝血酶原时间延长。该患儿诊断为(　　)

A. 败血症并发 DIC　　B. 上感　　C. 白血病

D. 再生障碍性贫血　　E. 血友病

(37 ~ 39 题共用题干)

张某,男,农民,25 岁。面色苍白,疲乏无力 1 年。血象红细胞 2.0×10^{12}/L,血红蛋白 50g/L,白细胞 7.6×10^{9}/L,中性粒细胞 0.50,淋巴细胞 0.26,嗜酸性粒细胞 0.14,血片中成熟红细胞中央淡染区扩大,拟诊为缺铁性贫血。

37. 此病人给予硫酸亚铁 0.3g/次,3 次/d,口服,治疗 1 个月效果不佳,其原因为(　　)

A. 诊断不正确　　B. 病因未去除　　C. 所给铁剂剂量不够

D. 未合并应用维生素 C　　E. 未使用注射铁剂

38. 根据题干所提供的线索,该病人可能的病因为(　　)

A. 营养不良　　B. 吸收障碍　　C. 消化性溃疡

D. 肠道钩虫病　　E. 胃肠道肿瘤

39. 假设为女性病人,病史方面应补充(　　)

A. 现病史　　B. 个人营养史　　C. 月经生育史

D. 婚姻史　　E. 家族史

(40~41 题共用题干)

陈女士,20 岁。感冒后持续高热、咳嗽、胸痛、鼻出血、面色苍白,抗生素治疗无效。体检:右中肺叩诊浊音,闻及湿啰音,肝脾肋下未触及。化验:全血细胞减少。胸片显示右中肺片状渗出性改变。

40. 该病人高度怀疑患有(　　)

A. 急性白血病　　B. 肺炎　　C. 败血症

D. 再生障碍性贫血　　E. 淋巴瘤

41. 护士对其进行体检时,病人突然出现头痛、头晕、视物模糊、呕吐,疑为颅内出血。护士首先采取的护理措施是(　　)

A. 头部置冰袋　　B. 低流量吸氧　　C. 头低脚高位

D. 保持口腔清洁　　E. 鼻饲流质饮食

(42~43 题共用题干)

林女士,23 岁。高热不退、鼻出血 1 周。体检:扁桃体肿大,表面有脓苔覆盖、肝脾不大。实验室检查:全血细胞减少。病人情绪烦躁,经常在父母面前哭泣,诉说自己近几日常做噩梦。

42. 确诊需进一步检查的项目是(　　)

A. 血象　　B. 骨髓象　　C. 血涂片

D. 凝血酶原时间　　E. 血培养

43. 该女士目前存在的主要心理问题是(　　)

A. 焦虑　　B. 预感性悲哀　　C. 孤独

D. 绝望　　E. 无能为力

(44~45 题共用题干)

吴女士,30 岁。1 年多来反复发生双下肢淤斑,月经量增多。血红蛋白 90g/L,红细胞 3.0×10^{12}/L,血小板 50×10^{9}/L,既往身体健康。初步诊断"慢性特发性血小板减少性紫癜"。

44. 治疗时应首选(　　)

A. 血浆置换　　B. 脾切除　　C. 糖皮质激素

D. 大剂量丙种球蛋白　　E. 静脉输注血小板悬液

45. 与目前病情不符的护理诊断或合作性问题是(　　)

A. 组织完整性受损　　B. 有受伤的危险　　C. 有感染的危险

D. 知识缺乏　　E. 潜在并发症:颅内出血

(46~48 题共用题干)

张某,男性,15 岁。因发热、咳嗽、乏力、皮肤出血 3 天入院。辅助检查结果:血红蛋白

$70g/L$，白细胞 $200\times10^9/L$，分类 90% 为原始、幼稚淋巴细胞，血小板 $30\times10^9/L$，骨髓白细胞系增生活跃，分类中见大量原始、幼稚淋巴细胞。

46. 该病人的诊断是(　　)

A. 血友病　　B. 再生障碍性贫血　　C. 感冒
D. 白血病　　E. 巨幼细胞贫血

47. 当病人出现剧烈头痛、呕吐，应警惕(　　)

A. 流感　　B. 肠梗阻　　C. 脑出血
D. 关节出血　　E. 胃出血

48. 病人应用了药物治疗后出现心脏损害，最有可能是(　　)

A. 长春新碱的不良反应　　B. 泼尼松的不良反应　　C. 柔红霉素的不良反应
D. 紫杉醇的不良反应　　E. 阿霉素的不良反应

(49～51 题共用题干)

欧阳先生，32 岁。1 周前因大面积烧伤入院，观察病情时发现其皮肤上有淤点、淤斑，昏迷状态、脉搏细速、呼吸浅促、血压 75/50mmHg、少尿。立即抽血进行实验室检查，结果血小板 $30\times10^9/L$，纤维蛋白原明显减少，凝血酶原时间延长，3P 试验阳性。

49. 该病人出血的主要原因是(　　)

A. 血小板减少　　B. 血管损伤　　C. 败血症
D. 血小板减少性紫癜　　E. 弥散性血管内凝血(DIC)

50. 该病人最主要的护理诊断是(　　)

A. 组织完整性受损　　B. 排尿异常　　C. 体温改变
D. 有窒息的危险　　E. 营养失调：低于机体需要量

51. 为了控制病情，应立即使用(　　)

A. 肝素　　B. 维生素 K　　C. 糖皮质激素
D. 氨甲苯酸(止血芳酸)　　E. 氨基己酸

(52～53 题共用题干)

黄女士，28 岁。因反复低热、食欲下降、乏力 2 个月入院。查体：面色、甲床苍白，胸骨下段压痛，心肺听诊无异常，腹软，肝脾肋下未触及。血常规：白细胞 $120\times10^9/L$，血红蛋白 $80g/L$，血小板 $40\times10^9/L$。

52. 黄女士最可能是下列哪种疾病(　　)

A. 缺铁性贫血　　B. 多发性骨髓瘤　　C. 骨髓增生异常综合征
D. 再生障碍性贫血　　E. 白血病

53. 要进一步确诊，首选的检查为(　　)

A. 生化检查　　B. ECT 全身骨显像检查　　C. 免疫学检查
D. 肝肾功能　　E. 骨髓检查

(54～55 题共用题干)

陈某，男，3 岁。生后出现持续性皮下出血以及反复膝关节出血。其外公有类似发作疾病。经诊断为血友病甲。

54. 血液检查可出现的结果为(　　)

A. 血小板计数减少　　B. 出血时间延长　　C. 凝血时间延长

D. 纤维蛋白原减少　　E. 3P 试验阳性

55. 最主要的治疗为(　　)

A. 补充 FⅨ　　B. 补充 FⅪ　　C. 补充血小板

D. FⅧ　　E. 补充 FⅢ

(四)病例讨论

王某,女,40 岁,干部。近 8 月来乏力、心悸,活动后气短,晕厥 3 次。既往有痔疮史。大便带血,平时月经量多,近日头晕,站起来眼前发黑,精神不振,来院就诊。化验:血红蛋白 75g/L,红细胞 3.08×10^{12}/L,红细胞体积较正常小且形态不一,中心淡染区扩大。网织红细胞 1.2%,白细胞 8.0×10^{9}/L。骨髓:红细胞系增生活跃,以中晚幼红细胞为主。骨髓铁染色显示骨髓小粒可染铁消失,铁幼粒细胞低于 15%。

问:1. 此病人可能患了哪种疾病?

2. 叙述用药护理。

[参考答案]

(一)名词解释

1. 贫血是指外周血液单位容积中血红蛋白浓度、红细胞计数和(或)红细胞比容低于同龄、同性别、同地区的正常标准,以血红蛋白浓度最重要。

2. 缺铁性贫血是指贮存铁缺乏,导致血红蛋白合成量减少而引起的一种小细胞低色素性贫血。

3. 再生障碍性贫血简称再障,是由多种原因导致骨髓功能衰竭,以及造血微环境损伤、外周全白细胞减少为特征的一组综合征。

4. 特发性血小板减少性紫癜是一种自身免疫性出血综合征,也称自身免疫性血小板减少,是由于外周血的血小板免疫性破坏过多及其寿命缩短,造成血小板减少性出血疾病。

5. 白血病是造血系统的恶性克隆性疾病,其主要表现为异常的白血病细胞在骨髓及其他造血组织中不受限制地增生,并转移、浸润其他脏器和组织。

6. 弥散性血管内凝血(DIC)是由多种致病因素激活机体的凝血系统,导致机体弥漫性微血栓形成、凝血因子大量消耗并继发纤溶亢进,从而引起全身性出血、微循环障碍乃至多器官功能衰竭的一种临床综合征。

7. 血友病是一组因遗传性凝血功能障碍所致的出血性疾病。

(二)填空题

1. 发生贫血的原因有红细胞生成减少、红细胞破坏过多、失血。

2. 贫血的程度轻度血红蛋白为 120 ~ 91g/L,中度血红蛋白为 90 ~ 61g/L,重度血红蛋白为 <60g/L,极重度血红蛋白为 <30g/L。

3. 颅内出血先兆常出现剧烈头痛、呕吐,血小板 $< 20 \times 10^{9}$/L。

4. 有出血倾向者饮食应给予高热量、高蛋白、高维生素、少渣软食,进餐前后可用冷苏打漱口水含漱。

5. 铁剂治疗后 1 周左右网织红细胞数上升,2 周左右血红蛋白开始升高。

6. 引起再障最多见的药物是氯霉素。

7. 急性再障应尽早进行免疫抑制剂治疗,慢性再障以雄激素治疗为主,造血干细胞移植提高了再障的治愈率。

8. 特发性血小板减少性紫癜病人治疗首选药物为糖皮质激素，必要时行脾切除。

9. 典型的 DIC 临床上可分为高凝期、消耗性低凝期和继发纤亢期三期。

10. DIC 的主要临床表现有出血、休克、脏器功能障碍和微血管病性溶血性贫血。

11. 急性白血病的主要表现有出血、感染、贫血、器官浸润表现。

12. 急性白血病出血部位可遍及全身，最为严重的是颅内出血，出血最主要的原因是血小板破坏。

13. 白血病化疗期间应鼓励多饮水，保证每天1500ml 以上，口服碳酸氢钠碱化尿液。

14. 目前治疗慢性粒细胞白血病的首选药物是羟基脲，急淋首选VP 方案，急非淋 DA 方案。

15. 血友病分为血友病甲、血友病乙和血友病丙 3 种，分别为缺乏凝血因子Ⅷ、凝血因子Ⅸ和凝血因子Ⅺ。

16. 血友病最主要的表现为出血，最主要的治疗为补充凝血因子。

（三）选择题（A 型题）

1. B	2. B	3. A	4. B	5. C	6. C	7. D	8. C	9. E	10. A
11. D	12. E	13. D	14. C	15. C	16. D	17. B	18. B	19. B	20. D
21. D	22. B	23. E	24. B	25. B	26. C	27. E	28. D	29. D	30. A
31. C	32. C	33. D	34. E	35. E	36. A	37. B	38. D	39. C	40. D
41. A	42. B	43. A	44. C	45. B	46. D	47. C	48. C	49. E	50. A
51. A	52. E	53. E	54. C	55. D					

（四）病例讨论

1. 此病人为缺铁性贫血。

2. 用药护理：①口服铁剂易引起胃肠道反应，故宜在饭后服用，从小剂量开始；②避免与牛奶、茶、咖啡同时服，否则影响铁的吸收。可与维生素 C 同服，以协助铁的吸收和利用，有胃酸缺乏和胃肠道症状者可加用稀盐酸；③口服液体铁剂时须使用吸管，避免牙齿染黑；④服铁剂期间大便会变成黑色，应作好解释，以消除病人顾虑；⑤注射铁剂剂量要准确，宜深部肌肉注射。

第七章 内分泌代谢疾病病人的护理

[重点、难点]

第一节 概 述

一、内分泌腺及其生理功能

内分泌系统主要由下丘脑、垂体、甲状腺、甲状旁腺、性腺、肾上腺和胰腺及分布在心、肺、肝、脑、肾的内分泌组织和细胞构成，通过合成和分泌激素，调控人体物质代谢等生命现象，维持内环境的相对稳定。

1. 下丘脑

是人体最重要的神经内分泌器官，位于间脑的最下部位，分为前区（视上区）、中区（结节区）和后区（乳头区）。下丘脑的内分泌细胞有神经和内分泌两种特性，其分泌的激素具有调节垂体功能的作用。下丘脑分泌的释放激素有促甲状腺激素释放激素（TRH）、促性腺激素释放激素（GnRH）、促肾上腺皮质激素释放激素（CRH）、生长激素释放激素（GHRH）、泌乳素释放因子（PRF）、黑色素细胞刺激释放因子（MRF）等；下丘脑分泌的释放抑制激素有生长激素释放抑制素（GHRIH）、泌乳素释放抑制因子（PIF）、黑色素细胞刺激素释放抑制因子（MIF）等。

2. 垂体

是人体内分泌系统中主要的中枢性内分泌腺，位于颅底蝶鞍内，分为腺垂体和神经垂体。①腺垂体：分泌激素有促甲状腺素（TSH）、促肾上腺素皮质激素（ACTH）、黄体生成素（LH）、生长激素（GH）等，促进物质代谢与生长发育；泌乳素（PRL）刺激泌乳，维持黄体分泌作用；②神经垂体：分泌的抗利尿激素（ADH）主要作用于肾远曲小管及集合小管，使水分再吸收增加使尿浓缩，从而调节体内水量、血容量及渗透压；催产素（OXT）主要在分娩时刺激子宫收缩，促进分娩后泌乳，也有轻度利尿作用。

3. 甲状腺

是人体内最大的内分泌腺，位于气管上端、甲状软骨两侧，左右各一叶。腺体被分割成许多小叶，每个小叶由许多滤泡构成，滤泡是分泌的功能单位，产生并分泌甲状腺素（T_4）及三碘甲状腺原氨酸（T_3）。甲状腺素对热能代谢起促进作用。甲状腺滤泡旁C细胞分泌降钙素，抑制骨钙的再吸收，降低血钙水平。

4. 甲状旁腺

形状为黄豆大小，一般有上下两对，附着于甲状腺侧叶后面的纤维囊上。甲状旁腺的主细胞分泌甲状旁腺激素（PTH）。PTH促进破骨细胞活动，增加骨钙的再吸收，与降钙素等共同调节体内钙、磷代谢。

5. 性腺

①男性性腺为睾丸，位于阴囊内，左右各一，功能有产生精子、分泌雄激素。雄激素作用是刺激男性性器官发育和男性第二性征的出现，并维持其成熟状态，促进蛋白质合成、骨骼生长、绒细胞生成及促进精细管上皮生成精子；②女性性腺为卵巢，是位于盆腔内成对的实质性器官，除产生卵子外，还分泌雌激素和孕激素。雌激素作用是刺激女性性器官发育和女性第二性征的出现，并维持其正常状态。孕激素主要为孕酮，由黄体分泌，促进受精卵的着床和正常妊娠的进行，促进乳腺的生长发育等。

6. 肾上腺

有左右两个，分别位于肾脏上方，分为皮质及髓质两部分。①肾上腺皮质：分泌以醛固酮为主的盐类皮质激素，以皮质醇等为主的糖皮质激素及脱氢睾雄酮等性激素。醛固酮促进肾远曲小管和集合管重吸收钠、水和排出钾；皮质醇参与物质代谢，抑制蛋白质合成，促进糖分解，有抑制免疫、抗炎、抗过敏、抗病毒和抗休克作用；性激素促进蛋白质合成及骨骺愈合；②肾上腺髓质：分泌肾上腺素和去甲肾上腺素。前者使皮肤、黏膜、肾血管平滑肌收缩及参与体内的物质代谢，后者有强烈收缩血管作用而使血压升高。

7. 胰岛

分布在胰腺的胰岛部分，主要的内分泌细胞有：①A细胞：分泌胰高血糖素，促进肝糖原分解而使血糖上升，促进脂肪、蛋白质分解，加强糖原异生使血糖升高；②B细胞：为胰岛的主要细胞，分泌胰岛素，促进葡萄糖进入脂肪及肌肉细胞，抑制肝糖原异生，使血糖下降；促进脂肪、蛋白质等合成。胰岛素是稳定血糖的主要激素。

二、内分泌系统的功能调节

内分泌系统的功能主要和神经系统、免疫系统相互调节。外部环境刺激通过传入神经在高级神经中枢转换成化学信号，影响下丘脑激来分泌，引发一系列反馈调节。

三、内分泌代谢疾病常见症状和体征的护理

身体外形改变

（一）概要

身体外形改变是指包括面貌、体型和身高等的异常改变。

（二）护理评估

1. 健康史

询问发生时间、饮食习惯，有无内分泌、代谢疾病病史。

2. 身心状况

（1）外貌异常：甲亢面容见于甲状腺功能亢进症；肢端肥大面容见于肢端肥大症；假面具样面容见于甲状腺功能减低。

（2）体型和身高异常：巨人症见于生长发育阶段生长激素分泌过多；侏儒症见于生长发育阶段生长激素分泌过少。

（3）心理状况：易产生自卑、抑郁、自我形象紊乱等心理反应。

（三）护理诊断及合作性问题

自我形象紊乱　与疾病引起身体外形改变等因素有关。

（四）护理措施

主要是加强心理支持，缓解不适症状，鼓励病人参与社交活动。

消　瘦

（一）概要

消瘦是指摄入营养低于机体需要量，皮下脂肪减少，肌肉萎缩，体重低于标准体重的10%以上者。标准体重(kg)＝身高(cm)－105。严重消瘦者呈恶病质状态。

（二）护理评估

1. 健康史

了解经济状况、食欲状况、消化功能和精神状态，有无导致消瘦的因素。

2. 身心状况

根据病人体重与标准体重的差值，以及皮下脂肪的分布情况判断消瘦的程度。轻度消瘦主要有体力、精力不足，贫血，记忆力下降等；重度消瘦主要有皮下脂肪消失，劳动能力丧失，抵抗力下降等表现。

（三）护理诊断及合作性问题

营养失调：低于机体需要量　与营养摄入不足及消耗性疾病有关。

（四）护理措施

心理护理上应纠正病人对消瘦的错误认识，建立正确的进食行为；提供高热量、高蛋白、易消化的饮食，增加维生素摄入；皮肤护理上避免骨骼突出部位碰伤或引起压疮。

肥　胖

（一）概要

肥胖是指体内脂肪堆积过多和（或）分布异常，体重超过理想体重的20%。

（二）护理评估

1. 健康史

肥胖是遗传因素和环境因素共同作用的结果。分为单纯性和继发性肥胖。前者由摄入过多或运动过少引起，后者由某些内分泌疾病引起。

2. 身心状况

(1)表现特点：①单纯性肥胖者，脂肪分布均匀，幼年期发胖者称为体质性肥胖，成年发胖者，治疗效果较佳，称为获得性肥胖；②继发性肥胖其脂肪分布有明显特征性，如肾上腺皮质功能亢进的向心性肥胖。肥胖者常伴气急、关节痛、浮肿等，极度肥胖者可有严重呼吸困难，甚至出现嗜睡等症状。

(2)心理状况：病人常有焦虑、自卑、抑郁等心理问题。

（三）护理诊断及合作性问题

营养失调：高于机体需要量　与遗传、营养摄入过多、活动量少有关。

（四）护理措施

加强心理支持，使病人正确对待肥胖，积极配合治疗；饮食护理应少食多动，改善饮食习惯，节制进食量，避免高热量饮食，重度肥胖者给予低糖、低脂、低盐、适量蛋白质饮食；饥饿时可给低热量蔬菜，增加饱腹感；运动疗法应选择有氧运动，逐渐增加运动量，循序渐进，长期坚持，2 个月后可奏效。

第二节　甲状腺功能亢进症病人的护理

（一）概要

甲状腺功能亢进症简称甲亢，是指由多种病因导致甲状腺功能增强，从而分泌甲状腺激素（TH）过多导致的临床综合征。以 20～40 岁女性多见。主要治疗要点是抗甲状腺药物治疗、放射性^{131}I 治疗和手术治疗。

（二）护理评估

1. 健康史

了解病人的家族史，以及发病前有无精神刺激、病毒感染等诱因存在。

2. 身心状况

（1）甲状腺分泌过多症状：①高代谢表现：疲乏无力、怕热多汗、低热等表现；②心血管症状：如心悸气促、脉压增加，重者心律失常，以早搏和房颤多见，可致甲亢性心脏病；③消化系统症状：以食欲亢进、多食消瘦为主；④精神症状：焦虑易怒，失眠不安，注意力不集中，记忆力下降等；⑤其他：可出现肌无力，肌萎缩，老年人可出现骨质疏松。

（2）体征：①甲状腺肿大：呈对称性、弥漫性肿大，肿大的腺体随吞咽动作上下移动，表面光滑，无压痛，可触及震颤，听及连续性收缩期的血管杂音，为甲亢重要特征性体征；②眼征：单纯性眼征以眼球突出，瞬目减少，内聚运动不能为主；浸润性眼征除上述眼征外，还有睑结膜充血、眼睑肿胀等。

（3）特殊类型：①甲状腺危象：可能与交感神经兴奋、垂体－肾上腺皮质轴应激反应减弱，大量 T_3、T_4释放入血有关。诱因有应激状态、严重躯体疾病、口服过量 TH 制剂、严重精神创伤、手术中过度挤压甲状腺等。临床表现有高热，大汗淋漓；心率 140～240 次/min，可出现心房扑动或纤颤；消化系统可有恶心、呕吐、腹泻，或因大量失水导致虚脱、休克；严重者出现极度烦躁、最终昏迷；②淡漠型甲状腺功能亢进症：多见于老年病人，起病隐袭，无明显高代谢综合征、甲状腺肿大及眼征，主要表现为反应迟钝，表情淡漠；③甲状腺功能亢进性心脏病：主要表现为心脏增大，心律失常或者心衰。

（4）心理状况：病人常有精神紧张，易怒，情绪不稳等。

3. 实验室检查及其他检查

基础代谢率（BMR）升高（基础代谢率% ＝脉率＋脉压－111）；摄^{131}I 量增高且高峰前移；血清 T_3、T_4、FT_3和 FT_4增高，尤其是 FT_3和 FT_4的增高对疾病的诊断具有重要意义；促甲状腺素降低。

(三)护理诊断及合作性问题

1. 营养失调:低于机体需要量　与机体代谢率增高而消化吸收障碍有关。

2. 自我形象紊乱　与突眼、甲状腺肿大引起身体外形改变有关。

(四)护理措施

1. 一般护理

①避免言语等刺激,缓解病人紧张焦虑心理;②帮助病人建立良好的休息环境;③提供高蛋白、高热量、富含维生素饮食,补足水分;④禁食富含碘的食物。

2. 眼睛护理

①加强眼睛的保护,防止眼睛受到刺激和伤害,如佩戴有色眼镜等;②避免眼睛过度干燥;③睡觉时抬高头部,减轻球后水肿;④有异物时勿揉搓眼睛。

3. 用药护理

①抗甲状腺药物:硫脲类和咪唑类药物主要是阻断甲状腺的合成,对已合成的甲状腺素无效,故用药2周左右才起效,疗程要长,需1.5~2年时间。不良反应主要为白细胞减少,使用前后需检查白细胞计数;②普萘洛尔:可迅速改善心悸、震颤等症状,同时可减慢心率,但哮喘者禁用;③放射性^{131}I:主要是破坏甲状腺滤泡上皮细胞而减少甲状腺素的分泌,其治疗简便、安全,疗效明显,但妊娠、哺乳妇女、粒细胞减少者、严重心、肝功能衰竭者禁用,同时注意治疗前后的护理,以减轻病人不适感。

4. 甲状腺危象的护理

①绝对卧床休息,避免不良刺激;②给予高蛋白、高热量、高维生素饮食,补充足够的液体;③持续低流量氧气吸入;④遵医嘱给予抗甲状腺药物及复方碘化钾溶液;⑤观察病情和生命体征,做好对症护理,防止压疮和肺炎的发生。

(五)健康教育

告之病人甲亢的发病基本知识和要点,并懂得如何消除和避免。嘱病人坚持长期服药,并按时按量服药。嘱病人每隔1~2个月测定甲状腺功能。教会病人病情自我监护和护理。

第三节　皮质醇增多症病人的护理

(一)概要

皮质醇增多症是指由多种原因引起肾上腺皮质分泌过量糖皮质激素引起的临床综合征的总称,称为库欣综合征。以20~40岁女性多见。常见病因有肾上腺皮质增生、肾上腺皮质肿瘤及长期或大量使用ACTH或糖皮质激素。主要治疗措施是以病因治疗为主。

(二)护理评估

1. 健康史

主要询问有无糖皮质激素治疗史及症状开始的时间。

2. 身心状况

(1)代谢紊乱表现:①脂代谢紊乱:脂肪合成增加,呈特征性堆积;②蛋白质代谢障碍:蛋白质分解增加，过度消耗，皮肤菲薄形成紫纹，分布于臀外侧、下腹部、大腿内外侧等部位；③糖代谢障碍：血糖升高，出现糖尿病症状；④电解质紊乱：出现低钾。

（2）多器官功能障碍：高血压常见，长期高血压可出现心力衰竭、脑血管意外；出现性功能障碍；情绪不稳定，严重者精神异常；皮肤色素沉着。

（3）感染：免疫力下降，病人容易出现感染，而炎症反应不明显，发热不高。

（4）心理状况：病人常因外貌改变而出现抑郁、烦躁、情绪不稳等心理反应。

3. 实验室检查及其他检查

血浆皮质醇水平增高且节律性消失，对疾病诊断具有重要意义；尿游离皮质醇排出增加；地塞米松抑制试验、ACTH 试验、影像学检查可鉴定病变部位。

（三）护理诊断及合作性问题

1. 自我形象紊乱　与皮质醇增多症所致的形象改变有关。

2. 体液过多　与糖皮质激素过多引起水钠潴留有关。

（四）护理措施

1. 一般护理

做好解释和疏导，多给予关心照顾，减少情绪波动；给予高蛋白、高钾、高钙、低钠、低热量、低碳水化合物饮食，同时避免刺激性食物，戒烟、酒。

2. 病情观察

注意观察血压、心率等变化，观察有无低血钾、糖尿病表现及体温变化。

3. 用药护理

应用肾上腺皮质激素合成阻滞药治疗时，注意观察疗效和该药的食欲不振、恶心、嗜睡、共济失调等副作用。

4. 并发症护理

预防感染和外伤，注意保暖，保持病室通风，定期进行消毒。

（五）健康教育

指导病人正确用药和学会观察药物的疗效和不良反应。指导病人和家属安排生活活动，让病人独立完成，增强其信心。

第四节　糖尿病病人的护理

（一）概要

糖尿病是指多种原因致胰岛素分泌或作用缺陷而引起的一组以慢性血葡萄糖水平增高为特征的代谢紊乱性疾病。病因未完全阐明，可能是遗传及环境等多因素共同作用的结果。糖尿病分型有：①1 型糖尿病：β 细胞破坏导致胰岛素绝对缺乏；②2 型糖尿病：胰岛素抵抗为主伴胰岛素分泌不足和以胰岛素分泌不足为主伴胰岛素抵抗导致胰岛素相对缺乏。治疗措施包括糖尿病教育、饮食治疗、运动疗法、药物治疗等。糖尿病的主要死因是心血管并发症。

（二）护理评估

1. 健康史

重点询问病人的家族史、生活状态及饮食习惯，有无明显感染史等。

2. 身心状况

(1)典型表现：主要为代谢紊乱症状群，表现是“三多一少”，即多尿、多饮、多食和体重减轻。

(2)并发症：急性并发症主要有：①糖尿病酮症酸中毒：多由感染、胰岛素治疗中断或不适当减量、饮食不当、各种应激如创伤、手术、妊娠和分娩等诱发，表现为库氏呼吸，呼气有烂苹果味，后期严重失水，晚期意识障碍，血糖一般为16.7～33.3mmol/L，血酮＞3.0mmol/L；②高渗性非酮症糖尿病昏迷：多由血糖过高和脱水的因素，如感染、外伤、手术、脑血管意外等应激状态，使用激素、免疫抑制剂、利尿剂、甘露醇等诱发；表现为失水严重、精神神经症状突出；血糖一般33.3～66.8mmol/L，血浆渗透压一般为320～430mOsm/L；③急性感染：常发生疖、痈等皮肤化脓性感染，皮肤真菌感染等。慢性并发症：①大血管病变：动脉粥样硬化主要侵犯主动脉、冠状动脉、脑动脉、肾动脉和肢体外周动脉等；②微血管病变：微血管病变是糖尿病的特异性并发症，主要表现在视网膜、肾、神经和心肌组织，其中以糖尿病肾病和视网膜病为重要。糖尿病肾病是1型糖尿病病人的主要死亡原因；心脑血管病变是2型糖尿病病人的主要死因；糖尿病性视网膜病变是糖尿病病人失明的主要原因之一；③神经系统病变：以周围感觉神经病变最为常见，常表现为对称性、下肢较上肢重，病情进展缓慢的肢端感觉异常，后期可有运动神经受累的表现；④糖尿病足：主要有与下肢远端神经异常和不同程度周围血管病变相关的足部溃疡、感染和（或）深层组织破坏。轻者表现为足部畸形、皮肤干燥和发凉、胼胝（高危足）；重者足部溃疡、坏疽。糖尿病足是糖尿病病人致残的主要原因。

(3)心理状况：病人易产生悲观情绪。

3. 实验室检查及其他检查

(1)血糖测定：空腹血糖≥7.0mmol/L是诊断糖尿病的主要标准。

(2)口服葡萄糖耐量试验（OGTT）：主要用于可疑糖尿病病人。OGTT应在清晨空腹进行，成人口服75g葡萄糖，溶于250～300ml水中，5～10分钟内饮完，儿童服糖量按每公斤体重1.75g计算，总量不超过75g。OGTT2小时血糖≥11.1mmol/L为诊断糖尿病的标准。

(3)尿糖测定：阳性提示血糖值超过肾糖阈（大约10mmol/L），因而尿糖阴性不能排除糖尿病可能。妊娠期肾糖阈降低时，虽然血糖正常，尿糖可阳性。

4. 诊断标准

糖尿病症状加任意时间血浆葡萄糖≥11.1mmol/L(200mg/dl)，或FPG（空腹血糖）≥7.0mmol/L(126mg/dl)，或OGTT2小时血糖≥11.1mmol/L (200mg/dl)。需重复一次确认，诊断才能成立。

（三）护理诊断及合作性问题

1. 营养失调：高于或低于机体需要量　与糖、脂肪、蛋白质代谢紊乱有关。

2. 有感染的危险　与营养不良及微循环障碍有关。

（四）护理措施

1. 饮食护理

①原则是少量多餐，控制主食，定时定量；②计算总热量：成人休息状态下每天总热量为

每公斤理想体重105～125.5kJ；轻体力劳动为每公斤理想体重125.5～146kJ；中度体力劳动为每公斤理想体重146～167kJ；重体力劳动为每公斤理想体重167kJ以上；③营养物质含量：糖类约占饮食总热量50%～60%，忌食葡萄糖、蔗糖、蜜糖及其制品；蛋白质含量一般不超过总热量15%，至少有1/3来自动物蛋白质，以保证必需氨基酸的供给；脂肪约占总热量30%；④合理分配：按每克糖类、蛋白质产热16.7kJ，每克脂肪产热37.7kJ，将热量换算为食品后制订食谱，并按每天三餐分配为1/5、2/5、2/5或1/3、1/3、1/3。

2. 体育锻炼

对1型糖尿病病人，体育锻炼宜在餐后进行，运动量不宜过大，持续时间不宜过长；对2型糖尿病病人，适当运动有利于减轻体重、提高胰岛素敏感性。

3. 病情观察

糖尿病的病情监测，是治疗糖尿病的重要内容和进展。要定期监测血糖、尿糖、血压、血脂、血黏度等，以判断病情；要加强急、慢性并发症的观察。

4. 用药护理

（1）磺脲类：通过刺激胰岛β细胞分泌胰岛素而降血糖，适应于2型糖尿病经饮食和运动治疗血糖控制不理想者，低血糖反应是最常见的不良反应。

（2）双胍类：通过抑制肝葡萄糖输出，改善外周组织对胰岛素的敏感性，增加对葡萄糖的摄取和利用达到降血糖的目的，是肥胖和超重2型糖尿病病人的第1线药物，不良反应以消化道反应为最常见，乳酸性酸中毒为最严重的副作用。

（3）α葡萄糖苷酶抑制剂：延迟碳水化合物吸收，降低餐后高血糖，为2型糖尿病第1线药物，尤其适用于空腹血糖正常（或不太高）而餐后血糖明显升高者，以胃肠反应为常见的不良反应。

（4）胰岛素治疗的护理：①适应证：1型糖尿病；酮症酸中毒；高血糖高渗状态和乳酸性酸中毒伴高血糖；严重的糖尿病；糖尿病并发急或慢性并发症；手术、妊娠和分娩；2型糖尿病经饮食和降糖药治疗无效者；②治疗方法和部位：应选择腹壁、上臂外侧、大腿前外侧和臀部等部位皮下注射。治疗时应注意经常变换部位、剂量准确、按时注射、教会病人及家属正确进行胰岛素注射、保存、疗效观察及有关护理；③副作用及护理：低血糖反应最常见而主要，多由剂量过大引起，一旦发生，应及时给病人食用能摆脱低血糖状态的食物，或立即静脉注射50%的葡萄糖；过敏反应，主要有注射部位瘙痒，出现荨麻疹，可用抗组胺药治疗。

5. 并发症的护理

①感染：强调注意个人卫生，严格无菌操作；②酮症酸中毒：立即建立两条静脉通道；补液及小剂量使用胰岛素；同时注意纠正水、电解质平衡紊乱；③高渗性非酮症昏迷：补充等渗氯化钠溶液，同时应用小剂量胰岛素治疗；④糖尿病病足：注意保持足部的清洁卫生；观察皮肤颜色，有无溃疡等。

（五）健康教育

指导病人生活规律，定期复查；熟悉药物的使用、不良反应及其护理；学会尿糖测定和血糖测定仪的使用；识别并发症，并及时处理或就医。

第五节　单纯性甲状腺肿病人的护理

（一）概要

单纯性甲状腺肿是因缺碘、先天性甲状腺激素合成障碍或致甲状腺肿物质等各种原因引起的非炎症性或非肿瘤性甲状腺肿大。本病不伴甲状腺功能减退或亢进的表现，呈地方性分布，多由缺碘引起，称为地方性甲状腺肿；也可因甲状腺激素合成障碍或致甲状腺肿物质等引起，呈散发性分布，称为散发性甲状腺肿。生理性的可自行消退，也可多食含碘丰富的食物，必要时给予甲状腺素治疗；地方性甲状腺肿考虑用碘剂或手术治疗。

（二）护理评估

1. 健康史

重点评估病人是否来自地方性甲状腺肿流行地区；碘盐及富含碘食物的摄入情况；有无对甲状腺素需要量增加等情况。

2. 身心状况

（1）甲状腺肿大：常呈轻或中度肿大，表面光滑，质地柔软；进一步增大，可出现颈部增粗和颈前肿块，扪及有多个结节。肿大的甲状腺无震颤及连续性收缩期血管杂音。

（2）压迫症状：如压迫气管可引起咳嗽、呼吸困难；压迫食管引起吞咽困难；压迫喉返神经引起声音嘶哑；胸骨后甲状腺肿可出现上腔静脉综合征，表现为面部青紫、浮肿，颈部与胸部浅静脉扩张。

（3）在地方性甲状腺肿流行地区，如自幼长期缺碘严重，可出现地方性呆小病。

（4）心理状况：常有自卑与挫折感，部分病人怀疑癌变而出现焦虑，甚至恐惧心理。

3. 实验室检查及其他检查

（1）甲状腺功能检查：血清 T_3、T_4 正常，血清 TSH 水平正常。

（2）甲状腺摄 ^{131}I 率及 T_3 抑制试验：摄 ^{131}I 率增高但无高峰前移，可被 T_3 所抑制。

（三）护理诊断及合作性问题

自我形象紊乱　与甲状腺肿大引起身体外形改变有关。

（四）护理措施

1. 一般护理

让病人了解该病的相关知识，消除对该病的错误认识，缓解病人因为形体改变而出现的自卑与挫折感；多食海带、紫菜等海产品及含碘丰富的食物。

2. 病情观察

观察病人甲状腺肿大的程度、质地，有无压痛和结节，以及颈部增粗的进展情况。

3. 用药护理

①指导病人遵照医嘱准确服药，不可随意增加和减少；②观察甲状腺药物治疗的效果和不良反应，如出现心动过速、呼吸急促、食欲亢进、怕热多汗、腹泻等甲状腺功能亢进表现，应及时报告处理；③结节性甲状腺肿病人避免大剂量使用碘治疗，以免诱发碘甲亢。

（五）健康教育

指导病人补充碘盐，多食富含碘丰富的食物，避免摄入阻碍甲状腺激素合成的食物和药物；嘱病人按医嘱准确和坚持长期服药；教会病人观察药物的疗效和不良反应处理。

第六节　甲状腺功能减退症病人的护理

（一）概要

甲状腺功能减退症简称甲减，是指由多种原因引起的 TH 合成、分泌或生物效应不足所致的一组内分泌疾病。多见于中年女性，男女比例为 1∶5～10。按起病年龄分为呆小病、幼年型甲减、成年型甲减。病情严重时各型均可表现为黏液性水肿。病因有原发性甲减、垂体性甲减、下丘脑性甲减、甲状腺激素不敏感综合征。治疗要点为对症处理和甲状腺素替代治疗。

（二）护理评估

1. 健康史

女性病人应询问有无产后大出血、休克、昏迷及产后无乳等病史；男性病人应注意有无长期使用糖皮质激素、放射治疗、头颅手术史等。

2. 身心状况

（1）一般表现：①畏寒、少汗、乏力、少言、体温偏低、动作缓慢、食欲减退而体重无明显减轻；②典型病人呈现表情淡漠，眼睑水肿，面色苍白，唇厚舌大，皮肤干燥、增厚、粗糙，毛发脱落，眉毛稀疏；③少数病人指甲厚而脆，多裂纹，踝部呈非凹陷性水肿，手足掌面呈姜黄色。

（2）各系统表现：①精神神经表现：有记忆力减退、智力低下、反应迟钝、嗜睡、精神抑制等表现，严重者发展为精神分裂症；后期呈痴呆、幻觉、木僵、昏睡或惊厥，或因小脑功能障碍而出现共济失调、眼球震颤等；②心血管系统表现：有窦性心动过缓、心浊音界扩大、心音减弱；超声检查可发现心包积液或腹腔积液；久病者易并发冠心病；③消化系统表现：有畏食、腹胀、便秘等，严重者可出现麻痹性肠梗阻；因胃酸缺乏，可导致缺铁性贫血或恶性贫血；④呼吸系统表现：肺泡通气量减少，呼吸肌功能障碍，肺毛细血管活力减弱，影响气体交换，氧分压下降，呈缺氧状态；⑤内分泌系统表现：女性常有月经过多、经期延长和不育；男性出现阳痿；⑥肌肉与关节表现：肌肉软弱无力，寒冷时有暂时性肌强直、疼痛；关节病变致关节疼痛，偶有关节腔积液。

（3）黏液性水肿昏迷：主要见于病情严重者。多由寒冷、感染、手术、严重躯体疾病、中断 TH 替代治疗和使用麻醉、镇定剂等诱发。表现为嗜睡，低体温，呼吸减慢，心动过缓，血压下降，肌肉松弛，反射减弱或消失，甚至昏迷、休克、心肾功能不全而危及生命。

（4）心理状况：病人常有抑郁寡欢、紧张、焦虑等心理反应。

3. 实验室检查及其他检查

（1）血液检查：轻中度贫血；血糖正常或偏低；血胆固醇、甘油三酯常增高。

（2）甲状腺功能检查：血清 TSH 升高，血 TT_4、FT_4降低，特别是 FT_4降低对诊断该病具有重要意义。

(3)判定病变部位的检查:TRH 兴奋实验、影像学检查有助于鉴定病变部位。甲状腺微粒体抗体、甲状腺球蛋白抗体增高,表明由自身免疫性甲状腺病所致。

(三)护理诊断及合作性问题

1. 活动无耐力　与甲状腺激素分泌不足有关。

2. 体温过低　与甲状腺功能减退有关。

(四)护理措施

1. 一般护理

①多与病人沟通、交流,安排安静及安全的环境;②鼓励病人参与社交活动,结交朋友,降低社交障碍的危机;③给予高蛋白、高维生素、低钠、低脂饮食,同时鼓励病人多摄取足够的水分以防止脱水;桥本甲状腺炎所致的甲状腺功能减退者应避免摄取含碘的食物和药物,以免诱发严重的黏液性水肿;④加强皮肤护理,如皮肤干燥、粗糙,可局部涂抹乳液和润肤油以保护皮肤;洗澡时避免使用肥皂;按摩受压部位,预防压疮;调节室温在 22 ~23℃以加强保暖;⑤教育病人养成规律定时排便的习惯;指导病人进行适度的运动;嘱病人多食粗纤维食物,摄入足够的水分;必要时给予缓泻剂,并观察大便的次数、性质改变。

2. 病情观察

观察神志、体温、脉搏、呼吸、血压的变化及全身黏液性水肿情况。

3. 用药护理

指导病人按时服用左甲状腺素,注意观察有无药物过量情况;对于有心脏病、高血压的病人,应注意按医嘱剂量准确给药,不可随意减量或增量。

4. 黏液性水肿昏迷的护理

①迅速建立静脉通道;②按医嘱补充甲状腺素;③注意保暖;④保持呼吸道通畅,及时吸氧,必要时配合气管插管或气管切开术;⑤监测生命体征、尿量、水、电解质及酸碱平衡,动脉血气分析的变化,记录液体的出入量等。

(五)健康教育

指导病人学会自我护理,注意保暖,预防感染和创伤;学会自我病情观察。对需终身替代治疗者,应解释终生服药的重要性和必要性,不随意停药或变更剂量。

第七节　痛风病人的护理

(一)概要

痛风是嘌呤代谢障碍引起的常见代谢性疾病。本病可分原发性和继发性,前者多由先天性嘌呤代谢异常所致,常与肥胖、糖脂代谢紊乱、高血压、动脉硬化和冠心病合并发生;后者多由某些系统性疾病或者药物引起。原发性痛风常见,大多数由尿酸排泄障碍引起,病人常有家族史,属多基因遗传缺陷。

(二)护理评估

1. 健康史

询问病人的家族史及饮食习惯,同时注意病人有无肥胖、糖脂代谢紊乱等合并症的存在。

2. 身心状况

(1)临床分期:①无症状期:仅有波动性或持续性高尿酸血症,时间可长达数年至数十年,有些可终身不出现症状;②急性关节炎期:急性关节炎为痛风首发症状,多于午夜或清晨发病,多见剧痛,数小时内出现受累关节红、肿、热、痛和功能障碍,单侧跖趾及第1跖趾关节最为常见;多见于春秋发病;酗酒、过度疲劳、关节受伤、手术、感染、寒冷、摄入高蛋白和高嘌呤食物常为其诱因;③痛风石及慢性关节炎期:痛风石是痛风的特征性临床表现,常见于耳轮、跖趾、指间和掌指关节,常多关节受累,多见于关节远端,表现为关节肿胀、僵硬、畸形及周围组织的纤维化和变性,严重时患处皮肤发亮,破溃有豆渣样物质排出。

(2)肾脏病变:①痛风性肾病:起病隐匿,早期仅有间歇性蛋白尿,随病情发展而呈持续性,晚期可发展为肾功能不全,表现为水肿、高血压、血尿素氮和肌酐升高;②尿酸性肾石病:约10% ~25%痛风病人有肾尿酸结石,呈泥沙样,结石大者可发生肾绞痛、血尿;引起梗阻时,可致肾积水、肾盂肾炎、肾积脓而加速结石增长及肾实质损害。

(3)心理状况:病人常有情绪低落、忧虑等心理反应。

3. 实验室检查及其他检查

(1)血尿酸测定:血尿酸男性 >420μmol/L,女性 >350μmol/L可确定为高尿酸血症。

(2)尿尿酸测定:在限制嘌呤饮食5天后,每天尿酸排出量超过3.57mmol,认为尿酸生成增多。

(3)滑囊液检查:在偏振光显微镜下可见针形尿酸盐结晶是确诊本病的依据。

(4)X线检查:急性关节炎期可见非特征性软组织肿胀;慢性期或反复发作后可见软骨缘破坏,关节面不规则,特征性改变为穿凿样、虫蚀样圆形或弧形的骨质透亮缺损。

(三)护理诊断及合作性问题

1. 疼痛　与嘌呤刺激有关。

2. 有皮肤完整性受损的危险　与痛风石等引起关节损伤有关。

(四)护理措施

1. 一般护理

①宣教痛风的有关知识,讲解饮食与疾病的关系及控制高血尿酸血症的方法;②帮助病人树立控制疾病的信心,并给予精神上的安慰与鼓励;③急性关节炎期应绝对卧床休息,抬高患肢,避免受累关节负重,待关节痛缓解72小时后,逐渐恢复活动;也可局部夹板固定以减轻疼痛;受累关节在发病24小时内可使用冰敷或25%硫酸镁湿敷以减少渗出,消除关节的肿胀和疼痛,24小时后可热敷,以促进渗出物的吸收;严重时可致局部皮肤破溃,应注意维持患部清洁,避免感染。

2. 饮食护理

①饮食宜清淡、易消化,忌辛辣和刺激性饮食;②避免进食高嘌呤食物,如动物内脏、鱼虾类、肉类、菠菜、豌豆、浓茶、饮酒等;③指导进食碱性食物,如牛奶、鸡蛋、马铃薯、各类蔬菜等,使尿液pH在7.0或以上;④多饮水,每天应饮水2000ml以上,以促进尿酸排泄。

3. 病情观察

①观察关节疼痛的部位、性质、间隔时间;②观察关节局部有无红、肿、热、痛和功能障

碍；③了解病人有无饱餐或食用高嘌呤饮食、饮酒、过度疲劳、寒冷、潮湿等诱因存在；④有无痛风体征存在及痛风石存在的部位；⑤观察体温变化等。

4. 用药护理

①指导病人遵医嘱服药，严格按医嘱剂量、按时执行；②秋水仙碱是治疗急性痛风关节炎的特效药物，病人服用秋水仙碱48小时后缓解，不良反应发生率高，表现为恶心、厌食等消化道反应，还可引起血细胞减少等骨髓抑制，后者出现后应及时减量或停药；③非甾体抗炎药，常用药物有吲哚美辛、双氯芬酸、布洛芬等，症状缓解后的5～7天后停药；禁止同时服用两种或多种；活动性消化性溃疡、消化道出血禁用；④糖皮质激素用于不能使用秋水仙碱和非甾体类抗炎药时或治疗无效者，注意停药时易出现症状反跳。

（五）健康教育

教育病人保持心情愉快，避免情绪紧张，生活规律；指导病人严格控制饮食，避免食用高蛋白和高嘌呤的食物，多饮水，忌饮酒；指导病人保护关节，学会自我护理。

［习题］

（一）名词解释

1. 肥胖
2. 甲状腺危象
3. 皮质醇增多症
4. 糖尿病
5. 单纯性甲状腺肿
6. 甲状腺功能减退症
7. 痛风

（二）填空题

1. 肥胖分为＿＿＿＿＿＿＿＿、＿＿＿＿＿＿＿＿。

2. 抗甲状腺药物是通过＿＿＿＿＿＿＿＿达到治疗甲亢的目的。

3. 目前我国糖尿病的诊断标准：症状＋随即血糖＿＿＿＿＿＿＿＿，或空腹血浆葡萄糖＿＿＿＿＿＿＿＿，或口服葡萄糖耐量试验中2小时血浆葡萄糖＿＿＿＿＿＿＿＿。

4. 糖尿病典型表现：即三多一少，是指＿＿＿＿＿＿＿＿、＿＿＿＿＿＿＿＿、＿＿＿＿＿＿＿＿、＿＿＿＿＿＿＿＿。

5. 甲减病人在冬季、感染、手术等情况时易发生＿＿＿＿＿＿＿＿。

6. 甲状腺肿大压迫气管可引起＿＿＿＿＿＿＿＿；压迫食管可引起＿＿＿＿＿＿＿＿；压迫喉返神经引起＿＿＿＿＿＿＿＿；胸骨后甲状腺肿使上腔静脉回流受阻，表现为＿＿＿＿＿＿＿＿，颈部与胸部浅静脉扩张。

（三）选择题（A型题）

1. 硫脲类抗甲状腺药物最常见的副作用是（　）

A. 胃肠反应　　B. 白细胞减少　　C. 肾脏损害
D. 肝脏损害　　E. 皮疹

2. 下列哪项符合淡漠型甲亢（　）

A. 心悸、多食、多汗、无力明显
B. 突眼征明显
C. 甲状腺肿大明显
D. T_4不增高，而只有T_3增高
E. 常见于老年人，易于发生甲亢危象

3. 甲亢性心脏病最常见的心律失常是(　　)
A. 房性期前收缩　B. 室性期前收缩　C. 交界性期间收缩
D. 房颤　E. 房室传导阻滞

4. 甲状腺功能亢进症引起的单纯性突眼不表现为(　　)
A. 眼睑肌收缩，眼裂增宽
B. 目光炯炯，瞬目减少
C. 往上看前额皮肤不能皱起
D. 视力下降，视近物不清
E. 集合反射减弱

5. 甲状腺功能亢进症病人的饮食宜给予(　　)
A. 高热量、高蛋白、高维生素
B. 高热量、高蛋白、低维生素
C. 高热量、高蛋白、高盐
D. 高热量、低蛋白、低盐
E. 低热量、低蛋白、低盐

6. 糖尿病病人控制饮食的目的是(　　)
A. 减轻体重，防止肥胖　B. 减慢肠蠕动　C. 延缓消化吸收
D. 减少胰液的分泌　E. 减轻胰岛β细胞负担

7. 下列哪项不是低血糖反应的表现(　　)
A. 饥饿感　B. 高热　C. 心悸
D. 软弱，出汗　E. 面色苍白

8. 糖尿病酮症酸中毒的特征性表现为(　　)
A. 极度口渴　B. 厌食恶心　C. 呼吸加速
D. 眼球下陷　E. 呼气有烂苹果味

9. 注射过量胰岛素常可引起(　　)
A. 高血糖　B. 低血糖反应　C. 胰岛素瘤
D. 酮症酸中毒　E. 高渗性昏迷

10. 抗甲状腺药物治疗甲亢的总疗程通常是(　　)
A. 1～2周　B. 3～4周　C. 1～2个月
D. 3～4个月　E. 1.5～2年

11. 呆小症与侏儒症不同的特点是(　　)
A. 身材矮小　B. 骨龄落后　C. 性发育迟缓
D. 面容幼稚　E. 智力低下

12. 关于甲亢危象的治疗，下列哪项是错误的(　　)
A. 口服复方碘或静滴碘化钠，停用抗甲状腺药
B. 利血平或心得安
C. 纠正水电解质失衡，物理降温
D. 地塞米松静滴
E. 防治感染

13. 女，37岁，甲亢3年，短期服他巴唑后病情好转，自动停药。其后又复发，3天来，每天大便5～7次，无腹痛，发热39～40℃，多汗、湿衣被，兴奋不安，脉搏160次/min，早搏，诊断应首先考虑(　　)

A. 甲亢复发　　B. 细菌性痢疾　　C. 甲亢性心脏病
D. 甲亢伴感染　　E. 甲状腺功能亢进症危象

14. 主要通过增加外周组织对葡萄糖摄取和利用的降糖药物是(　　)
A. 磺脲类　　B. 双胍类　　C. 葡萄糖苷酶抑制剂
D. 胰岛素增敏剂　　E. 硫脲类

15. 对可疑糖尿病病人最有诊断价值的是(　　)
A. 尿糖定性试验　　B. 尿糖定量测定　　C. 空腹血糖测定
D. 口服葡萄糖耐量试验　　E. 胰岛细胞抗体测定

16. 治疗糖尿病时,胰岛素制剂的最常用方式是(　　)
A. 皮内注射　　B. 皮下注射　　C. 肌内注射
D. 静脉注射　　E. 口服胶囊

17. 每个糖尿病病人必需的治疗是(　　)
A. 胰岛素治疗　　B. 胰岛素 + 降糖药　　C. 饮食治疗
D. 饮食疗法 + 降糖药　　E. 胰岛素 + 饮食治疗

18. 关于 1 型糖尿病,下列错误的是(　　)
A. 起病较急,症状明显　　B. 对胰岛素不敏感　　C. 大多消瘦
D. 有发生酮症酸中毒的倾向
E. 血浆胰岛素水平显著降低,依赖胰岛素治疗

19. 甲状腺功能亢进症的一般护理措施应除外的是(　　)
A. 充分休息　　B. 心理疏导　　C. 多进饮料
D. 避免劳累　　E. 控制感染

20. 与糖尿病周围神经病变的表现不符的是(　　)
A. 四肢麻木　　B. 关节酸痛　　C. 感觉过敏
D. 皮肤蚁走感　　E. 舞蹈症

21. 胡女士,24 岁,有明显基础代谢增高表现,突眼,甲状腺Ⅱ度肿大,质软无压痛,可闻及血管杂音,最可能的诊断是(　　)
A. 甲亢　　B. 甲减　　C. 单纯性甲状腺肿
D. 慢性甲状腺炎　　E. 亚急性甲状腺炎

22. 1 型糖尿病病人,在治疗过程中出现心悸、出汗、饥饿感、意识模糊。护士应立即采取的措施是(　　)
A. 使用胰岛素　　B. 报告值班医生　　C. 做心电图检查
D. 静脉注射 50% 葡萄糖　　E. 静脉滴注生理盐水并等待医嘱

23. 糖尿病病人使用胰岛素治疗的不正确做法是(　　)
A. 使用 1ml 或专业注射器　　B. 局部严格消毒
C. 经常更换注射部位　　D. 应注意胰岛素有效期
E. 胰岛素应该冷冻保藏

24. 黄先生,58 岁,颜面浮肿,空腹血糖 12.3mmol/l,尿糖(++),尿蛋白(+),曾不规则治疗,目前降糖治疗首选(　　)
A. 单纯控制饮食　　B. 控制饮食 + 双胍类药　　C. 控制饮食 + 磺脲类

D. 控制饮食＋胰岛素　　E. 控制饮食＋噻唑烷二酮类

25. 糖尿病酮症酸中毒病人经注射胰岛素及静滴生理盐水后，血糖降低、失水纠正、尿量增多，此时最应注意防止（　　）

A. 低钠血症　　B. 低钾血症　　C. 低钙血症

D. 低血糖　　E. 低血压

26. 某甲状腺功能亢进症病人，体温 39.5℃，脉搏 150 次/min，出现恶心、呕吐、大汗淋漓、嗜睡等症状，初步判断为（　　）

A. 抗甲状腺药物中毒　　B. 甲状腺功能低下　　C. 甲状腺功能亢进症危象

D. 恶性突眼　　E. ^{131}I 治疗反应

27. 某病人将于下个月底做甲状腺摄碘率测定，护士嘱其在检查前 1 个月禁食的食物是（　　）

A. 河鱼　　B. 白菜　　C. 土豆

D. 紫菜　　E. 鸡蛋

28. 王女士，27 岁。产前检查发现空腹尿糖（＋＋），空腹血糖 8mmol/L，糖耐量降低，无三多一少，该病人最主要的健康教育应是（　　）

A. 学会饮食控制　　B. 学会观察高渗性昏迷　　C. 绝对卧床休息

D. 保证充足睡眠　　E. 学会观察脑动脉硬化症状

29. 女性，25 岁。因 1 年来进行性肥胖，半年来闭经就诊，查体发现病人为向心性肥胖，面部、胸背部有多个痤疮，下腹部皮肤有紫纹，血压 165/100mmHg，血糖 8.5mmol/L，血皮质醇增高，其诊断为（　　）

A. 高血压病　　B. 2 型糖尿病　　C. 单纯性肥胖症

D. 皮质醇增多症　　E. 原发性闭经

30. 王小姐，18 岁，诊断为 1 型糖尿病，给予该病人饮食控制的主要目的是（　　）

A. 减轻胰岛 β 细胞负担　　B. 减轻体重，防止肥胖　　C. 减少胰液的分泌

D. 延缓消化吸收　　E. 减慢肠蠕动

31. 病人女性，38 岁。既往体健，近 1 个月来发现记忆力减退、反应迟钝、乏力、畏寒。住院检查：体温 35℃，心率 60 次/min，黏液性水肿，血 TSH 升高，血 FT_4 降低，可能的诊断是（　　）

A. 甲状腺功能亢进症　　B. 甲状腺功能减低症　　C. 呆小症

D. 痴呆　　E. 幼年性甲减

32. 下列内分泌疾病中属于功能亢进的是（　　）

A. 尿崩症　　B. 糖尿病　　C. Cushion 综合征

D. 呆小症　　E. 黏液性水肿

33. 病人女性，25 岁。近一周来出现畏寒、乏力、少言、动作缓慢、食欲减退及记忆力减退，入院检查后确诊甲状腺功能减退，使用激素替代治疗，应首先使用（　　）

A. 性激素　　B. 甲状腺素片　　C. 肾上腺皮质激素

D. 促甲状腺素　　E. 升压激素

34. 病人女性，18 岁，因双侧甲状腺肿大住院。甲状腺扫描可见弥漫性甲状腺肿，均匀分布。医生诊断为单纯性甲状腺肿，支持这一诊断的实验室检查结果是（　　）

A. T_3、T_4升高，TSH 降低　B. T_3、T_4降低，TSH 升高　C. T_3、T_4升高，TSH 正常
D. T_3、T_4降低、TSH 正常　E. T_3、T_4正常，TSH 正常

（35～38 题共用题干）

病人女性，17 岁，学生。患 1 型糖尿病 5 年，一直使用胰岛素治疗，近日学校体能测试加大了运动量，病人出现了心悸、出汗、头晕、手抖饥饿感。

35. 病人出现了什么反应（　　）
A. 低血糖反应　B. 运动过量　C. 心源性晕厥
D. 饮食不足　E. 过度劳累

36. 该反应的急救措施是（　　）
A. 减少胰岛素用量　B. 就地休息　C. 立即输入氯化钠
D. 立即食糖果或含糖饮料　E. 加大饭量

37. 胰岛素治疗，低血糖多发生在胰岛素最大作用时间内。请问普通胰岛素最大的作用时间是（　　）
A. 餐后 1 小时　B. 餐后 2 小时　C. 餐后 3 小时
D. 晚餐前　E. 黎明前

38. 对胰岛素治疗的病人，主要的保健教育是（　　）
A. 注意控制饮食　B. 学会尿糖定性试验　C. 学会胰岛素的注射方法
D. 观察低血糖的反应与酮症酸中毒　E. 保证有足够的营养和睡眠

（39～41 题共用题干）

张女士，23 岁。主诉近几个月为脾气急躁，易出汗、无力、手抖、失眠、多食，检查发现甲状腺呈弥漫性肿大，质软，有轻度突眼，颈部闻及血管杂音，测得基础代谢率 +25%。

39. 初步诊断为（　　）
A. 甲状腺功能亢进症　B. 地方性甲状腺肿　C. 甲状腺功能亢进性心脏病
D. 生理性甲状腺肿　E. 甲状腺危象

40. 最佳治疗方法是（　　）
A. 手术治疗　B. 放射性^{131}I 治疗　C. 普萘洛尔治疗
D. 地西泮治疗　E. 甲巯咪唑治疗

41. 服上述药物过程中，下列哪项指导不正确（　　）
A. 用药疗程长至 1.5～2 年
B. 轻度药疹可用抗过敏药物缓解
C. 开始服用时需每周检查血白细胞计数 1 次
D. 如发现白细胞计数低于 3.5×10^9/L 要停药
E. 用药后 2 周左右才开始有效

（42～44 题共用题干）

某男，46 岁。患糖尿病 16 年，半个月前发生酮症酸中毒，经抢救后病情稳定，昨天因高热、咳嗽、咳黄痰，突然感到极度口渴、厌食、恶心，呼吸加速，有烂苹果味。晚上四肢厥冷、脉细速、血压下降，随即意识不清，紧急送医院。

42. 该病人应首先给予的处理措施是（　　）
A. 静脉注射 5% 葡萄糖溶液　B. 静脉应用呼吸兴奋剂

C. 静脉滴注10%葡萄糖溶液　D. 加大口服降糖药剂量
E. 静脉补充生理盐水

43. 该病人最可能发生的并发症是(　　)
A. 心力衰竭　B. 糖尿病酮症酸中毒　C. 急性肾功能衰竭
D. 低血糖反应　E. 败血症

44. 病人的护理问题不包括(　　)
A. 体温过高　B. 急性意识障碍　C. 组织灌注不足
D. 体液过多　E. 体液不足

(45~46题共用题干)

张某,女性,30岁。近1周来出现畏寒、乏力、少言、动作缓慢、食欲减退及记忆力减退、反应迟钝。

45. 该病人首先考虑为(　　)
A. 甲状腺功能亢进症　B. 单纯性甲状腺肿　C. 慢性甲状腺炎
D. 甲状腺功能减退症　E. 亚急性甲状腺炎

46. 诊断为该病后,应使用哪种激素替代治疗(　　)
A. 性激素　B. 甲状腺素　C. 肾上腺皮质激素
D. 促甲状腺素　E. 升压素

(47~48题共用题干)

李先生,50岁。下班后和朋友聚餐,午夜突然左脚第1跖趾关节剧痛,约3小时后局部出现的红、肿、热、痛和活动困难,急诊入院。检查血尿酸为500μmol/L,X线提示:可见非特征性软组织肿胀。

47. 该病人可能的诊断是(　　)
A. 痛风　B. 假性痛风　C. 风湿性关节炎
D. 类风湿性关节炎　E. 化脓性关节炎

48. 诊断该病的主要标准是(　　)
A. 痛风石　B. 尿酸性尿路结石　C. 高尿酸血症
D. 痛风性关节炎　E. 非特征性软组织肿胀

(49~51题共用题干)

沈某,女性,25岁。因血压、血糖增高,向心性肥胖,脸部皮肤薄红入院,入院查体:血压170/100mmHg,月经量少而不规则,CT结果为垂体生长肿物。

49. 初步诊断该病为(　　)
A. 库欣综合征　B. 糖尿病　C. 高血压
D. 子宫肌瘤　E. 垂体瘤

50. 该病人入院后最主要的检查是(　　)
A. 24小时尿17羟皮质类固醇　B. 24小时尿17酮皮质类固醇
C. 血浆皮质醇　D. 血浆ACTH　E. 小剂量地塞米松抑制试验

51. 关于该病的饮食护理,下列错误的是(　　)
A. 高蛋白　B. 低碳水化合物　C. 低钾
D. 高钙　E. 低热量

（四）病例讨论

熊某，男性，32岁。18岁时因多食、多饮、多尿、血糖高诊断为糖尿病，长期口服二甲双胍2片/次，3次/d，同时皮下注射正规胰岛素24u/d，1个月前因血糖正常，尿糖阴性，自行停止注射胰岛素，最近1周来食欲明显减退，极度口渴、恶心呕吐，今晨起四肢厥冷，呼吸加快，来院急诊。查血糖21mmol/L，尿糖（++++），尿酮（++++），CO_2CP10 mmol/L，pH7.29，白细胞1.6×10^9/L，立即给予抢救。入院护理体检：体温36.9℃，120次/min，脉搏血压16/10kPa，呼吸30次/min，倦睡、形体消瘦，呼吸有烂苹果味，皮肤干燥，眼球下陷，瞳孔等大同圆、对光反射存在，其他查体无异常发现。

问：1. 该病人可能患了哪种疾病？

2. 列出目前存在的护理诊断。

3. 对该病人应给予哪些急救护理措施？

[参考答案]

（一）名词解释

1. 肥胖是指体内脂肪堆积过多和（或）分布异常，体重超过理想体重的20%。

2. 甲状腺危象是指由于应激状态，严重躯体疾病，口服过量TH制剂，严重精神创伤，手术中过度挤压甲状腺等情况诱发，表现为高代谢（高热、大汗淋漓），脉率快（140~240次/min），常有心房扑动或纤颤；恶心、呕吐、腹泻，或因大量失水导致虚脱、休克的消化系统表现；极度烦躁、最终昏迷。

3. 皮质醇增多症是指由多种原因引起肾上腺皮质分泌过量糖皮质激素引起的临床综合征的总称，又称为库欣综合征。

4. 糖尿病是指由于多种原因致胰岛素分泌或作用缺陷而引起的一组以慢性血葡萄糖水平增高为特征的代谢紊乱性疾病。

5. 单纯性甲状腺肿是因缺碘、先天性甲状腺激素合成障碍等多种原因引起的非炎症性或非肿瘤性甲状腺肿大，不伴甲状腺功能减退或亢进表现。

6. 甲状腺功能减退症简称甲减，是由多种原因引起的TH合成、分泌或生物效应不足所致的一组内分泌疾病。

7. 痛风是指嘌呤代谢障碍引起的代谢性疾病。

（二）填空题

1. 肥胖分为单纯性肥胖、继发性肥胖。

2. 抗甲状腺药物是通过阻断甲状腺素的合成达到治疗甲亢的目的。

3. 目前我国糖尿病的诊断标准：症状+随即血糖≥11.1mmol/L，或空腹血浆葡萄糖≥7.0mmol/L，或口服葡萄糖耐量试验中2小时血浆葡萄糖≥11.1mmol/L。

4. 糖尿病典型表现：即三多一少，是指多饮、多食、多尿、消瘦。

5. 甲减病人在冬季、感染、手术等情况时易发生黏液性水肿昏迷。

6. 甲状腺肿大压迫气管可引起咳嗽、呼吸困难；压迫食管可引起吞咽困难；压迫喉返神经引起声音嘶哑；胸骨后甲状腺肿使上腔静脉回流受阻，表现为面部青紫、浮肿，颈部与胸部浅静脉扩张。

(三)选择题(A型题)

1. B	2. E	3. D	4. D	5. A	6. E	7. B	8. E	9. B	10. E
11. E	12. A	13. E	14. B	15. D	16. B	17. C	18. B	19. C	20. E
21. A	22. D	23. E	24. D	25. B	26. C	27. D	28. A	29. D	30. A
31. B	32. C	33. B	34. E	35. A	36. D	37. B	38. A	39. A	40. A
41. D	42. E.	43. B	44. D	45. D	46. B	47. A	48. C	49. A	50. C
51. C									

(四)病例讨论

1. 此病人为1型糖尿病合并酮症酸中毒。

2. 护理诊断有:

(1)营养失调:低于机体需要　与糖尿病引起的糖、脂肪、蛋白质代谢紊乱有关。

(2)知识缺乏　缺乏糖尿病的有关知识。

(3)有感染的危险　与高血糖引起机体抵抗力下降有关。

(4)体液不足　与大量失水、呕吐有关。

3. 应给予下列急救护理措施:①立即建立两条静脉通路,准确执行医嘱,确保液体和胰岛素的输入;②病人绝对卧床休息,注意保暖,预防压疮和继发感染。

第八章 风湿性疾病病人的护理

［重点、难点］

第一节 概 述

一、风湿性疾病的定义及临床特点

风湿性疾病是指病变累及骨、关节及其周围组织，包括肌肉、肌腱、韧带、滑膜、筋膜等，以内科治疗为主的一组疾病。风湿性疾病的共同临床特点有：①多为慢性起病，病程较长，甚至终生；②病程中发作与缓解交替出现；③同一疾病的临床表现有很大个体差异；④多有免疫学异常或生化改变；⑤对糖皮质激素的治疗有一定反应；⑥对抗风湿药治疗效果有较大的个体差异。

二、风湿性疾病常见症状和体征的护理

关节疼痛、肿胀及功能障碍

（一）概要

风湿性疾病的关节损害表现有关节疼痛与肿胀、关节僵硬与活动受限。关节疼痛常是受累关节的首发症状。

（二）护理评估

1. 健康史

主要询问有无类风湿性关节炎、系统性红斑狼疮、强直性脊柱炎、风湿热、痛风等病史及有无感染、寒冷、潮湿等诱发因素。

2. 身心状况

（1）疼痛关节的分布及疼痛特点：四肢大关节游走性多发性疼痛多见于风湿热；四肢小关节对称性多发性疼痛多见于类风湿性关节炎；四肢小关节非对称性疼痛多见于痛风；活动后疼痛缓解多见于类风湿性关节炎。

（2）关节肿胀和压痛。

（3）关节僵硬：类风湿性关节炎病人可出现晨僵。

（4）关节活动受限：关节疼痛、肿胀、僵硬、畸形导致关节活动受限。

（5）发热、消瘦、疲乏等全身症状。

(6)心、肺、肾等多器官系统损害表现。

(7)关节疼痛、肿胀及功能障碍,影响日常生活和工作,病人产生焦虑、悲观情绪。

(三)护理诊断及合作性问题

1. 疼痛:关节痛 与关节炎性反应有关。

2. 躯体活动障碍 与关节疼痛、僵硬等有关。

(四)护理措施

1. 一般护理

关节炎症活动期病人应卧床休息,限制活动,协助生活护理。

2. 病情观察

关节疼痛、肿胀的分布及特点,关节活动受限的程度,有无发热等全身症状。

3. 关节护理

活动期保持关节功能位,稳定期加强关节功能锻炼,改善关节活动。辅以理疗、局部按摩,以缓解胀痛。

4. 用药护理

遵医嘱使用非甾体抗炎药和糖皮质激素,注意观察药物不良反应。

(五)健康教育

指导病人及家属制定关节功能锻炼的计划。防止关节失用,指导病人正确用药等。

皮肤损害

(一)概要

风湿性疾病病人多伴有皮肤损害,其病理基础是血管炎性反应。临床表现多样,如蝶形红斑、环形红斑、水肿、溃疡、紫癜等。

(二)护理评估

1. 健康史

主要询问有无系统性红斑狼疮、原发性干燥综合征等病史及感染、寒冷等诱发因素。

2. 身心状况

系统性红斑狼疮,最具特征性的皮肤为面部蝶形红斑。原发性干燥综合征,除皮肤干燥、瘙痒、口腔溃疡外,常见皮疹是紫癜。皮肤损害影响病人容貌,常产生焦虑、抑郁、悲观情绪。

(三)护理诊断及合作性问题

1. 皮肤完整性受损 与血管炎反应及应用免疫抑制剂等有关。

2. 自卑 与皮肤受损影响容貌有关。

(四)护理措施

1. 一般护理

避免阳光直射,外出时打遮阳伞、戴草帽,穿长袖衣裤;病房消毒不用紫外线;给予高热量、高蛋白、高维生素、易消化的饮食,满足组织修复,避免刺激性食物;病人树立信心,学会修饰自己。

2. 病情观察

观察皮肤损害的部位、形态、范围大小及伴发表现。

3. 皮肤护理

保持皮肤清洁干燥，穿着棉质、宽松的衣裤，避免使用化妆品及使用染发、烫发剂等。皮疹和红斑局部遵医嘱使用地塞米松软膏涂敷。

（五）健康教育

指导病人避免一切可能诱发和加重皮损的因素，不搔抓皮肤损害处，对已有的创面要注意预防感染等。

第二节　类风湿性关节炎病人的护理

（一）概要

类风湿性关节炎是以对称性多关节炎为主要临床表现的异质性、系统性、自身免疫性疾病。伴有关节外的系统性损害，累及浆膜、心、肺、眼等器官。类风湿关节炎的基本病理改变是滑膜炎。发病年龄自20岁至60岁，以45岁左右最常见，男女发病比例为1:2～3。本病呈慢性、进行性，如未适当治疗，病情逐渐发展，是造成人类丧失劳动力和致残的主要原因之一。类风湿性关节炎在临床上尚缺乏根治的方法，治疗措施包括一般性治疗、药物治疗、外科手术治疗，其中以药物治疗为主。

（二）护理评估

1. 健康史

主要询问家族中有无类风湿关节炎病人，起病前有无过度劳累或暴露于寒冷、潮湿的环境中，有无感染病史。

2. 身心状况

（1）关节表现：对称性的多发性关节炎，出现疼痛与压痛、晨僵、肿胀、畸形和功能障碍。关节痛往往是最早的关节症状，最常出现的部位为腕关节、掌指关节、近端指间关节，多呈对称性、持续性，但时轻时重。早晨起床后病变关节感觉僵硬，称“晨僵”（日间长时间静止不动后也可出现），如胶黏着样感觉。晨僵持续时间和关节炎症的程度呈正比，它可作为判断病情活动度的指标之一。关节肿胀多因关节腔内积液或关节周围软组织炎症引起，凡受累的关节皆可肿胀。关节畸形多见于较晚期病人，出现关节的半脱位如尺侧偏斜、屈曲畸形、天鹅颈样畸形等。关节疼痛、肿胀、畸形都可引起关节活动障碍，影响病人生活自理。

（2）关节外病变：类风湿结节、类风湿血管炎等。类风湿结节是本病较特异的皮肤表现，多位于关节隆突部及受压部位的皮下，如前臂伸面、肘鹰嘴突附近、跟腱等处。大小不一，直径自数毫米至数厘米，质硬、无压痛、呈对称分布。它的存在表示本病的活动。

（3）心理状况：关节肿痛、活动受限反复发作，治疗效果不佳，病人生活自理能力下降或工作受到影响，病人易产生焦虑、抑郁或悲观心理。

3. 实验室及其他检查

（1）炎症活动期血沉增快、C反应蛋白增高，70%病人血清中类风湿因子阳性。类风湿因子是一种自身抗体，其滴度一般与本病的活动性和严重程度呈比例。

(2)X线检查以手指和腕关节最有价值，对本病的诊断、关节病变分期、病变演变的监测均很重要，可出现关节端骨质疏松、关节间隙变窄、关节面虫蚀样改变、关节半脱位及强直等。

(三)护理诊断及合作性问题

1. 疼痛：关节痛　与关节囊内滑膜炎症有关。

2. 有废用综合征的危险　与关节炎症反复发作、疼痛和关节骨质破坏有关。

(四)护理措施

1. 一般护理

①活动期发热或关节肿痛明显时应卧床休息，限制受累关节活动；②保持关节功能位置，避免垂足、垂腕等关节畸形；③症状控制后及早进行关节功能锻炼。

2. 病情观察

观察关节晨僵的持续时间，关节肿痛及关节功能变化。观察疗效及药物的不良反应，及时调整用药。

3. 晨僵护理

起床后进行温水浴或盐水浸泡僵硬关节，并活动关节。

4. 缓解疼痛

疼痛剧烈时，遵医嘱用药，关节局部施行理疗和按摩等。

5. 用药护理

①非甾体类抗炎药是治疗本病主要对症治疗的药物，常用的有布洛芬、吲哚美辛(消炎痛)等，可出现胃肠道反应，宜饭后服；②慢作用抗风湿药常用的有甲氨蝶呤、环磷酰胺，服药期间需监测血象和肝、肾功能；③糖皮质激素适用于关节外症状或关节炎明显而非甾体类抗炎药或慢作用抗风湿药未能控制者。

(五)健康教育

帮助病人正确认识本病，做好长期治疗及康复锻炼的准备；指导病人避免各种诱因，如寒冷、过度疲劳、感染等；指导病人坚持用药，注意观察药物的副作用；教会病人自我锻炼的方法。

第三节　系统性红斑狼疮病人的护理

(一)概要

系统性红斑狼疮(SLE)是一种表现有多系统损害的慢性系统性自身免疫疾病，临床上主要表现为皮肤、关节和肾脏损害，血清中出现以抗核抗体为代表的多种自身抗体。本病在我国的患病率为0.7～1/1000，以女性多见，尤其是20～40岁的育龄女性。系统性红斑狼疮目前虽不能根治，但通过早期诊断及综合治疗，5年和10年生存率分别可达85%和75%，治疗原则是纠正免疫功能失调和抑制炎症反应，保护脏器功能及治疗各种并发症，保持临床缓解。常用药物有糖皮质激素、免疫抑制剂、非甾体抗炎药、抗疟药等。系统性红斑狼疮常因感染、肾功能衰竭、中枢神经系统病变导致病人死亡。

（二）护理评估

1. 健康史

主要询问亲属中有无系统性红斑狼疮病人，有无日光过敏、妊娠、病毒感染、药物等环境因素影响。

2. 身心状况

（1）全身症状：发热、全身不适、乏力、体重减轻等。

（2）皮肤黏膜损害：皮肤暴露部位出现对称性皮疹。面颊和鼻梁部呈水肿性鲜红色或紫红色的蝶形红斑、盘状红斑、指掌部和甲周红斑，其中以蝶形红斑最具特征性。活动期病人有脱发、口腔溃疡等。

（3）关节与肌肉疼痛：大多数病人关节肿痛是首发症状，最易受累的是近端指间关节，呈对称性分布，较少引起畸形。50%病人出现肌痛，很少引起肌萎缩。

（4）脏器损害：①几乎所有病人都有肾脏损害，称狼疮性肾炎，以慢性肾炎和肾病综合征者较常见，晚期发生尿毒症，是系统性红斑狼疮死亡的常见原因；②病人常出现心包炎，约10%病人有心肌损害；③病人可发生狼疮肺炎，约35%病人有胸腔积液；④部分病人有食欲减退、腹痛、呕吐、腹泻、腹水及黄疸等消化道症状；⑤神经精神狼疮者表现为偏头痛、性格改变、抽搐、偏瘫、昏迷等，提示病情活动；⑥约60%的病人有慢性贫血，多为正细胞正色素性贫血。

（5）心理状况：本病病程长，缓解与发作交替，常引起重要脏器功能障碍；多数病人正值育龄期，妊娠可诱发本病恶化。病人易产生焦虑、悲观厌世、退缩，甚至恐惧的心理反应。

3. 实验室及其他检查

（1）常见贫血，血沉增快，蛋白尿、血尿，血尿素氮和肌酐升高。

（2）抗核抗体（ANA），见于几乎所有的SLE病人，是最佳狼疮筛选试验；抗双链DNA（dsDNA）抗体，特异性高，确诊狼疮和判断狼疮活动性指标；抗Sm抗体，特异性最高，敏感性低，与病情活动不相关；CH_{50}（总补体）、C_3、C_4降低，提示狼疮活动。

（3）肾穿刺活组织检查，对狼疮肾炎的诊断、治疗和预后估计均有价值。

（三）护理诊断及合作性问题

1. 皮肤完整性受损　与自身免疫反应致皮肤炎症性损害、光敏感有关。

2. 预感性悲哀　与病情迁延不愈、多脏器功能损害、容貌改变等有关。

3. 潜在并发症　肾功能衰竭。

（四）护理措施

1. 一般护理

活动期或重症病人宜卧床休息，缓解期可正常学习、工作，保持乐观情绪，但应避免过度劳累。给予高热量、高蛋白、高维生素、易消化的饮食，肾功能衰竭病人应给予优质低蛋白饮食；心力衰竭病人应严格限制钠盐摄入；避免食用辛辣刺激性食物，忌食含补骨脂素的食物，如芹菜、香菜、无花果等。

2. 病情观察

注意观察生命体征、瞳孔、意识的变化，注意观察皮肤黏膜、关节、脏器损害情况。

3. 皮肤护理

①避免在烈日下活动,必要时穿长袖衣裤,戴遮阳帽、打伞,禁忌日光浴;②保持皮肤清洁卫生,用30℃左右温水湿敷红斑处,每次30分钟,忌用碱性肥皂和化妆品,防止刺激皮肤;③口腔有真菌感染者,用1%~4%碳酸氢钠液漱口,口腔有细菌感染者,用1:5000呋喃西林液漱口;④脱发的病人减少洗头次数,每周2次为宜,忌染发、烫发、卷发。

4. 用药护理

指导病人遵医嘱用药:①糖皮质激素是目前治疗系统性红斑狼疮的首选药,激素类勿擅自减药、停药以免"反跳";②非甾体抗炎药,主要用于发热、关节、肌肉酸痛的轻症病人,但胃肠道反应多,宜饭后服用;③抗疟药,主要治疗盘状狼疮,常用磷酸氯喹;④免疫抑制剂毒性较大,可致胃肠不适、脱发、肝损害、骨髓抑制等,使用中应定期复查血象、肝功能等。

(五)健康教育

①帮助病人正确认识疾病,若能及时正确有效治疗,病情可以长期缓解,过正常生活;②避免各种诱发因素,如避免服用肼屈嗪、普鲁卡因酰胺、异烟肼等;③做好长期治疗的思想准备,指导病人遵医嘱用药,不能随意增减或停药,注意观察药物的副作用;④本病有缓解和发作交替的特点,若症状复发应及时就诊;⑤告诉病人注意避孕。

第四节 风湿热病人的护理

(一)概要

风湿热是由于A组乙型溶血性链球菌感染后发生的一种全身结缔组织病。常侵犯关节、心脏、皮肤,也可累及其他脏器。好发于7~16岁儿童,多发生在阴雨潮湿季节。治疗原则是清除链球菌感染、抗风湿药物治疗和并发症治疗。

(二)护理评估

1. 健康史

询问发病前有无上呼吸道感染史,是否受阴雨潮湿季节影响。

2. 身心状况

(1)前驱症状:发热、咽喉痛、颌下淋巴结肿大、咳嗽等症状。

(2)关节炎:①以游走性和多发性为特点;②主要累及膝、踝、肩、肘、腕等大关节;③受累关节出现红、肿、热、痛,以疼痛和功能障碍为主;④可完全治愈而不留畸形。

(3)心脏炎:以心肌炎及心内膜炎多见,亦可发生心包炎,严重者可导致心力衰竭。病人常主诉心悸、气短、心前区不适等。

(4)皮肤损害:①环形红斑,多分布于躯干及四肢屈侧,呈环形或半环形,色淡红或暗红,如钱币大小,压之褪色,不痒;②皮下结节,主要分布肘、腕、膝、踝等关节处,呈圆形、质硬、可活动、无压痛的小结节。

(5)舞蹈病:以四肢和面部为主的不自主、无目的的快速运动,在兴奋或注意力集中时加剧,入睡后即消失为特征。

3. 实验室及其他检查

(1)急性炎症测定:白细胞计数增高伴核左移现象,血沉加快,C反应蛋白阳性,血清糖蛋白或黏蛋白增高。

(2)链球菌感染的检查:咽试子培养,阳性率在20%~25%。抗链球菌溶血素O试验滴度高于500U为异常,是最常用的链球菌抗体血清试验。

(3)免疫学检查:免疫球蛋白增高,IgG和IgM变化较明显。补体C_3、C_4、C_{3c}增高。循环免疫复合物增高,阳性率在60%以上。

(4)二维超声心动图检查:提示心脏大小、心包积液、心瓣膜增厚水肿及二尖瓣脱垂的超声心动图改变。

(三)护理诊断及合作性问题

1. 疼痛:关节痛　与关节炎症有关。

2. 自理能力受限　与发热、关节炎症有关。

3. 潜在并发症　心脏病变。

(四)护理措施

1. 一般护理

绝对卧床休息,无心脏炎者2周,有心脏炎时轻者4周,重者6~12周,伴心力衰竭者待心功能恢复后再卧床3~4周,血沉接近正常时方可逐渐下床活动;给予高蛋白、高维生素、易消化的饮食,有心力衰竭者适当限制水和盐的摄入。

2. 病情观察

注意心率、心律及心音,有无心力衰竭的表现。

3. 缓解疼痛

病人保持舒适的体位,避免痛肢受压,移动肢体时动作要轻柔。

4. 用药护理

指导病人遵医嘱用药,首选药物为非甾体类抗炎药,常用阿司匹林。重症病例宜采用糖皮质激素治疗,总疗程约为8~12周,部分病人于停药后可出现"反跳现象"。糖皮质激素可引起满月脸、肥胖、消化性溃疡、血压增高、电解质紊乱、免疫抑制等不良反应。无心脏炎的轻症病人,用阿司匹林,总疗程约为3~6周。阿司匹林可引起胃肠道反应、肝功能损害和出血,宜饭后服用。心力衰竭时需用洋地黄治疗,注意有无胃肠道反应、心律不齐等副作用,心肌炎时对洋地黄敏感且易出现中毒。

(五)健康教育

①注意卫生,居住要通风、防潮,避免链球菌感染;②加强身体锻炼,提高抗病能力;③预防风湿热复发,首选青霉素,如有青霉素过敏可用红霉素;④局部病灶处理:反复发作的扁桃体炎,风湿活动控制后,可手术摘除扁桃体。

[习题]

(一)名词解释

1. 风湿性疾病

2. 晨僵

3. 系统性红斑狼疮

4. 舞蹈病

（二）填空题

1. 类风湿关节炎病人关节外症状可出现皮肤特异性表现为______________，其存在可提示病情活动。

2. 系统性红斑狼疮病人血清中有多种自身抗体，其中特异性高的抗体有______________、______________，敏感性高的抗体有______________等。

（三）选择题（A 型题）

1. 关于风湿性疾病的临床特点，下列叙述不正确的是（　　）

A. 多呈慢性经过

B. 病程中发作与缓解交替

C. 同一疾病的临床表现大致相同

D. 多有免疫学异常或生化改变

E. 对治疗反应的个体差异较大

2. 类风湿因子是一种（　　）

A. 感染性抗原　　B. 细胞免疫因子　　C. 抗原抗体复合物

D. 自身抗体　　E. C 反应蛋白

3. 可判断类风湿关节炎活动度的指标是（　　）

A. 关节疼痛　　B. 关节肿胀　　C. 关节畸形

D. 关节功能障　　E. 晨僵

4. 缓解类风湿关节炎关节疼痛常选用（　　）

A. 阿司匹林　　B. 甲氨蝶呤　　C. 雷公藤

D. 环磷酰胺　　E. 糖皮质激素

5. 类风湿关节炎病人，女性，52 岁。近几天手、足及膝关节肿胀，疼痛加重，其护理措施不正确的是（　　）

A. 卧床休息　　B. 取平卧位，脊背挺直　　C. 必要时使用夹板

D. 足底放护足板　　E. 维持膝关节屈曲位

6. 病人女性，58 岁。患类风湿关节炎 8 年。病人现有关节肿痛，双手尺侧偏向畸形，持物困难，生活不能自理。关于该病人的护理措施，错误的是（　　）

A. 卧床休息，减少活动　　B. 服用阿司匹林，消炎止痛　　C. 训练日常生活技能

D. 晨起用热水泡手 15 分钟　　E. 保持关节功能位

7. 病人女性，50 岁。双腕、手指近端指间关节肿痛 2 年，加重 1 月入院。经休息、药物治疗后，现在病情缓解，下一步最主要的护理是（　　）

A. 嘱病人卧床休息，避免疲劳

B. 指导病人循序渐进地进行功能锻炼

C. 饮食指导，增进病人营养

D. 观察药物疗效

E. 介绍预防药物不良反应的方法

8. 病人女性,30 岁。双手关节呈梭状肿胀、疼痛,晨僵明显,诊断“类风湿性关节炎”。缓解其关节僵硬、疼痛,不宜采用的方法是(　　)

A. 局部热敷　　B. 按摩　　C. 局部制动
D. 热水浸泡　　E. 红外线

9. 系统性红斑狼疮面部典型皮损的特点是(　　)

A. 盘状红斑　　B. 环形红斑　　C. 蝶形红斑
D. 网状红斑　　E. 丘疹状红斑

10. 系统性红斑狼疮最常见的死亡原因是(　　)

A. 心肌炎　　B. 神经系统损伤　　C. 肾衰竭和感染
D. 消化道大出血　　E. 肺部感染

11. 系统性红斑狼疮的标志性抗体是(　　)

A. 抗核抗体(ANA)　　B. 抗 Sm 抗体　　C. 抗双链 DNA 抗体
D. 补体 CH_{50}　　E. 补体 C_3

12. 治疗系统性红斑狼疮首选药是(　　)

A. 阿司匹林　　B. 泼尼松　　C. 硫唑嘌呤
D. 环磷酰胺　　E. 氯喹

13. 王女士,30 岁。因系统性红斑狼疮入院。面部红斑明显,表面可见鳞屑,实验室检查:抗核抗体、抗双链 DNA 抗体阳性,针对该病人的护理措施,下列错误的是(　　)

A. 急性期及疾病活动期应卧床休息
B. 用清水清洗皮损处
C. 脱发的病人应减少洗头次数
D. 病人住单间,减少探视
E. 可食芹菜、香菜等含补骨脂素食物

14. 张某,女性,23 岁。近 1 个月出现面部蝶形红斑,关节疼痛,实验室检查:抗 Sm 抗体、抗双链 DNA 抗体阳性。该病人首要的护理问题是(　　)

A. 乏力　　B. 疼痛　　C. 皮肤完整性受损
D. 有感染的危险　　E. 输营养液

15. 李某,女性,32 岁。面部有蝶形红斑,严重关节疼痛,最近查血红蛋白 80g/L,抗 Sm 抗体、抗双链 DNA 抗体阳性。该病人的贫血是(　　)

A. 小细胞低色素贫血　　B. 小细胞正色素贫血　　C. 大细胞低色素贫血
D. 大细胞正色素贫血　　E. 正细胞正色素贫血

16. 风湿热最严重的临床表现是(　　)

A. 关节炎　　B. 心脏炎　　C. 皮下结节
D. 环形红斑　　E. 舞蹈病

17. 风湿热最主要的临床表现是(　　)

A. 多汗　　B. 发热　　C. 腹痛
D. 食欲不振　　E. 舞蹈病

18. 风湿热最常见的皮肤损害是(　　)

A. 环形红斑　　B. 斑丘疹　　C. 蝶形红斑

D. 多形红斑　　　　　　　　E. 结节性红斑

19. 关于风湿热的治疗，下列正确的是(　　)

A. 激素治疗的总疗程一般在6周以下

B. 症状好转后即应停药

C. 阿司匹林在关节肿痛消失后可停药

D. 心脏炎时应早期使用肾上腺皮质激素

E. 对青霉素过敏者可选用红霉素

20. 风湿热心脏炎严重时需绝对卧床(　　)

A. 1~2周　　　　B. 2~4周　　　　C. 3~6周

D. 6~12周　　　　E. 12~16周

(四)病例讨论

王女士，20岁。以"面部、手掌部红斑，关节疼痛1个月"入院。近1个月来病人双侧面颊和鼻梁部出现蝶形红斑，表面光滑，有痒、痛感，手掌大小鱼际部见充血红斑。双腕关节、近端指间关节疼痛，无肿胀。体温36.8℃、脉搏80次/min、呼吸18次/min、血压160/100mmHg。心、肺未见异常，双下肢见凹陷性水肿。实验室检查：血常规示血红蛋白75g/L，尿常规示蛋白(++)、红细胞3~4个/HP，血沉增快，肾功能示血肌酐300μmol/L、血尿素氮15mmol/L，抗核抗体、抗双链DNA抗体阳性。

问：1. 该病人的医疗诊断是什么？

2. 请列出护理诊断。

[参考答案]

(一)名词解释

1. 风湿性疾病是指病变累及骨、关节及其周围组织，包括肌肉、肌腱、韧带、滑膜、筋膜等，以内科治疗为主的一组疾病。

2. 晨僵是指早晨起床后病变关节感觉僵硬，称"晨僵"(日间长时间静止不动后也可出现)，如胶黏着样感觉。

3. 系统性红斑狼疮是一种表现有多系统损害的慢性系统性自身免疫疾病，血清中出现以抗核抗体为代表的多种自身抗体。

4. 舞蹈病以四肢和面部为主的不自主、无目的的快速运动，在兴奋或注意力集中时加剧，入睡后即消失为特征。

(二)填空题

1. 类风湿关节炎病人关节外症状可出现皮肤特异性表现为类风湿结节，其存在可提示病情活动。

2. 系统性红斑狼疮病人血清中有多种自身抗体，其中特异性高的抗体有抗双链DNA(dsDNA)抗体、抗Sm抗体，敏感性高的抗体有抗核抗体(ANA)等。

(三)选择题(A型题)

1. C　2. D　3. E　4. A　5. E　6. A　7. B　8. C　9. C　10. C

11. B　12. B　13. E　14. C　15. E　16. B　17. B　18. A　19. D　20. D

（四）病例讨论

1. 该病人的医疗诊断是系统性红斑狼疮。

2. 护理诊断有：

(1)疼痛　与自身免疫反应和免疫复合物沉积于关节有关。

(2)皮肤完整性受损　与狼疮所致的血管炎性反应有关。

(3)预感性悲哀　与病情迁延不愈、容貌改变有关。

(4)有感染的危险　与长期使用激素和免疫抑制剂、免疫功能紊乱等有关。

第九章　神经系统疾病病人的护理

［重点、难点］

第一节　概　述

一、神经系统的主要解剖结构和生理功能

1. 中枢神经系统

包括脑（大脑、间脑、脑干、小脑）和脊髓。

（1）大脑：①额叶：占大脑半球表面的前1/3。主要管理随意运动、言语及精神活动；②顶叶：前界为中央沟，后界是自顶枕裂的上端至枕前切迹之间的“人为假设线”顶枕线；③颞叶：有3个水平的脑回（颞上回、颞中回、颞下回）。此处受损时，对于言语信号的声音刺激不能进行高级的分析和综合，失去理解词的能力；④枕叶：前以顶枕线为界，其后部为枕极，视中枢位于距状裂的皮质。枕叶病变主要引起视觉障碍。

（2）间脑：包括丘脑、丘脑下部、第三脑室。丘脑是一切传入纤维首先汇集的中间站，并参与了锥体外系的组成。丘脑外侧为豆状核，两者中间的白质即内囊。丘脑下部是自主神经系统的皮质下中枢，参与水代谢、体温调节、睡眠和觉醒、性功能调节等。

（3）脑干：位于后颅窝中，由延髓、脑桥和中脑组成，所发出的外周神经即脑神经。延髓发出的有4对，即舌下神经Ⅻ、副神经Ⅺ、迷走神经Ⅹ、舌咽神经Ⅸ；脑桥发出的有4对，即听神经Ⅷ、面神经Ⅶ、外展神经Ⅵ、三叉神经Ⅴ；中脑发出的有2对，即滑车神经Ⅳ、动眼神经Ⅲ。延髓的反射活动是维持生命所必需的，故延髓有生命中枢之称。

（4）小脑：位于后颅窝内，由蚓部和两个半球构成。小脑是平衡、共济运动和肌张力的反射器官。

（5）基底神经节和内囊：基底神经节是构成锥体外系的主要结构，包括豆状核、尾状核、带状核与杏仁核。内囊损伤可出现“三偏”征。

（6）脊髓：共分31节段，即颈髓8个节段、胸髓12个节段、腰髓5个节段、骶髓5个节段、尾髓1个节段。

2. 周围神经系统

包括Ⅲ～Ⅻ颅神经、31对脊神经和内脏神经。

二、神经系统疾病常见症状和体征的护理

头 痛

(一)概要

头痛是指从眉以上至下枕部之间的头颅疼痛。颅内的血管、神经和脑膜以及颅外的骨膜、血管、头皮、颈肌、韧带等均属头痛的敏感结构。这些敏感结构因挤压、牵拉、移位、炎症、血管的扩张与痉挛、肌肉的紧张性收缩等均可引起头痛。头痛的病因可分为颅内疾病与颅外疾病。颅内疾病主要见于颅内感染、血管病变、占位性病变、颅脑外伤等。颅外疾病主要见于头颅临近器官或组织病变、全身性疾病、神经官能症等。

(二)护理评估

1. 健康史

询问病史。分类有:①偏头痛:由颅内外血管舒缩功能障碍引起,常表现为搏动性头痛;②颅内高压性头痛:由颅内肿瘤、血肿、脓肿等占位性病变所致颅内高压;③颅外局部因素所致的头痛:如眼源性头痛及鼻源性头痛;④紧张性头痛:也称神经性或精神性头痛,无固定部位。

2. 身心状况

(1)头痛发生缓急:急性头痛常见于颅内血管破裂出血;慢性者常见于颅外多种慢性疾病;偏头痛多为慢性复发。

(2)头痛部位:部位浅表者常见于眼、鼻、鼻旁窦和齿源性头痛;头深部疼痛常见于颅内感染及脑肿瘤。

(3)头痛时间:颅内占位性病变常为晨间加剧的头痛,进行性加重;鼻窦炎所致头痛常为晨起后减轻;偏头痛表现为头痛呈周期性发作,持续时间短;神经官能症为长年累月不断,波动性变化的头痛。

(4)头痛性质:电击样、烧灼样或针刺样头痛以神经痛多见;搏动性跳痛常为血管性头痛。

(5)头痛程度:三叉神经痛、偏头痛及脑膜刺激所致最剧烈;五官科疾病引起的头痛一般中等程度;脑肿瘤头痛在长时间内可能为轻度,逐渐加重。

(三)护理诊断及合作性问题

1. 疼痛:头痛　与颅内外疾患导致头部痛觉纤维受刺激有关。

2. 焦虑　与头痛不适、失眠、担忧预后有关。

(四) 护理措施

①做好心理护理;②密切观察病情;③缓解疼痛,脑梗塞者头部禁用冰袋或冷敷,脑出血者可头部降温;④保持大便通畅,避免用力排便,以减轻颅内压增高;⑤协助治疗,按医嘱快速静滴20%甘露醇250ml或50%葡萄糖液。

感觉障碍

(一)概要

感觉是指作用于各个感受器的各种形式的刺激在人脑中的直接反映。感觉障碍指机体

对各种形式的刺激（如痛、温度、触、压、位置、震动等）无感知、感知减退或异常的一组综合征。

（二）护理评估

1. 健康史

询问病史。分类及检查方法有：①浅感觉：包括痛觉、触觉及温度觉。用大头针刺激皮肤查痛觉；用一束棉絮轻触闭目病人的皮肤查触觉；用盛有冷水和温水的试管分别接触病人皮肤查温度觉。②深感觉：包括运动觉、位置觉和震动觉。病人闭目，检查者轻持病人手指或足趾做被动伸展运动，病人说出运动方向查运动觉；将病人肢体旋转在某种位置上，令其回答自己肢体所处位置查位置觉；用震动音叉放置在病人骨隆起处问病人有无震动感及持续时间查震动觉。③大脑皮质感觉（复合感觉）：包括体表图形觉、实体觉。病人闭目用钝物在病人皮肤上画出简单图形，让其辨别并回答查体表图形觉；采用病人熟悉的某一物品置于病人手中，令其辨别该物品的形状、大小、名称查实体觉。

2. 身心状况

（1）表现类型：①感觉减退：较强刺激产生感觉缺失；②感觉过敏：无外界刺激而自发的感觉；③自发性疼痛：感受器感觉传导束或感觉中枢受到刺激所致；④感觉过度：对轻微刺激产生过强的感觉；⑤感觉缺失：无感觉。

（2）定位表现：①末梢型：对称性四肢远端的感觉障碍，见于多发性神经炎；②后根型：相应节段感觉障碍，见于髓外肿瘤、椎间盘突出；③脊髓型：横贯性病变，受损平面以下双侧全部感觉丧失或减退，伴截瘫，见于外伤、髓外肿瘤早期；④脑干型：分离性感觉障碍见于延髓中部病变，表现为对侧肢体深感觉障碍，痛觉和温度觉正常；交叉性感觉障碍见于延髓外侧病变，表现为病侧面部感觉障碍和对侧肢体痛觉、温度觉障碍；⑤内囊型："三偏"征，表现为偏身感觉障碍、偏瘫、偏盲；⑥皮质型：表现为对侧单肢感觉障碍，以复合感觉障碍为主。

（三）护理诊断及合作性问题

1. 感知改变　与感觉传导通路受损有关。

2. 有皮肤完整性受损的危险　与神经性病变导致皮肤感觉丧失有关。

（四）护理措施

消除感觉异常；观察病情变化；预防压疮，对皮肤受压部位采取保护性措施。

运动障碍

（一）概要

凡因神经运动系统发生病变所引起的运动异常统称为运动障碍。由上、下运动神经元损害所引起的随意运动功能障碍称为瘫痪。

（二）护理评估

1. 健康史

了解病人起病的缓急，运动障碍的性质、部位、程度及伴发症状。

2. 身心状况

（1）瘫痪类型：①脑脊髓疾病引起者为上运动神经元瘫痪（又称中枢性瘫痪、硬瘫），为痉挛性瘫痪，腱反射亢进，出现病理反射，无肌萎缩；②周围神经疾病引起者为下运动神经元瘫痪（又称周围性瘫痪、软瘫），表现为弛缓性瘫痪，腱反射减弱或消失，有肌肉萎缩。

（2）瘫痪程度：肌力分级如下：

0级：完全瘫痪。

1级：肌肉可收缩，但不能产生动作。

2级：肢体能在床面上移动，但不能抵抗自身重力即不能抬起。

3级：肢体能抵抗重力离开床面，但不能抵抗阻力。

4级：肢体能作抗阻力动作，但未达到正常。

5级：正常肌力。

（3）定位表现：①大脑皮质运动区局限性病变为单瘫；②内囊病变为偏瘫；③一侧脑干病变为交叉性瘫痪；④脊髓胸腰段横贯性病变为截瘫，脊髓颅段截瘫平面较高为四肢瘫；⑤周围神经病变表现为神经支配区弛缓性瘫痪；⑥脊髓前角病变表现为支配区节段弛缓性瘫痪、肌萎缩等。

（三）护理诊断及合作性问题

1. 躯体移动障碍　与各种病因引起运动神经元瘫痪有关。

2. 生活自理能力缺陷　与肢体瘫痪运动功能障碍有关。

3. 有废用综合征的危险　与肢体瘫痪不能活动有关。

（四）护理措施

①生活护理：协助病人洗漱、进食、大小便等，满足病人基本生活需求；②防止肢体挛缩、肌强直及外伤：急性过后开始所有肢体全关节被动运动及按摩。保持病肢于功能位置；③康复期护理：出院后坚持每天下床锻炼。

意识障碍

（一）概要

意识障碍指病人对周围环境和自身状态的识别及觉察能力出现障碍的一种精神状态。

（二）护理评估

1. 健康史

了解病人的发病方式及过程，有无高血压、糖尿病等可能与意识障碍有关的疾病。

2. 身心状况

（1）意识程度及特点：①嗜睡：是最轻的意识障碍。呼之能应、应答正确；②意识模糊：意识水平轻度下降，较嗜睡为深的一种意识障碍。病人能保持简单的精神活动，但对时间、地点、人物的定向能力发生障碍；③昏睡：较嗜睡重，持续处于睡眠状态，强刺激方能唤醒，应答不切题；④浅昏迷：对针刺和压眶有痛苦表情及躲避反应，无语言应答，反射无明显改变；⑤深昏迷：任何刺激无反应，各种反应消失，生命体征常有改变。

（2）临床起病情况：①急性起病多见于颅脑损伤、脑血管疾病等；②缓慢起病多见于代谢障碍性疾病；③高热工作突然发生者多见于中暑；④有高血压、动脉硬化的老年人，突然发生者常见于脑血管意外或心血管疾病。

（3）伴随状况：①昏迷伴呼吸深快的库氏呼吸为代谢性酸中毒；②鼾声呼吸伴一侧面肌

瘫痪致呼吸时患侧面颊肌如风帆样随呼吸起落，提示脑出血；③呼吸慢见于颅内压增高；④呼吸急促多为急性感染性疾病；⑤偏瘫多见于脑血管意外、颅内感染、外伤等；⑥脑膜刺激征多见于脑膜炎、蛛网膜下腔出血；⑦双侧瞳孔缩小见于有机磷、吗啡类、氯丙嗪中毒；双侧瞳孔扩大见于颠茄、乙醇、氰化物中毒；双侧瞳孔缩小如针尖，是脑桥出血的特征；⑧口唇和指(趾)发绀提示缺氧；口唇樱桃红色为一氧化碳中毒；出血点、淤斑、紫癜见于严重感染、出血性疾病。

(三)护理诊断及合作性问题

1. *急性意识障碍*　与各种原因导致大脑皮质高度抑制有关。

2. *有误吸的危险*　与意识障碍、咳嗽反射减弱有关。

3. *有感染的危险*　与意识障碍、机体抵抗力下降、呼吸道分泌物排出不畅、留置导尿等有关。

(四)护理措施

密切观察意识障碍的变化；保证呼吸道通畅，及时吸痰，取平卧位头侧向一边；加强大小便的护理；维持水、电解质平衡及保持营养，记录 24 小时出入量，指导每天补液量；定时翻身、按摩，每 2 小时 1 次，以预防压疮。

第二节　脑血管疾病病人的护理

(一)概要

脑血管疾病(CVD)是指由于各种脑部血管病变所引起的脑功能障碍的一组疾病的总称。按病变性质可分出血性脑血管病和缺血性脑血管病两大类。前者包括脑出血、蛛网膜下腔出血；后者包括有短暂性脑缺血发作、脑血栓形成、脑栓塞。

脑出血是指原发性非外伤性脑实质内出血，以内囊出血最常见。好发于中老年人。高血压合并小动脉硬化是脑出血最常见的病因。

蛛网膜下腔出血是指脑表面血管破裂，血液进入蛛网膜下腔。本病最常见病因为先天性脑动脉瘤，其次为脑部血管畸形等。

短暂性脑缺血发作又称小中风，是颈内动脉颅外段粥样硬化部位纤维素与血小板粘附，脱落后成为微栓子，进入颅内动脉，引起颅内小血管被堵塞缺血而发病。一般每次发作持续数分钟至数小时，24 小时内完全恢复。主要病因是动脉硬化。

脑血栓形成为脑血管疾病中最常见的一种，常指颅内外供应脑部的动脉血管壁因各种原因而发生狭窄或闭塞，在此基础上形成血栓，引起该血管供血范围内的脑组织梗塞性坏死，出现相应的神经系统症状和体征。本病最常见的病因是脑动脉硬化。

脑栓塞是指各种栓子随血流进入颅内动脉系统使血管腔急性闭塞引起相应供血区脑组织缺血坏死及脑功能障碍。脑栓塞的栓子来源不同，其中心源性为最常见的原因。

(二)护理评估

1. *健康史*

应询问：①既往有高血压、动脉粥样硬化史；②发病前有精神紧张、情绪激动、劳累或用力排便等诱因存在;③病前有先兆表现及起病的形式;④有无本病的家族史,病人的生活习惯、年龄、烟酒嗜好、体重等。

2. 身心状况

(1)出血性脑血管疾病的表现:脑出血多在白天体力活动、酒后或情绪激动时突然起病,血压突然急骤升高,致脑血管破裂大量出血而发病,往往在数分钟至数小时内病情发展到高峰。①内囊出血:最多见。突然发病,表现为剧烈头痛、头晕、呕吐(颅内压增高),迅速出现意识障碍。体检:面色潮红,意识障碍,脉搏慢而有力,收缩压可达到200mmHg以上。此类病人常有头和眼转向出血病灶侧,呈双眼"凝视病灶"状。同时可有典型的"三偏"症状,即出血灶对侧偏瘫、偏身感觉障碍和对侧同向偏盲;②脑桥出血:轻者仅有头痛、呕吐,重者表现为出血灶侧周围性面瘫、对侧肢体中枢性瘫痪,称"交叉瘫"。当出血波及两侧时可出现四肢瘫,瞳孔呈针孔样;③小脑出血:常表现为枕部剧烈头痛、眩晕、频繁呕吐和平衡障碍,但无肢体瘫痪;④蛛网膜下腔出血:起病急骤,常在活动中突然发病,表现为剧烈头痛,喷射性呕吐,脑膜刺激征阳性,一般无肢体瘫痪。

(2)缺血性脑血管疾病的表现:①短暂性脑缺血发作:突然出现偏身感觉障碍、偏瘫或单瘫、单眼失明、眩晕眼震、恶心、呕吐等症状,历时一般为5~20分钟,最长不超过24小时,症状完全恢复,不留后遗症;②脑血栓形成:好发于有动脉硬化、糖尿病、高脂血症的中年人。一般无意识障碍,常在安静或休息状态下由于血压过低、血流减慢,血黏度增加等因素促使血栓形成而发病。部分病人在发作前有前驱症状;③脑栓塞:常在静止期或活动中突然发病,起病急骤是本病的主要特征,局限性神经缺失症状多在数秒至数分钟内发展到高峰,为脑血管疾病中起病最快的一种。

3. 实验室及其他检查

(1)头颅CT或MRI检查:在脑血管疾病诊断方面CT、MRI能作出早期诊断。脑出血在CT图像上呈高密度影;脑缺血造成脑组织水肿和坏死,在CT图像上呈低密度影。

(2)脑脊液检查:血性脑脊液有确诊价值。颅内高压者禁做此检查。

(三)护理诊断及合作性问题

1. 急性意识障碍　与脑血管破裂出血、脑水肿、脑组织受压有关。

2. 生活自理能力缺陷　与肢体瘫痪活动功能障碍有关。

3. 便秘　与自主神经功能紊乱、长期卧床和饮食结构不合理有关。

4. 有皮肤完整性受损的危险　与意识障碍、肢体瘫痪、长期卧床、皮肤营养不良有关。

5. 有废用综合征的危险　与肢体不能活动有关。

6. 潜在并发症　脑疝、上消化道出血、肺部感染等。

(四)护理措施

1. 一般护理

①脑出血病人应绝对卧床休息,发病24~48小时内避免搬运病人,病人侧卧位,头部稍抬高。蛛网膜下腔出血病人应绝对卧床4周,并头置冰袋,可防止继续脑出血;②脑血栓急性期病人绝对卧床休息,取平卧位,避免搬动,以使有较多血液供给脑组织。头部禁用冰袋或冷敷,以免血管收缩,血流缓慢而使脑血流量减少;③饮食:急性脑出血病人最初24小时内禁食,24小时后如病情平稳可行鼻饲流质;意识清醒后可拔除胃管喂食,进食时病人取坐

位或高侧卧位(健侧在下),进食应缓慢,食物应送至口腔健侧近舌根处,以利吞咽;根据尿量调整液体及电解质,保持体液及电解质平衡,每天控制入液量在 1500ml 左右,注意静滴速度,避免肺水肿;脑缺血病人予低盐、低脂、低热量易消化饮食,禁烟、酒;④急性期应每 2 小时翻身 1 次,以避免局部皮肤受压;瘫痪肢体保持功能位置;进行关节按摩及被动运动以免肢体废用。

2. 病情观察

密切观察生命体征、意识及瞳孔的变化,以发现是否有颅内压增高现象。

3. 大小便护理

尿失禁、尿潴留者应及时导尿;便秘者应避免屏气用力,禁止灌肠。

4. 用药护理

颅内压增高者,应遵医嘱静脉快速滴入甘露醇等脱水剂以降低颅内压,避免脑疝形成。

(五)健康教育

①向病人及家属介绍有关本病的基本知识,积极治疗相关危险因素;戒烟、酒;控制体重,在医务人员指导下适当增加活动量;②指导病人按医嘱坚持服用抗血小板聚集药;③合理饮食,指导康复功能锻炼;④定期复查,发现异常及时就医。

第三节　三叉神经痛病人的护理

(一)概要

三叉神经痛是一种发生在面部三叉神经分布区内反复发作的阵发性剧烈神经痛。一般认为三叉神经痛病变部位在三叉神经脊束核内或脑干内。年龄多在 40 岁以后,女多于男。疼痛是突出的特点,可缓解,但极少自愈。治疗首选药物止痛,无效时考虑神经阻滞或手术治疗。卡马西平是首选药,可抑制三叉神经的病理性神经反射,也可选用苯妥英钠、氯硝西泮等。神经阻滞可选用三叉神经周围支或半月神经节封闭和射频热凝治疗,阻断其神经传导。

(二)护理评估

1. 健康史

询问病人发病年龄、发病情况、疼痛的程度等。

2. 身心状况

主要表现为在三叉神经分布区内反复发作的阵发性剧烈疼痛。多发生于中老年女性,多为一侧,但以三叉神经第 2、第 3 支发生率最高。以无任何先兆、骤然发生的闪电式剧烈面部疼痛为特征,突发突止,间歇期正常,夜间发作减轻或停止,常描述成撕裂样、触电样、针刺样或烧灼样剧痛。疼痛历时数秒钟或数分钟。重者发作时在床上翻滚,并可能有自杀念头。

(三)护理诊断及合作性问题

1. 疼痛　与三叉神经损害有关。

2. 焦虑　与疼痛发作剧烈,难以忍受有关。

（四）护理措施

1. 一般护理

为病人提供安静、舒适的环境，建立良好的生活规律，保证病人充分休息，以利于减轻疼痛。

2. 对症护理

告知病人洗脸、刷牙、剃须时动作要轻柔，吃软食，细嚼慢咽，防止疼痛加剧。鼓励病人适当参加娱乐活动。

3. 用药护理

卡马西平小剂量开始服用，逐渐增量，疼痛控制后逐渐减量，以预防或减轻药物的副作用。

（五）健康教育

①宣传三叉神经痛疾病知识，使病人了解该病有突发突止、反复发作，病情逐渐加重的特点；②讲解诱因，告之不适当的洗脸、刷牙、剃须、咀嚼、吞咽、说话等可诱导发作；③说明乐观对待疾病存在的现实和避免诱因的必要性，指导病人服用卡马西平期间不要独自外出，不能开车或高处作业；④遵医嘱用药，不可随意停、换药物；⑤每周查1次血常规。

第四节　急性炎症性脱髓鞘性多发性神经病病人的护理

（一）概要

急性炎症性脱髓鞘性多发性神经病（AIDP）又称格林－巴利综合征（GBS），为多数脊神经根及末梢神经同时受损的一组自身免疫性疾病。病因不明，目前认为本病是与病毒感染有关的自身免疫性疾病。主要病理改变为周围神经广泛炎症性节段性脱髓鞘。其临床特征为急性起病，迅速出现四肢对称性弛缓性瘫痪以及脑脊液蛋白－细胞分离现象。增加呼吸肌麻痹治愈率是降低病死率的关键，可用血浆置换疗法及大剂量免疫球蛋白治疗等。本病预后良好，病人大多在6个月至1年基本痊愈。

（二）护理评估

1. 健康史

发病前数日或数周病人常有上呼吸道或消化道感染症状。

2. 身心状况

（1）运动障碍：首发为四肢对称性瘫痪。瘫痪可始于下肢、上肢或四肢同时发生，下肢常较早出现，可自肢体远端向近端发展或相反，或同时受累，波及到躯干，严重者可累及肋间肌和膈肌而致呼吸肌麻痹，急性呼吸衰竭是本病死亡的主要原因。

（2）感觉障碍：肢体远端感觉异常，如烧灼感、麻木、刺痛和不适感，和（或）呈手套、袜套型感觉减退。

（3）脑神经、延髓麻痹：脑神经伤害以双侧面瘫为多见；延髓麻痹表现为构音障碍、吞咽困难。

（4）自主神经功能障碍：表现为多汗、皮肤潮红、手足肿胀及营养障碍，严重病例可出现窦性心动过速、体位性低血压、高血压和暂时性尿潴留等。

3. 实验室及其他检查

(1)脑脊液检查:蛋白含量明显增高而细胞数正常,称蛋白-细胞分离现象,为本病的重要特征之一。

(2)电生理检查:神经传导速度减慢对诊断也有意义。

(三)护理诊断及合作性问题

1. 清理呼吸道无效　与咳嗽反射消失、呼吸肌麻痹有关。

2. 低效性呼吸形态　与呼吸肌麻痹有关。

3. 恐惧　与四肢瘫痪、呼吸困难有关。

4. 躯体活动障碍　与四肢无力、瘫痪有关。

(四)护理措施

1. 一般护理

①保持呼吸道通畅,维持有效呼吸。急性期主要危险是呼吸肌麻痹,需保持呼吸道通畅,必要时应及时气管切开或气管插管;②协助病人选择最佳的呼吸姿势和体位,及时排除呼吸道分泌物;③给予高热量、高维生素、易消化饮食,及时补充营养,特别是维生素 B_{12} 对损伤神经恢复有重要作用;④减少探视,病房医护人员接触病人时戴口罩,治疗与护理时严格执行无菌操作,防止交互感染;⑤保持皮肤和床褥干燥,瘫痪肢体保持功能位,禁用热水袋以免烫伤;⑥协助做好病人个人卫生。

2. 病情观察

密切观察病人的呼吸、瘫痪情况,按医嘱定时检查肺功能和血气分析。

3. 瘫痪的护理

①肢体瘫痪:定时翻身、按摩、被动和主动运动,保持瘫痪肢体功能位等;对于手下垂和足下垂的病人,可采用"T"形板固定,病情稳定后及时进行肢体的被动和主动运动;②咽肌瘫痪:做好进食护理,选择适合病人吞咽且营养丰富的食物,保证进食安全;发现误吸时不能经口进食,应安排鼻饲;注意进行吞咽功能训练,促进吞咽功能恢复。

第五节　帕金森病病人的护理

(一)概要

帕金森病又称"震颤麻痹",是一种黑质和黑质纹状体通路变性的慢性疾病。病因尚不明确。遗传和环境因素也可能为本病的病因之一。多在50岁以后发病,男性多于女性。治疗应用抗胆碱药,适用于早期轻症病人。常用多巴胺替代药物(左旋多巴)及多巴胺受体激动剂(溴隐亭)。

(二)护理评估

1. 健康史

询问病人发病年龄及发病情况。

2. 身心状况

(1)表现特点:动作不灵活和震颤为疾病早期的首发症状。①静止性震颤:是发病最早期的表现,通常从某一侧上肢远端开始,以拇指、示指及中指为主,表现为手指像在搓丸子,后逐渐扩展到同侧下肢和对侧肢体,晚期可波及下颌、唇、舌和头部;②肌强直:病变的早期多自一侧肢体开始,逐渐发展至远端、对侧及全身肌肉,表现为"铅管样强直";③运动减少:在早期,由于上臂肌肉和手指肌的强直,病人的上肢往往不能作精细的动作;写字也逐渐变得困难,笔迹弯曲,越写越小,医学上称为"小写症";面部肌肉运动减少,病人很少眨眼睛,双眼转动也减少,表情呆板,好像戴了一副面具似的,医学上称为"面具脸";行走时起步困难,一旦开步,身体前倾,重心前移,步伐小而越走越快,不能及时停步,即"慌张步态";因口、舌、腭及咽部肌肉的运动障碍,病人不能自然咽下唾液,导致大量流涎;言语减少,语音也低沉、单调;严重时可导致进食饮水呛咳;④病情晚期,病人坐下后不能自行站立,卧床后不能自行翻身,日常生活不能自理。

(2)心理状况:病人常有胆怯、无望、无助、忧郁等心理反应。

(三)护理诊断及合作性问题

1. 躯体移动障碍　与黑质病变引起锥体外系功能障碍有关。

2. 自尊紊乱　与自体形象改变和生活依赖别人有关。

3. 营养失调:低于机体需要量　与舌、腭及咽部肌肉运动障碍致进食减少和肌强直、震颤致机体消耗量增加有关。

4. 自理缺陷　与黑质病变引起锥体外系功能障碍有关。

(四)护理措施

1. 一般护理

指导鼓励病人自我护理,必要时协助病人;对多汗病人,指导其穿柔软、宽松的棉质衣物;鼓励病人尽量参与各种形式的运动锻炼;以高热量、高维生素、低脂、适量优质蛋白为主,并及时补充水分,蛋白不宜给予过多,以免降低左旋多巴的疗效。

2. 病情观察

应密切观察肌强直、肌震颤、吞咽困难等情况。

3. 用药护理

遵医嘱及早使用替代性药物和抗胆碱药物治疗及注意药物的副作用。

第六节　癫痫病人的护理

(一)概要

癫痫是一组由大脑神经元异常放电引起的以短暂中枢神经系统功能失常为特征的慢性脑部疾病,具有突然发生和反复发作的特点。根据病因可分为原发性癫痫和继发性癫痫,前者为特发性癫痫,主要是由遗传因素所致,药物治疗效果较好;后者常见,为症状性癫痫,病因复杂,主要是由各种原因的脑损伤所致,药物疗效较差。目前,癫痫主要选择药物治疗,但应遵循长期、规则、单一用药的基本原则。药物减量或停用都必须遵循缓慢和逐渐减量的原则，一般在完全控制发作4～5年后，可考虑停药。对颅内占位性病变引起的癫痫应首选手术治疗。

（二）护理评估

1. 健康史

询问发病前有无脑部疾病、癫痫家族史等；发作前有无睡眠不足、疲乏、饥饿、饮酒、便秘、感情冲动、过度换气、过度饮水等诱发因素。

2. 身心状况

（1）全面性强直－阵挛发作：又称大发作，以意识丧失和全身抽搐为特征。发作可分强直期、阵挛期、惊厥后期。

（2）失神发作：又称小发作，表现意识短暂中断，病人停止当时的活动，呼之不应，两眼瞪视不动，状如“愣神”，约3～15秒钟。

（3）部分性发作：根据发作期间是否伴有意识障碍可分为3型，即①单纯部分性发作：无意识障碍，常以发作性一侧肢体、局部肌肉感觉障碍或节律性抽动为特征，或表现为特殊感觉性发作，如发作自一侧拇指、脚趾、口角开始，渐传至半身，称为Jackson发作；②复杂部分性发作：有意识障碍及发作后不能回忆，常表现为精神症状，病灶多在颞叶，故又称颞叶癫痫；③部分性发作继发大发作：大发作后如可回忆起部分发作时的情景，即称先兆。

（4）癫痫持续状态：是指一次癫痫发作持续30分钟以上，或连续多次发作、发作间期病人仍处于意识或神经功能未恢复至通常水平。

3. 实验室及其他检查

（1）脑电图检查：尖波、棘波、尖－慢波或棘－慢波、多棘波群、小尖棘波等痫样放电对本病诊断有重要价值，且有助于分型、估计预后及手术前定位。

（2）头颅放射性核素、脑血管造影、头颅CT及MRI检查，有助于发现继发性癫痫的病因。

（三）护理诊断及合作性问题

1. 有窒息的危险　与癫痫发作时喉头痉挛、气道分泌物增多有关。

2. 有受伤的危险　与癫痫发作时全身肌肉抽搐发作及突然意识丧失有关。

（四）护理措施

1. 大发作的护理

①出现先兆时，迅速将病人就地平卧，避免摔伤；解松领扣和裤带，摘下眼镜、假牙，将手边的柔软物垫在病人头下，移去病人身边的危险物品，以免碰撞；②将病人的头放低，偏向一侧，使唾液和呼吸道分泌物由口角流出；床边备吸引器，并及时吸除痰液，不可强行喂食；③用牙垫或厚纱布包裹的垫在上下磨牙间，以防咬伤舌头及颊部，但不可强行硬塞；抽搐发作时，切不可用力按压肢体，以免造成骨折、肌肉撕裂及关节脱位；发作后病人可有短期的意识模糊，禁用口表测量体温。

2. 心理护理

①帮助病人正确面对现实，指导病人进行自我调节；②鼓励家属向病人表达不嫌弃和关心的情感，解除病人的精神负担；③指导病人承担力所能及的社会工作，积极主动地参与各种社交活动。

3. 用药护理

常用药物有苯妥英钠、卡马西平、苯巴比妥、丙戊酸钠、乙琥胺等。用药时应注意：①强调按医嘱服药的重要性，不可随意增减剂量或撤换药物；②抗癫痫药物多有胃肠道反应，宜分次餐后口服；③向病人及家属说明药物的不良反应，如苯妥英钠可出现胃肠道反应、牙龈增生、共济失调等，苯巴比妥、卡马西平可出现嗜睡、共济失调等，出现异常及时就医。

4. 癫痫持续状态病人的护理

①在给氧、防护的同时，应从速制止发作，可选用地西泮、异戊巴比妥等静脉注射；②对症护理：首先保持呼吸道通畅；进行心电、血压、呼吸监护；查找诱因并治疗；有牙关紧闭者应放置牙垫，防止舌咬伤；放置床挡以防坠床；对伴有脑水肿、感染、高热等情况应予以及时处理。

（五）健康教育

告知病人应按时服药，养成良好的生活习惯，注意劳逸结合，避免过度疲劳、睡眠不足等诱发因素。禁止从事带有危险的活动，如游泳、驾驶、带电作业等，以免发作时对生命有危险。

［习题］

（一）名词解释

1. 意识障碍
2. 感觉障碍
3. 瘫痪
4. 脑栓塞
5. 脑出血
6. 癫痫

（二）填空题

1. 神经系统疾病病人常见症状体征有__________、__________、__________、__________。

2. 延髓外侧和脑桥病变时，致病侧面部和对侧躯体温觉减退或缺失是__________感觉障碍。

3. 知觉训练中，用砂纸、毛线刺激__________，冷水温水刺激__________，用针尖刺激__________。

4. 病人肌肉可收缩，但不能产生动作属于肌力__________级。

5. 脑血管疾病根据其病理性质可分为__________性卒中和__________性卒中。

6. 脑出血最常见的病因是__________。

7. 脑出血病变累及内囊者可见“三偏”征，即：__________、__________、__________。

8. 脑桥出血双侧瞳孔呈__________样。

9. 根据病因癫痫可分为__________和__________。

10. __________是脑出血最常见的直接致死原因。

(三)选择题(A 型题)

1. 不属于神经反射检查的内容是(　　)

A. 闭目难立征　B. 腹壁反射　C. 膝腱反射
D. 巴宾斯基征　E. 凯尔尼格征

2. 脑血管病病人观察最主要的是判断有无(　　)

A. 呼吸衰竭　B. 脑出血　C. 脑疝
D. 心力衰竭　E. 脑梗塞

3. 头痛病人避免排便用力的意义是(　　)

A. 加重头痛　B. 防脑血栓　C. 防癫痫发作
D. 防增加颅内压　E. 防心绞痛

4. 肢体感觉障碍的病人不宜(　　)

A. 使用热水袋　B. 睡于软床上　C. 经常翻身
D. 用乙醇按摩　E. 用温水擦浴

5. 瘫痪病人肢体可脱离床面但不能对抗阻力,其肌力是(　　)

A. 0 级　B. 1 级　C. 2 级
D. 3 级　E. 4 级

6. 评估感觉障碍时,下列哪项不正确(　　)

A. 四肢远端手套袜套型感觉障碍是末梢神经炎
B. 躯体及双上下肢感觉缺失为高位瘫痪
C. 节段性带状感觉缺失为后根炎症
D. 偏身感觉障碍是内囊病变所致
E. 单肢感觉障碍是脊髓前角灰质炎

7. 脑出血的好发部位在(　　)

A. 大脑　B. 小脑　C. 脑桥
D. 脑干　E. 内囊

8. 关于癫痫病人长期服药的描述,下列正确的是(　　)

A. 服药量要大　B. 采用顿服法　C. 症状控制后及时停药
D. 最好单一药物治疗　E. 根据病情随时增减药量

9. 属于出血性脑血管疾病的是(　　)

A. 短暂性脑缺血发作　B. 蛛网膜下腔出血　C. 脑梗死
D. 脑血栓形成　E. 脑栓塞

10. 缺血性脑血管疾病的主要治疗措施是(　　)

A. 血管扩张剂　B. 利尿剂　C. 脱水剂
D. 抗凝治疗　E. 镇静剂

11. 脑出血以内囊出血最常见,其特征性的临床表现为(　　)

A. 同侧偏瘫　B. 对侧偏瘫　C. 同侧偏盲
D. 三偏症　E. 交叉性偏瘫

12. 急性脑血管病病人颅内压增高最急需的措施是(　　)

A. 头颅 MRI　B. 腰穿　C. 脑血管造影

D. 静脉注射甘露醇　　E. 头颅 CT

13. 瘫痪病人不会发生哪项合并症(　　)

A. 大小便失禁　　B. 呼吸道感染　　C. 褥疮

D. 肾功能衰竭　　E. 语言障碍

14. 老年人情绪激动易发生(　　)

A. 末梢神经炎　　B. 胃应激溃疡　　C. 脑出血

D. 癫痫　　E. 截瘫

15. 老年人夜间安静睡眠时易出现脑血栓,原因是(　　)

A. 血稠,流动慢　　B. 血 CO_2 浓度高　　C. 脑缺血加重

D. 血糖过低　　E. 脑血管痉挛

16. 预防脑出血注意事项中,下列哪项是错误的(　　)

A. 少盐　　B. 勿运动　　C. 戒烟

D. 勿紧张　　E. 少酒

17. 关于长期瘫痪病人的护理,下列哪项不妥(　　)

A. 防褥疮　　B. 防泌尿系感染　　C. 防肺炎

D. 防呼吸道窒息　　E. 防脑疝

18. 护理脑血栓形成病人出现下列哪项情况时应迅速处理(　　)

A. 嗜睡　　B. 心律失常　　C. 血压降低

D. 头疼呕吐严重　　E. 体温增高

19. 脑出血病人死亡原因主要是(　　)

A. 坠积性肺炎　　B. 褥疮感染　　C. 脑疝

D. 溃疡大出血　　E. 呼吸衰竭

20. 病人脑血栓形成,避免头置冰袋是因为(　　)

A. 血流缓慢　　B. 颅内压增高　　C. 急性心肌梗死

D. 血压升高　　E. 脑血管破裂

21. 脑出血病人头部抬高 15°~30°以减轻(　　)

A. 呼吸困难　　B. 脑水肿　　C. 呕吐

D. 头痛　　E. 脑缺氧

22. 脑出血一切护理行为均应轻柔,其目的是(　　)

A. 病人舒适　　B. 减少褥疮　　C. 保护瘫痪肢体

D. 减少血栓形成　　E. 避免更多出血

23. 昏迷病人肩下垫高可避免(　　)

A. 脑出血　　B. 气道阻塞　　C. 尿潴留

D. 下肢血栓　　E. 头痛呕吐

24. 癫痫强直阵挛发作时勿用力按压抽搐肢体,可避免(　　)

A. 坠床　　B. 骨折　　C. 持续发作

D. 心脏骤停　　E. 休克

25. 癫痫强直阵挛发作时防窒息的护理不包括以下哪项(　　)

A. 解开衣裤领带　　B. 头偏向一侧　　C. 托起下颌,舌拉出

D. 喂水稀释痰液　　E. 吸出口腔液体

26. 癫痫病人的用药原则,下列哪项不妥(　　)

A. 长期　　B. 规则　　C. 有选择

D. 一药单用　　E. 重症两药联用

27. 对癫痫病人进行健康教育计划的内容,下列哪项是错误的(　　)

A. 开车要有人陪同　　B. 适当参加脑力活动　　C. 禁用神经兴奋剂

D. 游泳有危险　　E. 需长期正规用药

28. 病人男性,48 岁。脑出血,入院第 2 天发生颅内压增高,遵医嘱静脉滴注 20% 甘露醇 250ml 时应注意(　　)

A. 慢　　B. 极慢　　C. 一般速度

D. 快速滴注　　E. 按血压高低调节滴注速度

29. 病人男性,65 岁,有心房颤动病史。清晨起床自行上厕所时摔倒,家人发现其口角歪斜,自述左侧上下肢麻木。送医院检查,神志清楚,左侧偏瘫,CT 见低密度影。最可能的诊断是(　　)

A. 脑出血　　B. 脑挫伤　　C. 脑震荡

D. 蛛网膜下腔出血　　E. 脑梗死

30. 病人女性,60 岁。突然出现剧烈头痛,伴有喷射性呕吐,很快出现意识模糊,且脑膜刺激征阳性,此病人可能的诊断是(　　)

A. 脑出血　　B. 脑栓塞　　C. 蛛网膜下腔出血

D. 脑血栓形成　　E. 脑梗死

31. 病人女性,70 岁,高血压 15 年。晨起发现右侧肢体瘫痪,当时意识清楚,被家人送到医院进行治疗。CT 结果为低密度影,选择溶栓的时间是(　　)

A. 发病后 2 小时内　　B. 发病后 3 小时内　　C. 发病后 4 小时内

D. 发病后 5 小时内　　E. 发病 6 小时内

32. 病人女性,78 岁,高血压 20 年。家人探视后突然出现剧烈头痛,头晕,呕吐,进而意识障碍,血压 206/110mmHg,CT 显示高密度影,治疗需立刻降颅压和镇静,下列哪种药物禁用(　　)

A. 吗啡　　B. 甘露醇　　C. 地西泮

D. 硝苯地平缓释片　　E. 尼莫地平

33. 病人男性,50 岁,高血压 18 年。上班中出现头晕、头痛,血压 180/100mmHg,同事将其送往医院治疗,不久症状好转,诊断短暂性脑缺血发作,这种发作最常见的病因是(　　)

A. 情绪激动　　B. 高血压　　C. 吸烟

D. 饮酒　　E. 动脉粥样硬化

34. 病人男性,41 岁,既往体健。近日因寒冷突然出现左侧面部剧痛,诊断为三叉神经痛,首选的治疗药物是(　　)

A. 阿司匹林　　B. 6 - 氨基已酸　　C. 卡马西平

D. 地西泮　　E. 新斯的明

35. 病人女性,67 岁,脑动脉硬化 5 年。因与家人发生矛盾,突然出现眩晕、枕后痛,呕吐,伴共济失调和眼球震颤,很快出现意识模糊,CT 显示高密度影,根据临床特点,判断出血

部位(　　)

A. 脑干　B. 脑桥　C. 小脑

D. 内囊　E. 蛛网膜下腔

36. 病人女性,40岁,既往风心病10年。夜间睡眠中突起口角歪斜,口齿不清,左上肢无力2天入院,考虑医疗诊断为(　　)

A. 脑出血　B. 脑血栓形成　C. 蛛网膜下腔出血

D. 脑栓塞　E. 短暂性脑缺血发作(TIA)

37. 病人女性,40岁。突然出现剧烈头痛,伴有喷射性呕吐,很快出现意识模糊,且脑膜刺激征阳性,诊断蛛网膜下腔出血,主要治疗措施为(　　)

A. 降低颅内压,使用甘露醇　B. 手术治疗　C. 抗凝治疗

D. 止血治疗　E. 营养治疗

38. 病人女性,58岁,高血压10年。因情绪激动后出现剧烈头痛,呕吐,测血压220/110mmHg,意识障碍,大小便失禁,CT显示高密度影,最恰当的护理措施是(　　)

A. 发病1~12小时内避免搬动,取侧卧位,头部稍抬高

B. 发病12~24小时内避免搬动,取侧卧位,头部稍抬高

C. 发病24~48小时内避免搬动,取侧卧位,头部稍抬高

D. 发病48~72小时内避免搬动,取侧卧位,头部稍抬高

E. 发病72~96小时内避免搬动,取侧卧位,头部稍抬高

39. 病人女性,66岁。在家宴请客人时突然跌倒在地,当时意识清醒,自己从地上爬起,后因左侧肢体无力再次跌倒,并出现大小便失禁,随后意识丧失呈嗜睡状态,以脑出血入院。可能出现的并发症是(　　)

A. 呼吸衰竭　B. 肾衰竭　C. 心力衰竭

D. 脑疝　E. DIC

40. 病人女性,38岁,既往体健。2小时前在提取重物后突然剧烈头痛,伴喷射状呕吐,呼吸减慢,心率减慢,血压升高,这种现象是(　　)

A. 急性颅脑感染　B. 脑神经受刺激　C. 牵涉性头痛

D. 颅内压增高　E. 神经官能症

41. 病人男性,55岁。1年内出现3次突然说话不流利,每次持续30分钟左右,第3次发作时伴右侧肢体麻木,神经系统检查正常,动脉硬化病史2年,最可能的诊断是(　　)

A. 癫痫部分性发作　B. 偏头痛　C. 颈椎病

D. 顶叶肿瘤　E. 短暂性脑缺血发作

42. 病人女性,34岁。洗衣时突发左侧肢体活动不灵,体检:意识清,失语,心律不齐,心率106次/min,脉搏86次/min,左上肢肌力0级、下肢肌力2级,偏身感觉障碍,首先考虑的疾病是(　　)

A. 脑血栓形成　B. 脑栓塞　C. 脑出血

D. 短暂性脑缺血发作　E. 蛛网膜下腔出血

43. 病人男性,80岁。脑出血入院,出现意识模糊,频繁呕吐。右侧瞳孔大,血压208/120mmHg,左侧偏瘫,应禁止使用的护理措施为(　　)

A. 绝对卧床休息,头偏向一侧　B. 应用脱水,降颅压治疗　C. 遵医嘱降血压

D. 置瘫痪肢体功能位　　E. 采用灌肠保持大便通畅

44. 病人男性,30 岁。因突然头痛、呕吐,脑膜刺激征阳性入院,初步诊断蛛网膜下腔出血,病因诊断主要依靠(　　)

A. 脑脊液检查　　B. CT 检查　　C. MRI 检查
D. 脑血管造影　　E. 脑超声检查

45. 病人男性,28 岁。原有癫痫大发作史,今晨起有多次抽搐发作,间歇期意识模糊,两便失禁,中午来院急诊,紧急处理措施是(　　)

A. 鼻饲抗癫痫药　　B. 静脉推注地西泮　　C. 肌注苯巴比妥
D. 0.1% 水合氯醛保留灌肠　　E. 20% 甘露醇静脉滴注

46. 患儿,男,9 岁。做作业时,突然中断,发呆,手中铅笔落地,约 10 秒钟后又能继续做作业,但每次发作均无记忆,最可能的诊断是(　　)

A. 癫痫失神发作　　B. 肌阵挛发作　　C. 无张力发作
D. 癫痫精神运动性发作　　E. 癫痫单纯部分性发作

47. 病人女性,34 岁。2 周来,常在刷牙时出现左侧面颊和上牙部疼痛,每次持续 3 ~ 4 分钟,神经系统检查未发现异常,应考虑的诊断是(　　)

A. 牙痛　　B. 三叉神经痛　　C. 面神经炎
D. 鼻窦炎　　E. 癫痫单纯部分性发作

48. 病人女性,66 岁。高血压病史 15 年,糖尿病 10 年。突发右侧肢体无力,说话不流利,逐渐加重 2 天,体检:神志清楚,血压正常,混合性失语,右侧鼻唇沟浅,伸舌右侧,饮水自右侧口角漏出,右侧上下肢肌力 0 级,肌张力低,腱反射低下,右下肢病理征阳性,脑 CT 未见异常,最可能的诊断是(　　)

A. 脑膜炎　　B. 脑栓塞　　C. 脑血栓形成
D. 脑出血　　E. 蛛网膜下腔出血

49. 男性,56 岁。晨起时觉上下肢麻木,但可自行去厕所,回卧室时因左下肢无力而跌倒。护理体检:神清,左侧上下肢瘫痪,口眼不歪斜。应首先考虑(　　)

A. 内囊出血　　B. 脑栓塞　　C. 脑血栓形成
D. 蛛网膜下腔出血　　E. 脑外伤

50. 某急性脑出血病人,头痛,恶心,喷射性呕吐,呼吸快而不规则,血压明显增高,意识障碍。以下哪项护理措施对该病人不适用(　　)

A. 绝对安静卧床 4 周以上　　B. 每 2 小时翻身 1 次,预防褥疮
C. 及时清除口腔分泌物和呕吐物　　D. 头部略抬高,稍向后仰
E. 若 48 小时后病情稳定,可进食流食

51. 孙先生,癫痫病史 5 年,曾有强直阵挛发作。其最适宜的职业是(　　)

A. 汽车驾驶员　　B. 邮递员　　C. 游泳运动员
D. 办公室职员　　E. 电工

52. 某癫痫病人经治疗后症状控制,准备出院,对其健康指导以下错误的是(　　)

A. 戒烟、酒　　B. 可参加体力活动,如游泳
C. 要坚持服药 3 ~ 5 年　　D. 定期检查肝功能　　E. 介绍本病的基本知识

53. 某男性病人,因急性脑出血入院 2 天,连续睡眠 19 小时,期间呼之能醒,可进行简单

对话，过后很快又入睡，此时病人处于(　　)

A. 浅昏迷状态　B. 昏睡状态　C. 深昏迷状态

D. 嗜睡状态　E. 清醒状态

54. 女性，36 岁。来门诊进行体检时，用大头针稍微轻戳病人的皮肤，病人即大声喊叫，此感觉障碍的类型为(　　)

A. 感觉减退　B. 感觉过敏　C. 感觉缺失

D. 感觉倒错　E. 感觉异常

55. 周先生，患高血压 15 年，昨天与人争吵后突然倒地昏迷。查体有一侧上下肢瘫痪、口斜眼歪。应考虑为(　　)

A. 癫痫发作　B. 急性心肌梗死　C. 脑血栓形成

D. 脑出血　E. 蛛网膜下腔出血

56. 林老先生，因脑中风右侧肢体瘫痪，为预防压疮发生，最好的护理方法是(　　)

A. 每 2 小时为他翻身按摩 1 次　B. 每天请家属看他皮肤是否有破损

C. 给他用气圈　D. 让其保持左侧卧位　E. 鼓励他做肢体功能锻炼

57. 男性，65 岁。平日有糖尿病病史，某日晨起时发现左半身肢体瘫痪，该病人最可能的诊断是(　　)

A. 脑血栓形成　B. 内囊出血　C. 小脑出血

D. 脑桥出血　E. 蛛网膜下腔出血

58. 某癫痫病人，20 岁。8 年前无诱因常出现发作性头痛、眼凝视，数秒钟后恢复，无抽搐。近 2 年上述症状加重，发作性四肢抽搐，先强直后阵挛，口吐白沫伴意识丧失。该病人护理诊断应除外的是(　　)

A. 有受伤的危险　B. 强直阵挛发作　C. 有窒息的危险

D. 自尊紊乱　E. 知识缺乏

59. 女性，32 岁。酒后突然尖叫，跌倒在地，两眼上翻，牙关紧闭，口吐泡沫，不断抽搐，护理不妥的是(　　)

A. 防止外伤　B. 观察生命体征　C. 解松衣领及裤带

D. 平卧位　E. 切勿强压四肢

60. 病人男性，30 岁。劳动中突感剧烈头痛、呕吐，一度意识不清，醒后颈枕部疼痛，右眼睑下垂、瞳孔大，颈强直(＋＋)，克氏征(＋)。最可能的诊断是(　　)

A. 急性脑膜炎　B. 脑出血合并脑疝　C. 小脑出血

D. 脑干出血　E. 蛛网膜下腔出血

61. 病人男性，52 岁。突发脑出血，有头痛、呕吐、昏迷，血压 200/120mmHg，应迅速采取的治疗是(　　)

A. 止血　B. 降血压　C. 降颅压

D. 维持生命体征　E. 防治血管痉挛

62. 病人女性，70 岁。有心房颤动病史多年，2 天前散步时突然出现眩晕，右侧肢体麻木、无力，无头痛和呕吐。查体：右侧肢体不全瘫，下肢肌力 3 级，上肢肌力 2 级，右侧 Babinski 征阳性，血压 160/90mmHg。最可能的诊断是(　　)

A. 脑出血　B. 高血压脑病　C. 脑栓塞

D. TIA　　E. 脑血栓形成

63. 病人男性，60 岁，干部。突然右侧肢体活动不灵，历时 10 分钟缓解。次日晨起出现右侧偏瘫。病后 3 天来诊。血压 150/90mmHg，为确诊而首选的检查是(　　)

A. 腰椎穿刺　　B. CT 脑扫描　　C. 脑电图

D. 脑超声　　E. 脑血流量

(64～65 题共用题干)

王先生，70 岁。高血压史 30 年，于家中入厕时突感头晕，随即倒地而送治入院，诊断为脑出血。护理体检：昏迷，左侧偏瘫，血压为 25.3/14.6kPa(190/110mmHg)。

64. 为维持病人营养，下列护理措施中错误的是(　　)

A. 进食时取坐位　　B. 喂食时将食物送至健侧近舌根处

C. 发病 24 小时内即可鼻饲流质　　D. 意识清醒后即可拔管酌情喂食

E. 做好口腔护理

65. 病人住院期间出现明显头痛、呕吐，治疗首选(　　)

A. 硝普钠　　B. 硝酸甘油　　C. 20% 甘露醇

D. 呋塞米　　E. 吗啡

(66～67 题共用题干)

李先生，男，19 岁。某日中午放学返家途中突然在横过马路时跌倒于地，被路上行人发现当即电话呼叫急救中心前来急救，医生到时见病人已被移至路边平卧地上，口吐白沫，意识丧失，头后部有一肿块隆起，所穿长裤已被尿湿。据目击者叙述：此人突然尖叫一声，随即跌倒于地，呼吸停止，头向后仰，不停地抽动，口吐白沫。体检：血压、呼吸均正常，心、肺无异常，颅后皮下血肿系跌倒时所致，四肢无外伤，无运动障碍，有尿失禁，舌咬伤，但意识清。

66. 此病可能的诊断是(　　)

A. 癫痫强直阵挛发作　　B. 癫痫单纯部分性发作

C. 脑出血　　D. 脑炎　　E. 脑疝

67. 该病人主要的护理问题是(　　)

A. 情绪反应　　B. 外伤　　C. 潜在窒息危险

D. 潜在药物毒副反应　　E. 缺乏自我护理能力

(68～70 题共用题干)

李某，男性，65 岁。因右侧肢体活动不便 4 小时入院，神志清楚，有高血压及糖尿病史，曾有过短暂性脑缺血发作史，右侧肢体肌力为 2 级。

68. 确诊最有价值的辅助检查是(　　)

A. 头颅 CT 或 MRI　　B. 肌电图　　C. 腰穿

D. 脑血管造影　　E. 颈部血管超声

69. 如行 CT 检查无高密度显影，此病人可诊断为(　　)

A. 脑出血　　B. 脑梗死　　C. 蛛网膜下腔出血

D. 颅内肿瘤　　E. 硬膜下血肿

70. 该疾病最常见的病因是(　　)

A. 劳累　　B. 伤风感冒　　C. 动脉粥样硬化

D. 肥胖　　E. 动脉瘤

(71～72 题共用题干)

病人女性,48岁。晚餐后洗衣时突然出现剧烈头痛,恶心、喷射状呕吐,随后意识模糊,被家人送到医院,急行CT检查,图像上呈高密度影,脑膜刺激征阳性,无肢体瘫痪,既往体健。

71. 该病的医疗诊断是(　　)

A. 脑出血　　B. 脑血栓　　C. 脑梗死

D. 蛛网膜下腔出血　　E. 短暂性脑缺血发作

72. 本病最常见的病因为(　　)

A. 先天性脑动脉瘤　　B. 高血压　　C. 血小板减少

D. 凝血机制障碍　　E. 身体健康

(73～76 题共用题干)

沈某,女性,18岁。因昨晚9时突发双眼上吊,牙关紧闭,口吐白沫,双上肢屈曲,双拳紧握,双下肢伸直,持续约30秒钟,病人仍神志不清,间隔20分钟后,再次出现此症状,持续约10秒钟,有小便失禁,约30小时后,病人能被唤醒,但有烦躁。为进一步诊治入院。

73. 该病人最恰当的医疗诊断是(　　)

A. 失神发作　　B. 肌阵挛发作　　C. 癫痫持续状态

D. 强直发作　　E. 阵挛性发作

74. 癫痫发作时的治疗措施正确的是(　　)

A. 当病人正处于意识丧失和全身抽搐时,原则上是预防外伤及其他并发症

B. 立即把病人抱到床上,平卧,保持呼吸道通畅,及时吸氧

C. 必要时可用约束带约束四肢防自伤

D. 立即口服抗癫痫药

E. 及时为病人进行心电监护

75. 控制癫痫持续状态首选药物是(　　)

A. 地西泮　　B. 丙戊酸钠　　C. 氯丙嗪

D. 卡马西平　　E. 苯妥英钠

76. 本病最具特征性的检查是(　　)

A. CT　　B. 脑电图　　C. MRI

D. 生化检查　　E. 抽脑脊液

(四)病例讨论

病例摘要:病人女性,70岁。有心房颤动病史。清晨起床自行上厕所时摔倒,家人发现其口角歪斜,其自述左侧上、下肢麻木无力,行走不便,急送入院。入院查体:体温36℃,脉搏64次/min,呼吸18次/min,血压135/86mmHg。意识清楚,左鼻唇沟变浅,颈软,左侧肢体肌张力下降,脑膜刺激征阴性。头颅CT检查示低密度影。

问:1. 该病人可能的医疗诊断是什么?

2. 需采取哪些相应的护理措施?

[参考答案]

(一)名词解释

1. 意识障碍指病人对周围环境和自身状态的识别及觉察能力出现障碍的一种精神状态。

2. 感觉障碍指机体对各种形式的刺激(如痛、温度、触、压、位置、震动等)无感知、感知减退或异常的一组综合征。

3. 由上、下运动神经元损害所引起的随意运动功能障碍称为瘫痪。

4. 脑栓塞是指各种栓子随血流进入颅内动脉系统使血管腔急性闭塞引起相应供血区脑组织缺血坏死及脑功能障碍。

5. 脑出血是指原发性非外伤性脑实质内出血,以内囊出血最常见。

6. 癫痫是一组由大脑神经元异常放电引起的以短暂中枢神经系统功能失常为特征的慢性脑部疾病。

(二)填空题

1. 神经系统疾病病人常见症状体征有头痛、感觉障碍、运动障碍、意识障碍。

2. 延髓外侧和脑桥病变时,致病侧面部和对侧躯体温觉减退或缺失是交叉性感觉障碍。

3. 知觉训练中,用砂纸、毛线刺激触觉,冷水温水刺激温度觉,用针尖刺激痛觉。

4. 病人肌肉可收缩,但不能产生动作属于肌力1级。

5. 脑血管疾病根据其病理性质可分为出血性卒中和缺血性卒中。

6. 脑出血最常见的病因是高血压动脉粥样硬化。

7. 脑出血病变累及内囊者可见"三偏"征,即:对侧偏瘫、偏身感觉障碍、对侧同向偏盲。

8. 脑桥出血双侧瞳孔呈针尖样。

9. 根据病因癫痫可分为原发性癫痫和继发性癫痫。

10. 脑疝是脑出血最常见的直接致死原因。

(三)选择题(A 型题)

1. A★	2. C★	3. D	4. A	5. D	6. E	7. E	8. D★	9. B	10. D
11. D	12. D★	13. D	14. C	15. A	16. B	17. E★	18. D★	19. C	20. A
21. B	22. E	23. B	24. B	25. D	26. E	27. A	28. D★	29. E★	30. C★
31. E	32. A	33. E	34. C	35. C★	36. D	37. B	38. C	39. D	40. D
41. E★	42. B	43. E★	44. D	45. B	46. A	47. B	48. C	49. C★	50. B★
51. D	52. B	53. D	54. B	55. D★	56. A	57. A★	58. B★	59. D★	60. E★
61. C★	62. C★	63. B★	64. C★	65. C★	66. A★	67. C★	68. A	69. B	70. C
71 D	72. A	73. C	74. A	75. A	76. B	(注:★标记题,有注释)			

★标记题的注释:

1. 闭目难立征属于共济失调检查。其他几项是神经反射检查。

2. 脑出血和脑血栓形成都可能出现颅内压增高,故病情观察要注意生命体征、意识及孔变化,防止脑疝形成。

8. 癫痫治疗应遵循长期、规则、单一用药的基本原则。药物减量或停用都必须遵循缓慢和逐渐减量的原则。

12. 颅内压增高首选静脉注射20%甘露醇。

17. 脑疝是脑血管疾病的主要并发症。

18. 脑血管疾病病人出现严重呕吐时要警惕脑疝。

28. 颅内压增高是应快速静脉滴注20%甘露醇,达到快速降低颅内压的目标。

29. 病人有心房颤动病史,应高度警惕有脑栓塞并发症可能。并出现左侧偏瘫,意识清楚,故应考虑为脑梗死。

30. 病人突然出现剧烈头痛、喷射性呕吐表明有颅内压增高。并脑膜刺激征阳性,故考虑为蛛网膜下腔出血。

35. 病人有意识模糊,高密度影,表明可能为脑出血。并有明显眩晕、共济失调和眼震颤表现等小脑功能障碍表现,故考虑为小脑出血。

41. 病人出现短时间语言功能障碍及部分感觉障碍,但时间短,可恢复正常。故考虑为短暂性脑缺血发作。

43. 病人出现颅内压增高表现,如采用灌肠会加重颅内压力,使病情进一步严重。

49. 病人晨起发病,无明显意识障碍,故考虑为脑血栓形成。

50. 脑出血病人急性期应绝对卧床,避免翻动。

55. 病因为高血压,在争吵诱因下出现昏迷,意识障碍。故考虑为脑出血。

57. 病人有糖尿病病史,易并发动脉粥样硬化。发病时间为晨起,并无意识障碍,故考虑为脑血栓形成。

58. 病人表现为典型强直阵挛发作。但题目的问题是护理诊断,强直阵挛发作是疾病诊断。故选B。

59. 病人表现为强直阵挛发作。其护理体位应是头位放低,偏向一侧。故选D。其余4项正确。

60. 病人,30岁,体力劳动中发病,表现有剧烈头痛,呕吐,颅内压增高表现。并有颈强直,克氏征阳性,脑膜刺激征表现,故考虑为蛛网膜下腔出血。

61. 脑出血病人出现明显头痛,呕吐,颅内高压表现,应警惕脑疝,故首要处理为降颅压。

62. 病人有明确房颤史,在活动时突然出现偏瘫症状,可考虑为心源性栓子引起的脑栓塞。故选C。

63. 脑CT检查对脑血管疾病早期诊断是重要价值。

64. 脑出血病人发病24小时内禁食,24小时后如病情平稳可行鼻饲流质饮食。故C选项是错误的。

65. 脑出血病人出现头痛、呕吐考虑为颅内压升高,降颅压首选20%甘露醇。故选C。

66. 病人表现为突发口吐白沫,意识丧失,并有抽搐,为典型强直阵挛发作。癫痫单纯部分性发作一般无意识障碍。

67. 癫痫发作时常伴有喉头痉挛、气道分泌物增多、意识障碍等,表现为呼吸停止,口吐白沫。故主要护理诊断为潜在窒息危险。

(四)病例讨论

1. 该病人可能的医疗诊断是脑栓塞、心房纤颤。

2. 需采取的护理措施有:①病人卧床休息,取卧位或头低位,禁用冰袋及冷敷;②低盐、低脂、低热量易消化饮食;③密切观察神志、瞳孔、生命体征等变化,及时发现有无缺血加重的征象,及时与医生联系并积极配合处理;④协助治疗及护理:遵医嘱使用改善微循环,扩张脑血管药物及抗血小板聚集、抗凝药等;⑤注意功能锻炼。

第十章　传染病病人的护理

[重点、难点]

第一节　概　述

传染病是由各种病原微生物和寄生虫感染所引起的一组具有传染性的疾病。

一、感染与免疫

（一）概要

感染是病原体与人体相互作用、相互斗争的过程。构成传染过程需要3个条件，即病原体的致病性、机体的反应性、外界环境的影响。

（二）传染病感染过程的表现

1. 病原体被清除

病原体侵入人体后，在入侵部位被消灭，如皮肤黏膜的屏障作用，胃酸的杀菌作用，组织细胞的吞噬及体液的溶菌作用。或从呼吸道、肠道或泌尿道排出体外，不出现病理损害和疾病的临床表现。

2. 隐性感染又称亚临床感染

隐性感染是指机体被病原侵袭后，仅出现轻微病理损害，而不出现或出现不明显的临床症状，只能通过免疫检测方能发现的一种感染过程。如流行性乙型脑炎、脊髓灰质炎、登革热、乙型肝炎等均有大量隐性感染的存在。

3. 显性感染

病原体侵入人体后，不断繁殖，并产生毒素，导致机体出现病理及病理生理改变。临床出现传染病特有的临床表现，则为传染病发作。

4. 潜伏性感染

潜伏性感染是指人体内保留病原体，潜伏在一定部位，不出现临床表现，病原体也不向外排出，只有当人体抵抗力降低时，病原体则乘机活跃增殖引起发病。疟疾、结核等有此表现。

5. 病原携带状态

按病原体种类不同可分为带菌、带病毒及带寄生虫状态。病原携带有两种状态：①无症状携带，即客观上不易察觉的有或无轻微临床表现的携带状态；②恢复期携带，一般临床症状已消失，病理损伤得到修复，而病原体仍暂时或持续寄生于体内。

二、传染病的流行过程

（一）概要

传染病在人群中的发生、发展和转归的过程，称为传染病的流行过程。

（二）流行过程的基本条件

传染病的流行必须具备3个基本环节，即传染源、传播途径和人群易感性。

1. 传染源

传染源是指体内带有病原体，并不断向体外排出病原体的人和动物。

（1）病人：在大多数传染中，病人是重要传染源。

（2）隐性感染者：是重要传染源。

（3）病原携带者：包括病后病原携带和无症状病原携带。

（4）受感染的动物：动物作为传染源传播的疾病，称为动物源性传染病，如狂犬病、布鲁氏菌病等；野生动物为传染源的传染病，称为自然疫源性传染病，如鼠疫、钩端螺旋体病、流行性出血热等。

2. 传播途径

传播途径是指病原体从传染源体内排出，经过一定的传播方式，到达与侵入新的易感者的过程。

（1）空气飞沫尘埃：主要见于以呼吸道为传染门户的疾病。

（2）水与食物苍蝇：主要见于以消化道为传染门户的疾病。

（3）手、用具、玩具：可传消化道疾病和呼吸道疾病。

（4）吸血节肢动物：见于以吸血节肢动物为中间宿主的传染病。

（5）血液、体液、血制品：通过血液进入人体而感染，如乙型肝炎、艾滋病等。

（6）土壤：接触被病原体的芽孢、幼虫、虫卵污染的土壤而传播传染病，如破伤风、炭疽、钩虫、蛔虫等。

（7）母婴传播：母体内病原体经胎盘、产道或哺乳传给胎儿或新生儿。

3. 人群易感性

人群易感性是指人群对某种传染病病原体的易感程度或免疫水平。人群易感性取决于易感者在某一特定人群中的比例。新生人口增加、易感者的集中或进入疫区、部队的新兵入伍，易引起传染病流行。

（三）影响流行过程的因素

1. 自然因素

包括地理与气候两个因素。寒冷季节易发生呼吸道传染病，夏秋季节易发生消化道传染病。

2. 社会因素

包括社会制度、经济和生活条件、文化水平。

三、传染病的基本特征和临床特点

（一）传染病的基本特征

1. 有病原体

包括病毒、细菌、真菌、螺旋体、原虫等。

2. 有传染性

病原体被宿主排出体外，通过一定方式，到达新的易感染者体内，呈现出一定传染性。

3. 有流行病学特征

(1)流行性：按传染病流行过程的强度和广度分为：①散发：是指传染病在人群中散在发生；②流行：是指某一地区或某一单位，在某一时期内，某种传染病的发病率，超过了历年同期的发病水平；③大流行：指某种传染病在一个短时期内迅速传播、蔓延，超过了一般的流行强度；④暴发：指某一局部地区或单位，在短期内突然出现众多同一种疾病的病人。

(2)地方性：是指某些传染病或寄生虫病，因其中间宿主受地理条件、气温条件变化的影响，常局限于一定的地理范围内发生，如虫媒传染病、自然疫源性疾病。

(3)季节性：指传染病的发病率，在年度内有季节性升高。与温度、湿度的改变有关。

4. 有感染后免疫

传染病痊愈后，人体对同一种传染病病原体产生不感受性，称为免疫。不同的传染病、病后免疫状态有所不同，有的传染病患病一次后可终身免疫，有的还可再感染。

(二)传染病的临床特点

1. 临床分期

(1)潜伏期：是指自病原体侵入机体至首发症状出现的时间。细菌性食物中毒潜伏期短至数小时，狂犬病、获得性免疫缺陷综合征其潜伏期可达数年。

(2)前驱期：是潜伏期末至发病期前出现某些临床表现的一短暂时间，一般1～2天，多数传染病，看不到前驱期。

(3)症状明显期：是各传染病之特有症状和体征，随病日发展陆续出现的时期。

(4)恢复期：病原体完全或基本消灭，免疫力提高，病变修复，临床症状陆续消失的时间。多为痊愈而终局，少数疾病可留有后遗症。

(5)复发：发病过程已转入恢复期或接近痊愈，而该病原体再度出现并繁殖，而原症状再度出现。伤寒最为常见。

(6)再燃：临床症状已缓解，但体温尚未正常而又复上升、症状略见加重者。见于伤寒。

2. 临床类型

根据起病缓急及病程长短分为急性、亚急性和慢性(包括迁延型)；按病情轻重分为轻型、普通型、重型及暴发型；按病情特点分为典型与非典型。

四、传染病的治疗和预防

(一)传染病的治疗

治疗传染病的目的是促进病人康复、控制传染源、防止进一步传播。其治疗方法包括：①一般治疗：隔离、护理和心理治疗、饮食和支持治疗；②对症治疗；③病原或特效治疗；④康复治疗；⑤中医中药和针灸治疗。

(二)传染病的预防

1. 管理传染源

(1)传染病的分类：传染病分为甲类、乙类和丙类。①甲类传染病是指：鼠疫、霍乱；②乙类传染病是指：传染性非典型肺炎、艾滋病、病毒性肝炎、脊髓灰质炎、人感染高致病性禽流感、麻疹、流行性出血热、狂犬病、流行性乙型脑炎、登革热、炭疽、细菌性和阿米巴性痢疾、肺结核、伤寒和副伤寒、流行性脑脊髓膜炎、百日咳、白喉、新生儿破伤风、猩红热、布鲁氏菌病、淋病、梅毒、钩端螺旋体病、血吸虫病、疟疾；③丙类传染病是指：流行性感冒、流行性腮腺炎、风疹、急性出血性结膜炎、麻风病、流行性和地方性斑疹伤寒、黑热病、包虫病、丝虫病，除霍乱、细菌性和阿米巴性痢疾、伤寒和副伤寒以外的感染性腹泻病。

(2)疫情报告：责任疫情报告人发现甲类传染病和乙类传染病中的肺炭疽、传染性非典型肺炎、脊髓灰质炎、人感染高致病性禽流感的病人或疑似病人时，应立即电话通知网络直报员，网络直报员接到报告后以最快的方式2小时内向当地疾病预防控制机构报告。发现其他传染病和不明原因疾病暴发时，也应在2小时内上报。发现其他乙类传染病病人、疑似病人和病原携带者时，于24个小时内通过传染病疫情监测信息系统进行网络报告。发现丙类传染病，应当在24个小时内通过传染病疫情监测信息系统进行网络报告。

(3)对动物传染源的管理与处理：对动物传染源，有经济价值的野生动物及家畜，应隔离治疗，必要时宰杀，并加以消毒。无经济价值的动物，予以捕杀，动物尸体应焚毁或深埋。

2. 切断传播途径

(1)肠道传染病：做好床边隔离，吐泻物消毒，加强饮食卫生及个人卫生，做好水源及粪便管理。

(2)呼吸道传染病：应使室内开窗通风，空气流通、空气消毒，个人戴口罩。

(3)虫媒传染病：应有防虫设备，并采用药物杀虫、防虫、驱虫。

3. 保护易感人群

提高人群特异性免疫力。人工自动免疫是有计划的对易感者进行疫苗、菌苗、类毒素的接种；人工被动免疫是紧急需要时，注射抗毒血清、丙种球蛋白、胎盘球蛋白、高效免疫球蛋白。

(三)隔离和消毒

1. 传染病隔离

目前我国大多数医院实行A系统隔离法。

(1)种类：①呼吸道隔离(蓝色标志)：适用于流行性感冒、麻疹、水痘、流行性腮腺炎、猩红热、白喉、百日咳、流行性脑脊髓膜炎及支原体肺炎等；②消化道隔离(棕色标志)：适用于菌痢、甲型肝炎、戊型肝炎、伤寒、副伤寒、脊髓灰质炎等；③严密隔离(黄色标志)：适用于鼠疫、肺炭疽、霍乱、咽白喉等及一切传播途径不明的传染病；④接触隔离(橙色标志)：适用于预防高度传染性及有重要流行病学意义的感染，但不要求严格隔离的疾病。如婴幼儿急性呼吸道感染、咽炎或肺炎、新生儿淋球菌眼结膜炎、狂犬病、皮肤炭疽病等；⑤血液/体液隔离(红色标志)：适用于乙型肝炎、丙型肝炎、梅毒、钩端螺旋体病、登革热、艾滋病等；⑥脓汁(分泌物)隔离(绿色标志)：适用于轻型皮肤和伤口感染、溃疡、脓肿、小面积烧伤感染等；⑦结核病隔离(AFB隔离)(灰色标志)：适用于痰菌阳性或胸片显示活动性阴影的肺及喉结核病人。

(2)隔离要求：①同一病种病人可同住一室，病室内应无蝇、蟑螂；②进入病室者应戴口罩，必要时穿隔离衣；③接触病人或可能污染的物品，在护理下一名病人前应洗手；④病人所用食具、痰杯等应予隔离，呼吸道分泌物应予消毒后废弃；⑤病室空气消毒1~2次/d；⑥病人有必要离开病室时，必须戴口罩；⑦工作中严防被注射针头等利器刺伤，病人用过的针头和注射器应放入防水、耐刺并有标记的容器内，送出焚烧或灭菌等无害化处理；⑧被血液、体液污染的敷料应装袋标记,送出消毒或焚毁。

2. 传染病的消毒

用化学、物理等方法消除或杀灭环境中的病原体称为消毒,是切断传播途径的重要手段。

(1)消毒的种类:预防性消毒,包括垃圾粪便的无害化处理、饮水消毒、餐具消毒等。疫源地消毒,包括随时消毒和终末消毒,应用于医院内时称院内消毒。

(2)消毒的方法:①物理消毒法:是指利用物理因素作用于病原体,将其消除或杀灭的方法,包括机械、热、光、电、微波、辐射;②化学消毒法:是指应用化学消毒剂使病原体蛋白质凝固变性,或使其失去活性而将其杀灭的方法。化学消毒剂有高效消毒剂、中效消毒剂、低效消毒剂。

五、传染病病人的护理

(一)护理评估

1. 身心状况

传染病共同的表现有:①发热:是最常见、最突出的临床症状;②皮疹:是多数传染病的特征之一;③中毒症状:病原体及其毒素进入血液循环乃至全身引起的;④易产生恐惧、紧张、自卑、孤独等心理反应。

2. 实验室及其他检查

(1)三大常规检查:①血常规:大部分细菌性传染病白细胞总数及中性粒细胞增多,但伤寒减少。绝大多数病毒性传染病白细胞总数减少且淋巴细胞比例增高,但流行性出血热、流行性乙型脑炎总数增高。血中出现异型淋巴细胞,见于流行性出血热。原虫病白细胞总数偏低或正常;②尿常规:流行性出血热、钩端螺旋体病病人尿内有蛋白、白细胞、红细胞,且前者尿内有膜状物。黄疸型肝炎尿胆红素阳性;③粪常规:菌痢、肠阿米巴病呈黏脓血便和果浆样便,细菌性肠道感染多呈水样便或血水样便或混有脓及黏液,病毒性肠道感染多为水样便或混有黏液。

(2)病原体检查:脑膜炎双球菌、疟原虫、微丝蚴、血吸虫卵、螺旋体等病原体可在镜下查到,可确定诊断。病原体分离:依不同疾病取血液、尿、粪、脑脊液、骨髓及活检组织等进行培养与分离鉴定。

(3)免疫学检查:是一种特异性的诊断方法,以确定诊断和流行病学调查。

(二)护理措施

1. 及时报告疫情

传染病疫情报告力求迅速,决不可迟报、漏报或瞒报。

2. 严格执行消毒隔离制度

将传染病病人隔置于特定场所,使其和其他病人及健康人分开,防止传染病的传播。

3. 一般护理

急性期应绝对卧床休息,症状减轻后方可活动。室内空气新鲜,定时通风换气,光线充足。按病情要求给予流质、半流质、软食或普食,做到少量多餐,尽可能保证热量的摄入。用温盐水漱口 3 ~4 次/d,防止口腔炎。

4. 高热护理

采取适当降温措施，高热伴循环不良时，禁用冰水擦浴或乙醇擦浴，降温伴大汗亦应注意防止虚脱的发生。

5. 皮疹的护理

保持皮肤清洁，皮疹搔痒时可涂5%碳酸氢钠溶液，保持床褥整洁、干燥，勤换衣被。

6. 病情观察

应及时仔细地观察病情变化、服药反应、治疗效果、特殊检查后的情况等。

7. 心理护理

传染病病人住院常需要单独隔离，易产生孤独、紧张、恐惧心理，促使病情加重。护理人员对此应倍加关注，耐心劝导病人安心休息、配合治疗。

（三）健康教育

卫生宣教是搞好传染病管理的重要环节。针对传染病的流行特点，通过个别交谈、墙报、宣传画等方式进行。提高他们的卫生科普知识水平，认真配合医院的隔离消毒工作，控制院内交叉感染。

第二节　流行性感冒病人的护理

（一）概要

流行性感冒简称流感，是由流感病毒引起的一种急性呼吸道传染病。临床上以突发高热、全身酸痛、乏力等全身中毒症状和较轻呼吸道症状为特征。治疗要点是对症及支持治疗。对继发性细菌感染者，可酌情予以抗生素治疗。婴幼儿、年老体弱者易并发流感肺炎，病死率较高。

（二）护理评估

1. 流行病学

(1)传染源：包括病人和隐性感染者。

(2)传播途径：最主要是飞沫传播。

(3)人群易感性：人群普遍易感。

(4)流行特征：主要在冬、春季，即从11月到次年的2月。

2. 身心状况

本病的潜伏期1～2天。临床分单纯型流感和肺炎型流感。

(1)单纯型：最常见。起病大多突然，表现为畏寒、发热、体温可高达39～40℃，同时病人感头痛、全身酸痛、软弱无力，且常感眼干、口干、轻度咽痛。乏力、咳嗽可持续1～2周。

(2)肺炎型：主要见于老年、幼儿及慢性心、肺、肾疾病或免疫抑制治疗者。病初期同单纯型，1～2天后出现高热、全身衰竭、烦躁不安、剧烈咳嗽、气促发绀、咯血痰等，双肺听诊呼吸音低，布满湿啰音、哮鸣音，但无肺实变体征。

(3)心理状况：起病急，病人及家属对本病认识不足，可引起病人焦虑不安。

3. 实验室及其他检查

(1)血常规检查:白细胞总数正常或降低。

(2)病毒分离:病毒分离是流感诊断最常用和最可靠的方法。

(3)血清学检查:血清效价升高4倍以上者为阳性。

(三)护理诊断及合作性问题

1. 体温过高　与病毒感染有关。

2. 疼痛　与全身毒血症样反应有关。

3. 活动无耐力　与发热、呼吸功能受损、能量代谢障碍有关。

(四)护理措施

1. 一般护理

如单纯流感以卧床休息,避免劳累为主。病人的口鼻腔分泌物及污染物应及时处理。

2. 高热护理

物理降温,如冰枕、冷水敷额头、乙醇擦浴、多饮开水等,不要捂得太紧,同时供给充足水分及营养丰富、多维生素、易消化食物。

3. 病情观察

流感病毒性肺炎病人应严密观察生命体征及咳嗽等情况,发现问题及时处理。

4. 用药护理

扑热息痛,应注意会引起肾脏损害及骨髓抑制等。使用磺胺药时,某些病人需警惕过敏反应及白细胞减少等。

(五)健康教育

①指导病人平日加强体育锻炼,增强体质。注意随天气变化增减衣服。剧烈活动出汗后要及时更换衣服,忌汗未干即进行洗澡;②本病流行期间,少去公共场所,可给予口服预防药物;③养成良好的卫生习惯;④轻感冒时可服用中成药或姜葱汤,以防止加重。

第三节　病毒性肝炎病人的护理

(一)概要

病毒性肝炎是由多种不同肝炎病毒引起的一组以肝脏损害为主的传染病,包括甲型肝炎、乙型肝炎、丙型肝炎、丁型肝炎及戊型肝炎。甲型肝炎主要表现为急性肝炎,一般不转为慢性。乙型肝炎中急性无黄疸型肝炎远多于急性黄疸型,且易演变为慢性肝炎。治疗原则是甲型、戊型肝炎,要采用支持和对症治疗;乙型、丙型、丁型肝炎,病人可采用干扰素等抗病毒治疗,或转移因子等免疫调节治疗及护肝药物、中医中药等治疗。

(二)护理评估

1. 流行病学

(1)传染源:甲型、戊型肝炎主要传染源是急性病人和隐性病人。乙型、丙型、丁型肝炎的传染源是急、慢性病人和病毒携带者。

（2）传播途径：甲型、戊型肝炎主要经粪－口途径传播。乙型、丙型、丁型肝炎的主要传播途径有血液传播、母婴垂直传播、性接触、生活上的密切接触。

（3）人群易感性：甲肝发病以儿童居多。乙型肝炎在高发区新感染者及急性发病者主要为儿童，成人病人则多为慢性迁延型及慢性活动型肝炎。丙型肝炎的发病以成人多见。

（4）流行特征：甲肝全年均可发病，而以秋、冬季为发病高峰；乙型肝炎见于世界各地，我国人群 HBsAg 携带率约 10%～15%。

2. 身心状况

各型肝炎的潜伏期长短不一。甲型肝炎为 2～6 周，乙型肝炎为 6 周～6 个月，丙型肝炎为 5～12 周。

（1）急性黄疸型肝炎：病程可分为3 个阶段，即①黄疸前期：多以发热起病，伴以全身乏力、食欲不振、厌油、恶心、呕吐，常有上腹部不适、腹胀、便秘或腹泻；尿色逐渐加深，至本期末尿色呈红茶样。肝脏可轻度肿大，伴有触痛及叩击痛。血清丙氨酸转氨酶明显升高。本期一般持续5～7 天；②黄疸期：发热很快消退，尿色加深，巩膜及皮肤出现黄染，出现所谓“热退黄疸现”。黄疸且逐日加深，多于数日至 2 周内达高峰，然后逐渐下降。在黄疸出现后发热很快消退，而胃肠道症状及全身乏力则见增重，但至黄疸即将减轻前即迅速改善。在黄疸明显时可出现皮肤瘙痒，大便颜色变浅，心动过缓等症状。本期肝肿大达肋缘下 1～3cm，有明显触痛及叩击痛，部分病例且有轻度脾肿大。肝功能损害更明显。本期持续约 2～6 周；③恢复期：黄疸消退，精神及食欲好转。肿大的肝脏逐渐回缩，触痛及叩击痛消失。肝功能恢复正常。本期约持续 1～2 个月。

（2）急性无黄疸型肝炎：起病大多徐缓，仅有乏力、食欲不振、恶心、肝区痛和腹胀、腹泻等症状，不出现黄疸。肝常肿大伴触痛及叩击痛。多于 3 个月内逐渐恢复。

（3）慢性肝炎：急性肝炎病程超过 6 个月。临床上分为 3 种：①轻度：起病隐匿，表现为活动后感到疲乏或上腹隐痛、厌油腻、消化不良、上腹不适等；②中度：介于轻度和重度之间；③重度：一般情况较差，有明显的乏力、厌食、恶心、腹胀、体重下降，伴有肝病面容、蜘蛛痣、肝掌等，肝肿大及压痛明显等临床表现。

（4）急性重型肝炎：亦称暴发型肝炎。特点是：①起病急，病情发展迅猛，病程短（一般不超过 10 天）；②常有高热，消化道症状严重（厌食、恶心、频繁呕吐、腹胀等）、极度乏力；③在起病数日内急骤发展为肝昏迷；④肝脏迅速缩小，黄疸迅速加深；⑤出血倾向明显（鼻衄、淤斑、呕血、便血等）；⑥浮肿、腹水及肾功能不全。

（5）淤胆型肝炎：临床表现类似急性黄胆型肝炎，但乏力及食欲减退等症状较轻而黄疸重且持久，有皮肤瘙痒等梗阻性黄疸的表现。肝脏肿大，大便色浅。

3. 实验室检查及其他检查

（1）肝功能检查：①血清酶的检测：丙氨酸转氨酶（ALT）在肝功能检测中最为常用。急性黄疸肝炎常明显升高；慢性肝炎可持续或反复升高；重型肝炎出现胆－酶分离现象；②血清蛋白的检测：慢性肝炎及肝硬化的病人可出现清蛋白下降，球蛋白升高，A/G 比值倒置；③血和尿胆红素检测：黄疸型肝炎时，直接和间接胆红素均升高。淤胆型肝炎和各种原因的阻塞性黄疸则以直接胆红素升高为主；④其他：PT 延长是判断肝细胞坏死程度和预后最灵敏的指标；⑤血氨浓度检测：肝性脑病的病人可有血氨升高。

（2）肝炎病毒标记物检测：①甲型肝炎：血清抗－HAVIgM 是 HAV 近期感染的指标，是确诊甲型肝炎最主要的依据。单血清抗－HAVIgG阳性，见于甲型肝炎疫苗接种后或既往感染HAV的病人；②乙型肝炎：表面抗原（HBsAg）阳性见于HBV现感染者；表面抗体（抗－HBs）阳性主要见于预防接种乙型肝炎疫苗后或过去感染HBV并产生免疫力的恢复者；HBeAg阳性提示HBV复制活跃，传染性较强，持续阳性是提示转为慢性；e抗体（抗－HBe）阳性提示HBV复制不活跃，传染性弱；抗－HBc阳性提示，高浓度为正在感染，低浓度为既往感染过；乙型肝炎病毒脱氧核糖核酸（HBV－DNA）是反映HBV感染最直接、最特异和最灵敏的指标；③丙型肝炎：HCV－RNA阳性可作为复制和传染性的依据；抗－HCV IgM见于丙型肝炎急性期，治愈后可消失；抗－HCV阳性是感染HCV的标志，能较长时间存在。

（3）影像学检查：B型超声在诊断肝硬化方面有重要的价值，CT检查可以发现肝脏有无占位性病变。

（4）肝穿刺活检：对各型肝炎的诊断有很大价值。

（三）护理诊断及合作性问题

1. 营养失调：低于机体需要量　与摄入减少及呕吐有关。

2. 活动无耐力　与肝细胞严重受损有关。

3. 潜在并发症　肝性脑病、腹水、出血、肾功能衰竭。

（四）护理措施

1. 一般护理

卧床休息是急性肝炎的主要措施。至肝功能正常1～3个月后可恢复日常活动及工作，但应避免过劳和重体力劳动。肝炎早期，应进低脂、低盐、高热量、高维生素、易消化、清淡、合适病人口味的饮食，保证足够热量。

2. 对症护理

（1）腹水的护理：监测体重、腹围每天1次。高蛋白、低盐饮食。严重腹水者，限制液体入量，记录24小时出入水量。遵医嘱给予利尿剂和白蛋白等，定期监测血电解质，发现异常及时纠正。严重腹胀及呼吸困难病人，配合医师行腹穿放腹水治疗，并观察腹穿后反应。

（2）肝性脑病的护理：绝对卧床，专人守护。密切观察病情，及时发现肝昏迷先兆，给予低蛋白饮食。配合医生尽快消除诱因。可遵医嘱给予食醋保留灌肠、口服乳果糖。

（3）出血的护理：及时查血型、血红蛋白及凝血功能等，并配血备用。告知病人预防出血，不挖鼻、不剔牙、不用硬牙刷刷牙。注射后压迫长时间。根据不同部位出血给予护理。

3. 病情观察

观察生命体征、黄疸是否加重，出血表现、消化道症状有无改变，记录出入量、测量腹围。

4. 用药护理

按医嘱应用保肝药如维生素类，抗病毒治疗如干扰素，密切观察不良反应。

5. 心理护理

保持乐观情绪，解释病情及治疗、护理有关的问题，消除病人顾虑，动员家属为病人提供心理支持。

（五）健康教育

介绍疾病相关知识，让病人了解肝炎类型、传播途径、隔离期措施及预防消毒方法；适量运动，以不疲劳为原则；避免不必要的输血，且避免共用针头、注射器；及时复查。

(六)预防

①管理传染源:报告和登记,隔离和消毒;②切断传播途径:防止"病从口入"。加强服务行业的监督管理,严格执行消毒制度。提倡使用一次性注射用具。加强血制品管理。采取主动和被动免疫阻断母婴传播;③保护易感人群:主动免疫和被动免疫。

第四节 流行性乙型脑炎病人的护理

(一)概要

流行性乙型脑炎简称乙脑,是由嗜神经的乙脑病毒所致的中枢神经系统性传染病。临床上以高热、意识障碍、惊厥、呼吸衰竭及脑膜刺激征为特征。目前主要采取对症、支持治疗,处理好高热、抽搐和呼吸衰竭等危重症状是抢救乙脑病人的关键。

(二)护理评估

1. 流行病学

(1)传染源:是家畜、家禽。猪是我国数量最多的家畜,由于它对乙脑病毒的自然感染率高,为本病重要动物传染源。

(2)传播途径:本病系经过蚊虫叮咬而传播。国内的主要传播媒介为三带喙库蚊。

(3)易感人群:人群对乙脑病毒普遍易感,发病多见于10岁以下的儿童,以2~6岁儿童发病率最高。病后免疫力强而持久。

(4)流行特征:本病有严格的季节性,80%~90%的病例都集中在7、8、9三个月内。

2. 身心状况

潜伏期10~14天。

(1)初期:病程第1~3天,体温在1~2天内升高到39~40℃,伴头痛、神情倦怠和嗜睡、恶心、呕吐。

(2)极期:病程第4~10天,表现有:①高热:是乙脑必有的表现。体温高达39~40℃以上,一般7~10天,重者可达数周;②意识障碍:大多数人在起病后1~3天出现,如嗜睡、昏迷。嗜睡常为乙脑早期特异性的表现。一般在7~10天恢复正常,重者持续1月以上;③惊厥或抽搐:是乙脑严重症状之一,可表现轻度的手、足、面部抽搐或惊厥,也可为全身性阵发性抽搐或全身强直性痉挛,持续数分钟至数十分钟不等;④呼吸衰竭:是乙脑最为严重的症状,也是重要的死亡原因,多为中枢性呼吸衰竭,表现为呼吸表浅,节律不整、双吸气、叹息样呼吸、呼吸暂停、潮式呼吸以至呼吸停止;⑤脑膜刺激征;⑥部分乙脑病人可发生循环衰竭,表现为血压下降、脉搏细速。高热、抽搐及呼吸衰竭是乙脑急性期的三联症。

(3)恢复期:极期过后体温在2~5天降至正常,昏迷转为清醒,常可在6个月内恢复。

(4)后遗症期:虽经积极治疗,约5%~20%病人在发病6个月后仍留有神经、精神症状,以失语、瘫痪及精神失常最为多见。

(5)并发症:支气管肺炎最常见。

(6)分型:根据病情轻重,乙脑可分为4型:①轻型:病人神志清晰,一般无抽搐,脑膜刺激征不明显;②中型:有意识障碍如昏睡或浅昏迷,体温常在40℃左右,病程约为10天;③重型：昏迷，体温在40℃以上，有反射或持续性抽搐。深反射先消失后亢进，浅反射消失，病理反射强阳性，常有定位病变，可出现呼吸衰竭，病程多在2周以上。恢复期常有不同程度的精神异常及瘫痪表现，部分病人可有后遗症；④暴发型：少见。

(7)心理状况：病人意识清楚时有恐惧、担忧及孤独感。

3. 实验室检查及其他检查

(1)血象：白细胞计数一般在$(10\sim30)\times10^9/L$，中粒细胞增至80%以上，核左移。晚期以淋巴细胞增高为主。

(2)脑脊液检查：外观澄清或微混，白细胞计数增加，多数在$(0.05\sim0.5)\times10^9/L$之间。在病初以中性粒细胞占多数，以后逐渐以淋巴细胞为多。

(3)血清学检查：血凝抑制试验可测定IgM抗体检查于第4天即可出现阳性，2周达高峰，可作为早期诊断。

(三)护理诊断及合作性问题

1. 体温过高　与乙脑病毒感染有关。
2. 意识障碍　与脑实质炎症、脑水肿有关。
3. 潜在并发症　惊厥、呼吸衰竭、颅内压升高。

(四)护理措施

1. 一般护理

昏迷病人取头高足低位，以利脑水肿的消退。病室通风，集中检查及治疗的时间，使病人得到更好的休息。室内要准备好急救药品及抢救设备。给予清淡流质饮食。

2. 对症护理

(1)高热的护理：将室温降在20~24℃。采取物理和药物降温。使用冰枕、冰帽及冰袋放置于颈、腋、腹股沟等处，用温水或30%~50%乙醇擦浴，或用阿司匹林加10%水化氯醛及冰生理盐水保留灌肠，或使用亚冬眠，连续治疗3~5天。注意避免过度降温，以免出现虚脱。

(2)惊厥的护理：一旦出现惊厥，立即遵医嘱给予抗惊厥药物，如西地泮0.3~0.5mg/kg缓慢静注。同时将病人头偏一侧，给氧、吸痰、保持呼吸道通畅，将纱布包绕压舌板置于齿间防止舌咬伤，窒息者行人工呼吸或气管插管。病床加床栏，防止坠床。

(3)呼吸衰竭的护理：密切观察病情，做到一听二摸三看，即听痰鸣，摸体温、摸脉搏，看面色、呼吸、瞳孔变化。保持呼吸道通畅，警惕中枢性呼吸衰竭发生，顺利渡过呼吸衰竭关。

3. 病情观察

注意病人是否抽搐突然加重，频率增加，意识障碍加深加重，双侧瞳孔忽大忽小至扩大，体温骤然升高或降低，呼吸、脉搏先快后转慢、呼吸不规整，血压高居不下一段时间后转低下等脑疝的征象，应立即报告医生。

4. 康复护理

有肢体瘫痪者，应将肢体置于功能位，并进行肢体按摩及被动运动，以防肌肉挛缩及功能障碍。

(五)健康教育

开展乙脑预防知识的宣教。在流行季节，要积极做好防蚊灭蚊措施。加强乙脑恢复期的护理。

（六）预防

①管理传染源：采用血液、体液隔离措施，加强动物传染源特别是猪的管理，对幼猪接种乙脑疫苗；②灭蚊与防蚊：是预防本病的主要措施；③预防接种：疫苗注射的对象主要为流行区6个月以上10岁以下的儿童。在流行前1个月开始，首次皮下注射。预防接种后2～3周体内产生保护性抗体，免疫期为1年。

第五节　流行性出血热病人的护理

（一）概要

流行性出血热又名肾综合征出血热，是由出血热病毒引起的自然疫源性传染病。临床上以发热、休克、出血、肾脏损害为主要表现。本病尚无特殊治疗，治疗原则为“三早一就”，即早发现、早休息、早治疗、就近就地治疗。把好休克、肾衰竭、出血“三关”，是病人度过危险期的关键。

（二）护理评估

1. 流行病学

（1）传染源：黑线姬鼠、褐家鼠和大林姬鼠是主要传染源。

（2）传播途径：鼠类携带病毒及排泄物通过接触、虫媒、呼吸道、消化道、母婴垂直等传播。

（3）易感性：人群普遍易感，并以显性感染为主，感染后免疫力较持久。

（4）流行特征：主要分布在欧、亚大陆。

2. 身心状况

（1）发热期：为3～7天，体温达39～40℃，热型以稽留热和弛张热多见。出现“三红”：颜面、颈部、上胸部弥漫性充血潮红（酒醉貌）；“三痛”：头痛、眼眶痛、腰痛。球结膜充血、出血，结膜囊水肿。腋下、上胸部、肩、背部出血点，典型者呈搔抓状或条索状。

（2）低血压休克期：发生在病程的4～6天。休克的表现为脸色苍白、四肢厥冷、血压下降、脉压差减小、烦躁不安、尿量减少等。

（3）少尿期：是本病最凶险的阶段。本期主要表现为尿少或无尿、尿毒症、酸中毒和水、电解质紊乱。严重者出现“三高”症状：高血钾、高血容量、高氮质血症。

（4）多尿期：一般起于病程第9～14天。尿量达3000ml/d以上。本期水、电解质紊乱达高峰，脱水、低钾、低钠，软弱无力，易继发感染。

（5）恢复期：在病程第4周开始恢复，尿量恢复到2000ml以下，体力恢复需1～3个月。

（6）并发症：主要有急性心力衰竭、支气管肺炎、成人呼吸窘迫综合征、急性肾功能衰竭、继发感染。

3. 实验室及其他检查

（1）血常规检查：以淋巴细胞比例升高为主，出现异常淋巴细胞有早期诊断意义。

（2）尿常规检查：尿中有蛋白、红细胞及管型。

(3)血清学检查:特异性 IgM 阳性或 IgG 抗体效价递增 4 倍以上,有确诊价值。

(三)护理诊断及合作性问题

1. 体温过高　与出血热病毒感染有关。

2. 组织灌注量改变　与血管壁损伤造成血浆大量外渗有关。

3. 营养失调:低于机体需要量　与呕吐、不能进食有关。

(四)护理措施

1. 一般护理

做好隔离及消毒工作。病初应绝对卧床休息,不宜搬动。高热量、高维生素、高蛋白营养丰富易消化流质或半流质饮食。做好生活护理。

2. 对症护理

(1)高热的护理:密切观察病人的体温变化,按高热常规护理,但不宜用乙醇擦浴。发热 3～4 天后体温下降时要勤测血压,以早期发现低血压。

(2)低血压休克期的护理:定时测量血压和脉搏,做好记录;注意保暖,切忌搬动。

(3)少尿期的护理:准确记录 24 小时出入量,严格控制液体量,供给足够热量,以口服为主,并做好常规护理。尿闭者在透析期间,应按透析常规护理。

(4)多尿期的护理:记录出入液体量,保持水、电解质平衡。

(五)健康教育

向病人及家属介绍本病的有关知识,出院后仍需继续服药,定期随访。出院后病人仍需继续休息 1～3 月后,再逐渐恢复工作或学习。

(六)预防

①防鼠灭鼠,防螨灭螨:此为防止感染,控制疫区扩大的关键措施;②个人防护:在流行区从事野外作业时,可扎紧袖口裤脚以防螨叮咬,不吃被鼠类咬过或污染过的食物;③疫苗接种。

第六节　狂犬病病人的护理

(一)概要

狂犬病又称恐水症,由狂犬病病毒引起,人畜共患病。临床表现为特有的狂躁、恐惧不安、怕风、恐水、流涎和咽肌痉挛和进行性瘫痪等特征。本病病死率几乎100%。治疗原则为隔离病人、加强监护及控制脑水肿。

(二)护理评估

1. 流行病学

(1)传染源:主要传染源是病犬,其次为病猫和病狼等。

(2)传播途径:通过被患病动物咬伤、抓伤,病毒自皮肤损伤处进入人体。

(3)易感人群:人群普遍易感。

(4)流行特征:全年均可发生,以春夏或夏秋季稍多,通常以散发的形式发病。

2. 身心状况

潜伏期长短不一，多数1～3个月。

(1)前驱期：特征性表现为伤口被咬部位及其附近有麻木、发痒、刺痛或虫爬及蚁走感。

(2)兴奋期：持续1～3天。突出表现为：①极度恐惧，烦躁；②恐水是本病的临床特征；③怕风，即微风、吹风等可引起咽肌痉挛；④由于交感神经功能亢进，病人出现大汗流涎、体温可达38～40℃，心率快，血压升高，瞳孔扩大，但病人神志大多清醒。

(3)麻痹期：逐渐安静，出现弛缓性瘫痪，尤以肢体软瘫为多见。呼吸变慢及不整，最终因呼吸、循环衰竭而死亡。

(4)心理状况：常失去应对能力，表现为恐惧、烦躁、忧伤的心理。

3. 实验室检查及其他检查

(1)血常规检查：白细胞总数(12～30)×10^9/L不等，中性粒细胞多在80%以上。

(2)脑脊液检查：脑脊液细胞数及蛋白可轻度增多，糖及氰化物正常。

(3)病毒分离：可以确诊，但阳性率较低。

(4)免疫学检查：从死者脑组织印压涂片或作病理切片，用染色镜检及直接免疫荧光法检查内基小体，阳性率约70%～80%。

(三)护理诊断及合作性问题

1. 体液不足　与恐水、不能饮水及发热、多汗有关。

2. 有受伤的危险　与病人极度兴奋、狂躁、幻觉等精神异常有关。

3. 低效型呼吸形态　与呼吸肌痉挛有关。

(四)护理措施

1. 一般护理

单间隔离病人；病人的分泌物和排泄物须严格消毒；加强监护；烦躁不安时，应加床栏保护或适当约束，以防外伤；补充热量；保持病室安静，避免不良刺激；备好急救药品及器械，保持病人呼吸道通畅，吸痰给氧。

2. 病情观察

观察病人的生命体征，尤其是呼吸频率、节律的改变。

3. 用药护理

为减轻病人痛苦，常用镇静剂，注意药物不良反应。

(五)健康教育

宣传狂犬病的基本知识，加强防范意识。一旦感染狂犬病，应使用消毒剂或肥皂和清水彻底清洗伤口至少30分钟，立即求医诊治。注射狂犬病疫苗坚持"宁早勿晚、宁补勿缺"的原则进行。

(六)预防

①控制传染源：加强动物管理，宣传养狗的危害；对犬进行登记和疫苗接种；②伤口处理：立即用20%肥皂水和清水反复彻底清洗伤口和搔伤处，至少30分钟；用75%乙醇或2%碘酒涂擦，伤口不缝合；③预防接种：兽医、动物管理人员、猎手、野外工作者及可能接触狂犬病毒的医务人员应作预防接种。被狗、猫、狼、狐等动物咬伤、搔伤者，应给予疫苗接种。

第七节　艾滋病病人的护理

（一）概要

艾滋病即获得性免疫缺陷综合征，是一种由人类免疫缺陷病毒（HIV）引起的一种严重传染病。目前无特效疗法，治疗要点是抗病毒治疗、免疫疗法、并发症治疗及中医中药治疗。

（二）护理评估

1. 流行病学

（1）传染源：艾滋病病人和无症状携带者。

（2）传播途径：①性接触传播：是本病最主要传播途径；②血液传播：药瘾者通过共用污染少量血液的针头及针筒而传播；③母婴传播：亦为本病重要传播途径；④其他途径：医护人员护理艾滋病人时，被含血针头或污染破损皮肤传染。

（3）易感人群：人群普遍易感。同性恋和杂乱性交者、药瘾者、血友病病人以及HIV感染者的婴儿为本病的高危人群。

（4）流行特征：美国流行最严重，其次是非洲和欧洲。发病年龄以20～50岁青壮年居多，男女之比在欧美约为14∶1。

2. 身心状况

潜伏期较长，一般经2～10年可发展为艾滋病。

（1）急性感染期（Ⅰ期）：HIV感染后2～6周，病人出现发热、全身不适、头痛、厌食、肌肉关节疼痛和淋巴结肿大等，一般持续3～14天后自然消失。

（2）无症状感染期（Ⅱ期）：持续2～10年或更长，临床上没有任何症状，但具有传染性，血清中能检出HIV及抗－HIV抗体。

（3）持续性全身性淋巴结肿大综合征期（Ⅲ期）：主要表现为除腹股沟淋巴结肿大外，全身其他部位两处或两处以上淋巴结肿大，质地柔韧、无压痛、无粘连能自由活动，历时3个月以上。

（4）艾滋病期（Ⅳ期）：本期可出现下列5种表现，即①体质性疾病：发热、乏力不适、盗汗、体重减轻、厌食、慢性腹泻及肝脾肿大等；②神经系统症状：头痛、癫痫、进行性痴呆、下肢瘫痪等；③机会性感染：是艾滋病病人最常见的且往往最初的临床表现，其中以卡氏肺孢子虫所引起的肺炎最为常见，占70%～80%，是艾滋病死亡的主要原因；④继发肿瘤：卡波西肉瘤最为常见，多见于青壮年；⑤继发其他疾病：如慢性淋巴性间质性肺炎等。

3. 实验室及其他检查

（1）血常规检查：贫血，白细胞减少，血小板减少和血沉加快。

（2）免疫学检查：T淋巴细胞亚群检查见T淋巴细胞绝对计数下降。

（3）血清学检查：检测抗HIV的抗体，间接地诊断HIV感染。

（三）护理诊断及合作性问题

1. 营养失调：低于机体需要量　与发热、厌食、腹泻等有关。

2. 体温过高　与免疫功能受损、机体抵抗力下降导致机会性感染有关。

3. 活动无耐力　与长期发热、消耗过多、体质虚弱有关。

4. 恐惧　与艾滋病预后不良、受人歧视有关。

(四)护理措施

1. 一般护理

症状明显应卧床休息,并协助做好生活护理;症状减轻后可逐步起床活动,使活动耐力逐步得到提高;给予高热量、高蛋白、高维生素、易消化饮食,以改善营养。

2. 对症护理

(1)防治感染:实施保护性隔离,防止继发感染;加强口腔护理;保持皮肤清洁,床铺干燥、平整、清洁,加强皮肤护理;遵医嘱早期应用足量、有效抗生素治疗感染。

(2)改善换气功能:指导病人改善呼吸,适当调整体位,协助病人半卧位或让病人坐起,以增强肺通气量,减轻呼吸困难;指导有效的咳嗽技巧,协助排痰;气急发绀者,应给予氧气吸入。

3. 用药护理

遵医嘱使用抗病毒药,注意不良反应,主要是骨髓抑制,可出现贫血、中性粒细胞和血小板减少,恶心、呕吐、头痛等症状。

4. 心理护理

理解和同情病人,鼓励病人表述自己的感受。亲属朋友给病人以关怀、同情、支持,给病人提供生活上、经济上和精神上最大限度的帮助。

(五)健康教育

①开展艾滋病预防知识的卫生宣教工作,采取以切断传播途径为主的预防措施;②遵守法律和道德、洁身自爱、反对性乱是预防经性接触传播途径传染艾滋病的根本措施;③远离毒品、不使用来历不明的血液制品、减少不必要的输血;④HIV 感染者要自觉遵守社会公德,定期去医院就诊,避免传染他人。

(六)预防

①管理传染源:禁止 HIV 感染者入境。隔离病人及无症状携带者,对病人血液、排泄物和分泌物进行消毒处理;②切断传播途径:禁止各种混乱的性关系。严禁注射毒品。推广使用一次性注射器。严格婚前检查,限制 HIV 感染者结婚;③保护易感人群:主要措施应加强个人防护。

第八节　细菌性痢疾病人的护理

(一)概要

细菌性痢疾简称菌痢,是由痢疾杆菌引起的常见肠道传染病。临床上以发热、腹痛、腹泻、里急后重感及黏液脓血为特征。病原治疗是首要治疗措施。目前常选用喹诺酮类药物,还可选用氨基甙类抗生素、复方新诺明等。中毒性菌痢同时迅速降温,控制惊厥,防治循环衰竭、脑水肿和呼吸衰竭等综合急救措施。慢性菌痢以病原治疗为主,或采用中西医结合治疗。急性菌痢经治疗多于1周左右痊愈,少数病人转为慢性或慢性带菌者;慢性菌痢不易根治，易反复发作；中毒性菌痢则预后差，尤其脑型如不及时治疗，病死率较高。

（二）护理评估

1. 流行病学

（1）传染源：主要是病人和带菌者。

（2）传播途径：通过病原菌污染食品、水和生活用品，经口入消化道感染。

（3）人群易感性：人群对痢疾杆菌普遍易感，学龄前儿童患病多。

（4）流行特征：细菌性痢疾呈全年散发，以夏、秋两季多见。

2. 身心状况

潜伏期一般为1～3天。病前多有不洁饮食史。

（1）急性菌痢：可分为3种类型：①急性典型：起病急，畏寒、发热，多为38～39℃以上，每日排便十次至数十次不等，伴里急后重。左下腹压明显，可触及痉挛的肠索。病程约1周左右；②急性非典型：一般不发热或有低热，腹泻次数少，每日3～5次，黏液多，一般无肉眼脓血便，无里急后重。病程一般为4～5天；③急性中毒型：多见于2～7岁健壮儿童。有严重的全身毒血症状，可迅速发生循环、呼吸衰竭，而肠道症状较轻。可分为：休克型、脑型（呼吸衰竭型）、混合型。

（2）慢性菌痢：病情迁延不愈超过2个月以上者。分为3型：①急性发作型：约占5%，其主要临床表现同急性典型菌痢；②迁延型：发生率约10%，常有腹部不适或隐痛，腹胀、腹泻、黏液脓血便等消化道症状，时轻时重，迁延不愈；③隐匿型：发生率约2%～3%，1年内有菌痢史，临床症状消失2个月以上，但粪培养可检出痢疾杆菌，乙状结肠镜检查可见肠黏膜病变。

（3）心理状况：急性菌痢起病急，症状明显，中毒性痢疾症状重等，引起病人及家属的紧张和恐惧感。慢性菌痢易使病人情绪低落，产生焦虑心理。

3. 实验室及其他检查

（1）血常规检查：急性期白细胞总数多在$(10\sim20)\times10^9/L$，中性粒细胞增多，核左移。

（2）粪便检查：外观多为黏液脓血便，量少，无粪质。镜检有大量脓细胞及红细胞。大便培养是确诊本病的依据。

（3）乙状结肠镜检查：急性菌痢一般不宜采用。慢性菌痢则可见结肠黏膜充血、水肿及浅表溃疡，黏膜可呈颗粒状且可见息肉等增生性改变。

（三）护理诊断及合作性问题

1. 体温过高　与痢疾杆菌感染释放内毒素有关。

2. 腹泻　与胃肠道炎症、溃疡形成导致胃肠蠕动增强、肠痉挛有关。

3. 疼痛：腹痛　与肠蠕动增强、肠痉挛有关。

4. 组织灌注量改变　与内毒素导致微循环障碍有关。

5. 营养失调：低于机体需要量　与发热、腹泻、食欲下降导致摄入不足有关。

（四）护理措施

1. 一般护理

应给予消化道隔离，直至症状消失、大便培养连续2次阴性为止。卧床休息，保证充足的睡眠。饮食一般以流质或半流质为宜，忌食多渣、多油或有刺激性的食物。有失水现象者,可给予口服补液,或给予生理盐水或5%葡萄糖盐水静脉滴注,注射量视失水情况而定,以保持水和电解质平衡。

2. 对症护理

(1)高热的护理:提供良好的安静的休养环境。保证有足够的热量摄入,应注意口腔卫生。对高热者可采用物理降温或药物降温,观察降温效果。对高热伴频繁惊厥者可遵医嘱用亚冬眠疗法。

(2)腹泻的护理:避免诱因,注意休息。腹痛剧烈者,可予热水袋热敷,或遵医嘱使用阿托品等药物止痛。给予高蛋白、高维生素、易消化、清淡流质或半流饮食,少量多餐。每次便后清洗用1:5000高锰酸钾溶液坐浴,以保持肛周皮肤清洁。病人必须严格实施消化道传染病隔离,尤其是粪便、呕吐物。遵医嘱使用有效抗生素药物。

(3)中毒性菌痢的护理:应绝对卧床休息,减少不必要的搬动;专人监护,每半小时监测生命体征1次;保持呼吸道通畅,吸氧,流量2~4L/min;迅速建立静脉通路,遵医嘱扩容、纠正酸中毒等抗休克治疗。

3. 病情观察

密切观察病人的生命体征、意识状态、面色、尿量变化及双侧瞳孔大小、对光反射,如有异常及时向医生报告,配合抢救治疗。

4. 心理护理

对病人及其家属进行细菌性痢疾相关知识的教育,与病人充分沟通,及时给予心理支持,以消除病人的紧张、焦虑等不良情绪。

(五)健康教育

①对病人及家属进行急性菌痢有关知识教育,广泛宣传菌痢的发生及传播方式,注意饮食、饮水及个人卫生;②教会病人做肛门周围皮肤护理的方法;嘱病人遵守医嘱及时、按量、按疗程坚持服药治疗,一定要在急性期彻底治愈,以防转变成慢性痢疾,影响今后的生活和工作;③病人避免进食生冷食物、暴饮暴食、过度紧张和劳累、受凉、情绪波动等诱因。加强体育锻炼,保持生活规律,复发时及时治疗。

(六)预防

①控制传染源:早期隔离,早治疗,彻底治疗;②切断传播途径:最重要的环节,认真贯彻执行"三管一灭"(即管好水源、食物、粪便及消灭苍蝇),注意个人卫生,养成饭前便后洗手的良好卫生习惯;③保护易感人群:近年来主要采用口服活菌苗。

第九节　伤寒病人的护理

(一)概要

伤寒是由伤寒杆菌引起的急性肠道传染病。典型的临床表现包括持续高热、腹部不适、肝脾肿大、白细胞低下,部分病人有玫瑰疹和相对缓脉。伤寒杆菌能耐低温,在冰冻环境中可持续数月,但对光、热、干燥及消毒剂的抵抗力较弱日光直射数小时即死,加热至60℃经30分钟或煮沸后立即死亡,在3%石炭酸中5分钟即被杀死。

治疗措施是:①一般治疗与对症治疗:伤寒虽有特效抗生素治疗,但一般治疗与对症治疗,尤以护理及饮食的重要性不容忽视;②病原治疗:喹诺酮类对伤寒杆菌(包括耐氯霉素株)有强大杀菌作用,尤其对多重耐药菌株所致伤寒者的治疗,应列为首选药物;头孢菌素类有抗伤寒杆菌作用,如头孢曲松、头孢哌酮。

(二)护理评估

1. 流行病学

(1)传染源:伤寒杆菌只感染人类,唯一的传染源是病人或带菌者。

(2)传播途径:即粪-口途径传播。水源:水源污染是本病传播的最重要途径,并常常是造成暴发流行的主要原因之一。此外,食物污染也是一种途径。

(3)人群易感性:人对伤寒普遍易感。

(4)流行特征:本病终年可见,夏秋季为多。发病一般以青少年及儿童为多见。

2. 身心状况

(1)典型伤寒的自然病程约为4周,可分为4期。

1)初期:相当于病程第1周。起病大多缓慢。发热是最早出现症状,体温呈阶梯形上升,可在5~7天内达到39~40℃,常伴全身不适、乏力、食欲减退、头痛、腹部不适等。

2)极期:病程的第2~3周。①高热:稽留热为典型的热型;②消化道症状:食欲缺乏,腹胀,腹部不适或有隐痛,以右下腹为明显,亦有轻压痛;③神经系统症状:一般与病情之轻重密切相关。表现为虚弱、精神恍惚、表情淡漠、呆滞、反应迟钝、听力减退;④循环系统症状:常有相对缓脉(脉搏加快与体温上升不相称)或重脉;⑤肝脾肿大:本期常可触及肿大的脾脏、质软,有轻压痛。亦可发现肝大、质软,有压痛;⑥皮疹:病程第7~12天,部分病人出现皮肤淡红色的小斑丘疹(玫瑰疹),分布以胸腹部为多,亦可见于背部与四肢。大多维持2~4天后消退。

3)缓解期:病程第3~4周。体温开始波动,并逐渐下降。各症状减轻,肿大的脾脏回缩,压痛减退。

4)恢复期:病程第5周。体温恢复正常,食欲好转,症状及体征均恢复正常。通常需1个月左右才完全康复。

(2)临床类型:①轻型:发热在38℃左右,全身毒血症状轻,病程短,1~3周即可恢复;②暴发型(重型):起病急,毒血症状严重,发展快。畏寒,高热或过高热,腹痛,腹泻,休克等;③迁延型:起病初始表现与普通型(典型)相同,由于机体免疫力低下,发热持续不退,弛张或间歇热型,肝脾肿大亦较显著;④逍遥型:全身毒血症状轻,病人常照常生活、工作,不察觉患病。

(3)复发与再燃:①复发:本病易有复发,复发率一般为10%左右;②再燃:在病程的2~3周,体温开始波动下降的过程,尚未达正常,持续5~7天,发热又回复上升。

(4)并发症:①肠出血为常见的严重并发症,多见于病程第2~3周,从大便隐血至大量血便。少量出血可无症状或仅有轻度头晕,脉快;大量出血时热度骤降,脉搏细速,体温与脉搏曲线呈交叉现象,并有头晕、面色苍白、烦躁、冷汗、血压下降等休克表现;②肠穿孔为最严重的并发症,多见于病程第2~3周。肠穿孔常发生于回肠末段,但亦可见于结肠或其他肠段;肠穿孔的表现为突然右下腹剧痛,伴有恶心、呕吐、冷汗、脉细速、呼吸促、体温与血压下降(休克期),经1~2小时后腹痛及其他症状暂缓解(平静期)。

3. 实验室及其他检查

(1)血常规:白细胞常减低,分类计数见中性粒细胞减少伴核左移。嗜酸性粒细胞减少或消失。

(2)细菌培养:进行伤寒杆菌的病原学检查是本病的确诊依据。

(3)肥达试验:"O"抗体凝集效应≥1∶80及"H"抗体≥1∶160有辅助诊断价值。

(三)护理诊断及合作性问题

1. 体温过高　与伤寒杆菌感染有关。

2. 营养失调:低于机体的需要量　与高热、纳差、腹胀、便秘、消化功能低下有关。

3. 有体液不足的危险　与高热、液体摄入不足有关。

(四)护理措施

1. 一般护理

①按消化道传染病隔离,隔离期应自发病日起至临床症状完全消失、体温恢复正常后15日为止;②卧床休息,特别是预防肠道及心肌的严重并发症;③饮食应给高热量、高营养、少渣易消化的流质饮食。充足的水分可使尿量增加,成人每天入量2500~3000ml,口服不足可静脉补液;④保持皮肤清洁,定期更换体位,防止褥疮并肺部感染。病人食欲减退,消化功能低下,再加病久抵抗力减弱,易发口腔炎,应按时清洁口腔。

2. 对症护理

(1)高热:采用物理降温为宜,一般避免使用解热药,以免引起大汗虚脱给病人带来不良影响。

(2)便秘:可用开塞露或低压盐水灌肠,忌用泻药或高压灌肠。

(3)腹泻:可调整饮食,减少脂肪及乳糖等食物或给铋剂与颠茄,不可作为常规给药。细菌感染引起的腹泻可抗生素治疗。

(4)腹胀:应停止饮食中的产气食物,注意钾盐的补充,还可用松节油热敷腹部,或肛管排气也可低压盐水灌肠。

3. 并发症的护理

(1)肠出血:绝对卧床休息,保持安静,必要时给镇静剂,密切观察病人的面色、脉搏、血压变化及每次大便的量及颜色。可选用止血药或输新鲜全血,肠出血病人禁忌灌肠。

(2)肠穿孔:应及早确诊施行手术治疗,应用足量高效抗生素治疗,以控制腹膜炎,并观察病人面色、腹痛、腹胀情况,按时测量血压、脉搏、呼吸并给予静脉输液等支持疗法。

4. 用药护理

①氯霉素仍为目前治疗伤寒的首选药,长时间服用氯霉素易产生不良反应,抑制骨髓造血机能,严重者可发生再生障碍性贫血;②复方磺胺甲基异噁唑(复方新诺明),可出现发热、皮疹、胃肠道反应,泌尿系统反应等,用药期间多饮水,隔日查尿常规,每周查血象1次;③氟哌酸和环丙氟哌酸有胃肠道反应,小儿用药注意骨质变化。

(五)健康教育

①要搞好饮用水及饮食卫生。养成良好的个人卫生习惯,如饭前、便后洗手,不生吃海产品,不吃不新鲜的食品,不饮生水,提倡用一次性食具;②宣传灭蝇、防蝇对预防伤寒也是非常重要的;③经常参加体育活动,锻炼身体,接受日光的照射,吸收新鲜空气。在工作中,

也要注意劳逸结合，加强营养，以增强抗病能力。

（六）预防

①控制传染源：及早隔离、治疗病人；②切断传播途径为预防本病的关键性措施。改善给水卫生，严格执行水的卫生监督，是控制伤寒流行的最重要环节；③保护易感者，伤寒预防接种对易感人群能够起一定的保护作用。

第十节　霍乱病人的护理

（一）概要

霍乱是由霍乱弧菌引起的烈性肠道传染病，属三大国际检疫传染病之一，也是我国法定的甲类传染病。霍乱弧菌为革兰染色阴性，粪便直接涂片可见弧形排列呈“鱼群”样。对热、干燥、日光、酸和一般消毒剂如漂白粉、来苏尔等敏感，加热55℃10分钟，煮沸1分钟即可死亡，但对低温和碱耐受力强。

治疗原则是：①严格隔离：按甲类传染病进行隔离；②补液：补充液体和电解质是治疗本病的关键环节，输液的剂量和速度，应视病情轻重、脱水程度、血压、脉搏、尿量及血浆比重等而定；③病原治疗：可选用多西环素、复方磺胺甲基异噁唑或氧氟沙星；④对症治疗。

（二）护理评估

1. 流行病学

（1）传染源：霍乱是人类传染病，病人和带菌者是本病的传染源。

（2）传播途径：霍乱是经口感染的肠道传染病。经水传播常是最主要的传播途径。此外也常经食物、生活接触和苍蝇等而传播。

（3）人群易感性：人对本病都是易感的，但感染后并非人人都发病。

（4）流行特征：地区分布多为江河入海口附近的江河两岸及水网地带；我国发病季节一般在5～11月，而流行高峰多在7～10月。

2. 身心状况

（1）泻吐期：起病突然，多以剧烈腹泻开始，继以呕吐，少数先吐后泻，多无腹痛，亦无里急后重，少数有腹部隐痛或腹部饱胀感，个别可有阵发性绞痛。排便后一般有腹部轻快感。大便性状初为稀便，后即为水样便，以黄水样或清水样为多见，少数为米泔样或洗肉水样。

（2）脱水虚脱期：由于严重的泻吐引起水及电解质丧失，可表现：①神态不安，表情恐慌或淡漠。眼窝深陷，声音嘶哑，口渴、唇舌极干、皮肤皱缩且弹性消失，指纹皱瘪，腹下陷呈舟状，体表温度下降；②循环衰竭：中度或重度脱水，极度软弱无力，神志不清，血压下降，脉搏细弱而速，心音弱且心率快。严重者脉搏消失、血压不能测出、呼吸浅促、皮肤口唇黏膜发绀；③电解质平衡紊乱：缺钠可引起肌肉痉挛（以腓肠肌及腹直肌最常见）。缺钾可引起低钾综合征，表现为全身肌肉张力减低，甚至肌肉麻痹、肌腱反射消失、鼓肠、心动过速、心音减弱、心律不齐、心电图异常，缺钾还可引起肾脏损害。由于碳酸氢根离子的大量丧失，产生代谢性酸中毒。尿少及循环衰竭又可使酸中毒加重。严重酸中毒时可出现神志不清、呼吸深长、血压下降。

(3)反应期及恢复期:脱水纠正后,大多数病人症状消失,逐渐恢复正常。部分病人出现发热反应,以儿童为多,体温可升高至38~39℃,一般持续1~3日后可自行消退。

3. 实验室及其他检查

(1)血液检查:白细胞数达(10~30)×10^9/L,中性粒细胞增加,输液后钾低,钠、氯高。

(2)尿检查:尿呈酸性,比重1.010~1.025,尿中出现蛋白、管型。

(3)粪便检查:粪便直接涂片可见弧形排列呈"鱼群"样。

(三)护理诊断及合作性问题

1. 体液不足　与剧烈呕吐导致大量水分丢失有关。

2. 腹泻　与霍乱毒素导致肠黏膜过度分泌有关。

3. 恐惧　与病情发展迅速出现严重脱水导致极度不适、实施严密隔离有关。

4. 活动无耐力　与频繁泻吐导致丢失大量物质有关。

(四)护理措施

1. 严格隔离消毒

发现疫情进行消化道隔离,立即上报卫生防疫和疾病控制部门,泻吐物用20%漂白粉乳剂等浸泡,枕芯等用物,暴晒6小时。

2. 病情观察

每1~2小时测1次生命体征,注意皮肤黏膜弹性,尿量改变。评估水、电解质和酸碱平衡情况。观察腹泻、呕吐物的量、颜色及性状。

3. 对症护理

(1)补液护理:轻、中度脱水采用口服补液,严重者快速建立两条通道,根据脉搏血压调整输液速度和量。

(2)腹泻与呕吐护理:严格卧床休息,做好生活护理。呕吐时取头侧位,吐后漱口。加强臀部的护理,保持皮肤干燥清洁,防感染。呕吐物、排泄物消毒后弃去。

(五)健康教育

提倡喝开水,不吃生食或半生的食物,饭前、便后要洗手。

(六)预防

①控制传染源:发现病人或疑似病人立即隔离治疗;②切断传播途径:对病人和带菌者的粪便、分泌物、衣物均应严格消毒。消灭苍蝇,不吃生食或半生的食物,饭前、便后要洗手;③保护易感人群:疫苗接种保护率达50%~80%,维持时间半年。只能降低发病率,不能减少带菌率,流行区选用可减少急性病例,缩短流行过程。

第十一节　流行性脑脊髓膜炎病人的护理

(一)概要

流行性脑脊髓膜炎简称流脑,是由脑膜炎双球菌引起的化脓性脑膜炎。临床表现为发热、头痛、呕吐、皮肤黏膜淤点、淤斑及颈项强直等。

脑膜炎双球菌属奈瑟氏菌属,我国的流行菌群主要是A群,B群仅占少数,但带菌者以

B、C群为主。在败血症期,主要病变为血管内皮损害,血管壁炎症、坏死和血栓形成同时有血管周围出血;皮肤、皮下组织、黏膜和浆膜等局灶性出血。脑膜炎期的病变以软脑膜为主。

治疗要点是以病原和对症为主,及早应用抗生素,首选青霉素G。

(二)护理评估

1. 流行病学

(1)传染源:带菌者和病人。

(2)传播途径:病原菌借咳嗽、喷嚏、说话等由飞沫直接从空气中传播。

(3)人群易感性:任何年龄均可发病,从2~3个月开始,6个月至2岁发病率最高,以后随年龄增长逐渐下降。

(4)流行特征:发病从前一年11月份开始,次年3、4月份达高峰,5月份开始下降。其他季节有少数散发病例发生。

2. 身心状况

(1)普通型:约占90%左右。病程可分为上呼吸道感染期、败血症期和脑膜炎期,但由于起病急、进展快、临床常难以划分。

1)上呼吸道感染期:多数病人无症状。部分病人有咽喉疼痛,鼻咽黏膜充血及分泌物增多。鼻咽拭子培养常可发现病原菌。

2)败血症期:病人常无前驱症状,突起畏寒、高热、头痛、呕吐、全身乏力、肌肉酸痛、食欲不振和神志淡漠等毒血症状。70%左右的病人皮肤黏膜可见淤点、淤斑。病情严重者淤点、淤斑可迅速扩大,且因血栓形成发生大片坏死。

3)脑膜炎期:大多数败血症病人于24小时左右出现脑膜刺激征,此期持续高热、头痛剧烈、呕吐频繁、皮肤感觉过敏、怕光、狂躁及惊厥、昏迷。血压可增高而脉搏减慢。脑膜的炎症刺激,表现为颈后疼痛、颈项强直、角弓反张、克氏征及布氏征阳性。

(2)暴发型:少数病人起病急骤,病情凶险如不及时抢救,常于24小时内甚至6小时之内危及生命,此型病死率达50%,婴幼儿可达80%。

1)休克型:多见于儿童。突起高热、头痛、呕吐,精神极度萎靡。常在短期内全身出现广泛淤点、淤斑,且迅速融合成大片,皮下出血,或继以大片坏死。面色苍灰,唇周及指端紫绀,四肢厥冷,皮肤呈花纹,脉搏细速,血压下降,甚至不可测出。脑膜刺激征缺如。脑脊液大多清亮,细胞数正常或轻度增加,血培养常为阳性。

2)脑膜脑炎型:亦多见于儿童。除具有严重的中毒症状外,病人频繁惊厥迅速陷入昏迷。有锥体束征阳性,除有上述颅内压增高症外,常有同侧瞳孔因动眼神经受压而扩大,光反应消失,眼球固定或外展,对侧肢体轻瘫,进而出现呼吸衰竭。

3)混合型:是本病最严重的类型,病死率常高达80%,兼有两种暴发型的临床表现,常同时或先后出现。

(3)慢性败血症:本型不多见。多发生于成人,病程迁延数周或数月。反复出现寒战、高热、皮肤淤点、淤斑。关节疼痛亦多见,发热时关节疼痛加重呈游走性。

(4)并发症与后遗症:继发感染以肺炎多见。化脓性迁徙性病变有中耳炎、化脓性关节炎、脓胸、心内膜炎、心肌炎、全眼炎、睾丸炎及附件炎等。动眼神经麻痹、视神经炎、肢体运动障碍、失语、癫痫、脑脓肿等。

3. 实验室及其他检查

(1)血常规检查:白细胞总数明显增加,一般在$(10\sim30)\times10^9/L$以上。中性粒细胞在80% ~90%以上。

(2)脑脊液检查:诊断流脑的重要方法。脑脊液升高、外观仍清亮,稍后则浑浊似米汤样。细胞数常达$1\times10^9/L$,以中性粒细胞为主。蛋白显著增高,糖含量常低于400mg/L。

(3)细菌学检查:是确诊的重要方法。皮肤淤点、脑脊液沉淀作涂片检查;取血液、脑脊液作细菌培养。

(三)护理诊断及合作性问题

1. 体温过高　与脑膜炎双球菌感染有关。

2. 组织灌注量改变　与脑膜炎双球菌毒素导致循环障碍有关。

3. 皮肤完整性受损　与内毒素作用皮肤导致淤点、淤斑有关。

(四)护理措施

1. 一般护理

①实施呼吸道隔离;②绝对卧床休息,室内保持安静、空气新鲜流通,避免强光刺激,以免诱发惊厥,调节室温在18~20℃;③每4小时测1次体温并记录,体温超过39℃,采取物理降温,按医嘱应用退热药物;④给予高热量、高维生素的流质或半流质饮食,供给足够水份,使用磺胺药时,每日饮水至少2000ml以上,每日或隔日检查尿常规。

2. 皮肤护理

注意皮肤的护理,定时更换体位,防止褥疮。口腔护理2次/d,眼睛每日用生理盐水清洗,滴抗生素眼药水,两眼不能闭合者用生理盐水纱布遮盖。

3. 对症护理

(1)如病人出现剧烈头痛、躁动不安、频繁抽搐或呕吐,为颅内压增高表现,加放床栏以防坠床,按医嘱给镇静剂,呕吐时头偏向一侧,做好抢救工作,按医嘱予脱水治疗,脱水剂要快速静脉滴注,必要时开放两条静脉通路。

(2)尿潴留者,按摩膀胱或局部热敷,必要时导尿,避免用力排尿以防诱发脑疝。

(3)昏迷者按昏迷常规护理。

4. 病情观察

观察生命体征变化,如面色苍白、口唇发绀、四肢厥冷、脉搏细速、血压下降、体温不升,为休克表现,通知医生并协助抢救。

(五)健康教育

讲解本病的相关知识,平时注意个人卫生。居室勤开窗通风,衣被勤晒、勤洗。留有后遗症者,应实施功能锻炼、按摩等。

(六)预防

①控制传染源:对病人及带菌者应隔离至症状消失后3天,但不少于发病后7天;②切断传播途径:注意个人卫生,保持室内空气新鲜,勤晒衣服。少去人多拥挤的公共场所;③保护易感人群:接触者可用药预防,服用磺胺类药。流行季节前一个月给易感儿童接种A群荚膜多糖菌苗,并每年加强1次。

第十二节　钩端螺旋体病病人的护理

（一）概要

钩端螺旋体病简称钩体病，是由致病性钩端螺旋体所致急性全身性动物源性传染病。钩体为革兰阴性菌，是需氧菌，呈特殊螺旋状运动，故称钩端螺旋体。对理化因素的抵抗力比细菌弱，对干、热、化学消毒剂敏感。日光直射 2 小时、60℃ 10 分钟可灭活。钩体经皮肤侵入体内，经淋巴系或直接进入血循环繁殖，产生毒素形成初期钩体血症，引起全身毒血症状。治疗应做到“三早一就地”，即早发现，早诊断，早治疗及就地治疗。青霉素 G 为首选药物。

（二）护理评估

1. 流行病学

(1)传染源：多数动物可感染钩体并带菌，成为储存宿主，以鼠和猪最常见。

(2)传播途径：接触为主，侵入途径是通过破损的皮肤，其次为黏膜。也可经口传染，如吃了被污染的食品等，其他如经吸血昆虫、子宫内传播。

(3)易感染群：本病普遍易感，病后对同型钩体有免疫力，部分菌型与菌群间亦有一定交叉免疫。

(4)流行特征：分布全球，热带和亚热带为主，我国至少有 26 个省市自治区有流行。

2. 身心状况

潜伏期 7～13 天，分为以下几型：

(1)早期：主要表现发热、肌肉酸痛、乏力、结膜充血、淋巴结肿大等。

(2)中期：根据脏器损害不同可分为：①流感伤寒型：最常见，病人无明显器官损害，全身中毒症状明显，临床表现为发病急、发热、头痛、肌痛、全身乏力、结膜充血、浅表淋巴结肿大触痛等，类似流行性感冒；②黄疸出血型：病程开始时为一般感染中毒症状，但在 4～8 天可出现进行性加重的黄疸、出血倾向和肾功能损害。轻者只表现为轻度黄疸，短期内恢复。但严重的可迅速因肝肾功能衰竭而死亡；③肺出血型：经早期败血症后 3～4 天，本型来势猛，发展快，是无黄疸型钩体病引起死亡的常见原因。病人面色苍白、烦躁、心率和呼吸增快、肺部出现干湿啰音及血痰；④脑膜炎型：少见，出现头痛加重、呕吐频繁、烦躁不安，神志不清等脑膜脑炎表现，重者可发生脑水肿、脑疝、呼吸衰竭。

(3)后期：病人热退后各种症状逐渐消失。

3. 实验室及其他检查

(1)血、尿常规检查：白细胞明显增加，中性粒细胞明显增多。轻度蛋白尿，镜检可见红细胞、白细胞和管型。

(2)病原检查：病后 1 周内取血，第 2 周取尿，以沉淀集菌法，用暗视野镜检可查出钩体。

(3)血清学检查：乳胶凝集实验、间接荧光抗体法，具有早期快速诊断价值。

（三）护理诊断及合作性问题

1. 体温过高　与钩体毒素引起的毒血症有关。

2. 活动无耐力　与钩体及其毒性产物侵入引起全身性毛细血管中毒性损害导致各脏器功能严重紊乱有关。

3. 气体交换受损　与毒素侵入肺毛细血管不能进行有效的气体交换有关。

(四)护理措施

1. 一般护理

①应行接触隔离;②急性期应严格卧床休息,直到临床症状及体征消失方可下床活动,并应注意逐渐增加活动量及逐渐延长活动时间;③急性期给以高热量、低脂、适量蛋白、高糖、少渣易消化的流质或半流质,保证充足的营养。每日水分摄入量应保持2500~3000ml,入量不足者可静脉输液。

2. 对症护理

(1)高热的护理:除体温过高中的各项护理措施外,还应注意如有皮肤出血者不应给予乙醇擦浴。

(2)肌痛的护理:对于局部疼痛严重者可用热敷,3~4次/d,每次15分钟,使局部肌肉松弛并促进血液循环,从而减轻疼痛。

(3)肺出血的护理:肺大出血造成窒息是病人死亡原因之一。应密切观察肺出血先兆,作好急救准备,防止咯血窒息。当病人发生咯血时,应使其安静卧床,避免一切不必要的操作、检查、搬动;按医嘱给予镇静剂、垂体后叶素、氢化可的松等。

3. 病情观察

观察生命体征,是否有心悸、突然不安、面色苍白、呼吸急促等表现,以早期发现肺部大出血;观察皮肤、黏膜有无出血点及紫癜,并注意鼻出血、呕吐、便血、咯血及血尿等出血现象;观察神志、瞳孔等变化,以便及时发现脑水肿及脑疝;记出入量。

4. 用药护理

病原治疗首选青霉素,40万U肌注,每6~8小时1次,疗程1周。注意观察赫氏反应(如突起发冷、寒战、高热、头痛、脉率加快等原有症状加重,重者可出现低血压或休克等,亦可促发肺出血),特别是在首次给药后尤应密切观察,随时询问病人的感觉,以便及时发现,避免发生不良后果。除此之外,还应观察青霉素的过敏反应。

(五)健康教育

①加强个人防护,减少不必要的疫水接触,在本病流行季节避免在池塘洗澡等。并向群众宣传,在疫区于流行季节前进行疫苗接种,可预防发病;②行有关本病的知识教育,向病人介绍钩体的传播途径及可能出现的症状,嘱其有症状时及时报告医护人员,以便早期发现出血;③出院后仍需避免过度劳累,如发现有视力障碍、发音不清、肢体运动障碍等,可能是钩体病“后发症”,应及时就诊。

(六)预防

①控制传染源:及早发现病人,早期隔离治疗,对病人的血尿等消毒处理。加强灭鼠,管理好家畜粪尿为主要措施;②切断传播途径:保护水源,用水消毒,防止接触疫水,加强个人防护;③保护易感人群:疫区居民提前1个月接种与本地流行菌株相同的钩体多价疫苗。第1年皮下接种2次,以后每年加强1次。

第十三节　疟疾病人的护理

（一）概要

疟疾是由疟原虫经按蚊叮咬传播的传染病。临床上以周期性、定时性发作的寒战、高热、出汗退热，以及贫血和脾脏肿大为特点。

病原治疗的目的是既要杀灭红内期的疟原虫以控制发作，又要杀灭红外期的疟原虫以防止复发，并要杀灭配子体以防止传播。①控制发作：首选氯喹，是目前控制发作的首选药；②防止复发和传播：磷酸伯氨喹啉（伯喹），能杀灭红细胞外期原虫及配子体，故可防止复发和传播；③预防性用药；④对症治疗：循环功能障碍者，按感染性休克处理；高热惊厥者，给予物理、药物降温及镇静止惊；黑尿热则首先停用奎宁及伯喹，继之给激素，碱化尿液，利尿等。

（二）护理评估

1. 流行病学

（1）传染源：疟疾病人及带虫者是疟疾的传染源。

（2）传播途径：疟疾的自然传播媒介是按蚊。

（3）人群易感性：人对疟疾普遍易感。

（4）流行特征：本病流行受温度、湿度、雨量以及按蚊生长繁殖情况的影响。因此，北方疟疾有明显季节性，而南方常终年流行。疟疾通常呈地区性流行。

2. 身心状况

间日疟、卵形疟潜伏期为13～15天，长者6～12个月以上；三日疟24～30天；恶性疟7～12天；输血感染者7～10天。

（1）典型发作：发病特点为周期性间歇性发作。根据临床表现可分为4期：①前驱期：表现为倦怠、乏力、恶心、口渴、烦躁不安、食欲减退、腹部不适或腹泻等；②寒战期：突起发病，四肢末端发凉，背部、全身发冷，面色苍白，发绀，持续10分钟至1小时；③高热期：迅速上升，可达40℃以上，伴有头痛、全身酸痛、乏力、恶心、口渴、烦躁不安甚至谵妄、面色潮红、皮肤干热、脉搏有力，但神志清楚。本期持续2～6小时；④大汗期：高热后全身大汗淋漓，约2～3小时体温降低，常至35.5℃。自觉症状明显缓解，但可有乏力。间日疟和卵形疟间歇期为48小时，三日疟为72小时。

（2）凶险发作：由恶性疟引起，起病急缓不一，热型多不规则，每天或隔天发作，但无明显缓解间歇。常见于脑型、超高热型、厥冷型、胃肠型疟疾。

（3）其他类型疟疾：①输血疟疾：潜伏期7～10天，同典型发作，治疗后无复发；②婴幼儿疟疾：临床多不典型，发热前常无寒战，退热也无大汗。多有吐泻、抽搐或微循环障碍。病死率高。检查有脾脏肿大、贫血、血中有大量疟原虫；③孕妇疟疾：易致流产、早产、死产。

（4）再燃与复发：复发主要见于间日疟和三日疟。临床症状出现再燃多在初发后3个月内。复发则不一，间日疟复发多在1年内；三日疟在2年内，个别过几十年还可复发。

（5）并发症：黑尿热是由急性血管内溶血引起，表现为急起寒战、高热、腰痛，恶心、呕吐，肝脾迅速增大，进行性贫血、黄疸，排酱油色尿，可导致急性肾衰竭。

3. 实验室及其他检查

(1)血常规检查:红细胞和血红蛋白在多次发作后下降,恶性疟尤重;白细胞总数初发时可稍增,后正常或稍低,白细胞分类单核细胞常增多,并见吞噬有疟色素颗粒。

(2)疟原虫检查:血液涂片(薄片或厚片)染色查疟原虫,并可鉴别疟原虫种类。骨髓涂片染色查疟原虫,阳性率较血片高。

(3)血清学检查:疟原虫抗体一般在感染后2~3周出现,4~8周达高峰,以后逐渐下降。现已应用的有间接免疫荧光、间接血凝与酶联免疫吸附试验等,阳性率可达90%。

(三)护理诊断及合作性问题

1. 体温过高　与疟原虫感染、大量致热原释放入血有关。

2. 活动无耐力　与红细胞大量破坏导致贫血有关。

3. 潜在并发症　黑尿热、脑疝、急性肾功能衰竭等。

(四)护理措施

1. 一般护理

卧床休息,定期测量体温;在发冷期给予保暖;高热时给予温水擦浴、30%~50%乙醇擦浴,亦可用冰袋冷敷。遵医嘱给予退热剂,出汗后及时更换衣被。给予高热量、高蛋白、高维生素的流质饮食,鼓励病人补充足够的水分;病人进食不足时,给予静脉营养。

2. 病情观察

严密观察病情变化,如生命体征、面色改变及寒战、高热发生的规律;对恶性疟者尤要注意无头痛、呕吐、谵妄、抽搐、意识障碍及其瞳孔改变、有无脑膜刺激征等情况;观察有无黑尿热并发症的发生,如突然出现的寒战、高热与腰痛,排酱油色尿、贫血、黄疸等。

3. 用药护理

(1)氯喹口服可引起消化道症状、头晕、皮肤瘙痒等,嘱病人饭后服用,减少对胃肠道刺激。

(2)联合应用伯喹可防止复发,应注意有无头晕、恶心、呕吐、发绀等副作用,特异质者可引起急性血管内溶血,故用药前询问家族史,有无进食蚕豆、药物后发生溶血和黄疸史,了解是否存在G-6-PD活性缺陷的可能性。一旦出现严重毒性反应,应立即报告医生停药,嘱病人多饮水或静脉补液促进药物排泄。

(3)选用氯喹或喹宁静脉滴注的控制疟疾凶险发作时,应注意此药可引起血压下降及心脏传导阻滞,严重者可出现心脏骤停。使用时应控制滴速,40~50滴/min为宜。如有严重反应者应立即停止滴注,绝不可静脉推注。

(五)健康教育

①介绍防蚊、灭蚊的知识,如改善环境卫生,房间定期喷洒杀虫剂,配备纱窗或夜间挂蚊帐等;②宣传疟疾治疗知识,如按医嘱坚持服药,以求彻底治愈;③注意观察药疗效和副作用,如寒战、发热、大汗消退后又反复发作者,应速到医院诊治。

(六)预防

①管理传染源:及时发现疟疾病人,并进行登记,管理和追踪观察。对现症者要尽快控制,并予根治;对带虫者进行休止期治疗或抗复发治疗;②切断传播途径:在有蚊季节正确使用蚊帐,户外执勤时使用防蚊剂及防蚊设备。灭蚊措施除大面积应用灭蚊剂外,量重要的是

消除积水、根除蚊子滋生场所；③保护易感者：进入疟区，特别是流行季节，在高疟区必须服药预防。一般自进入疟区前2周开始服药，持续到离开疟区6～8周。

第十四节　阿米巴病病人的护理

（一）概要

阿米巴病是溶组织阿米巴侵入人体引起的一种寄生虫病。依据病变部位的不同分为肠阿米巴病（阿米巴痢疾）及肠外阿米巴病，本节主要介绍阿米巴痢疾。阿米巴痢疾是由溶组织内阿米巴侵袭结肠所致。临床特征为发热、腹痛、腹泻、果酱样黏液血便，右下腹压痛，全身症状不重，但易迁延为慢性或多次复发，也可能在肝、肺、脑等处形成迁徙性脓肿。溶组织内阿米巴的生活周期中有滋养体和包囊两种形态。滋养体喜在厌氧环境中生长，需有细菌或组织的酶解物作营养。包囊在体外具有较强的抵抗力，在大便中可存活2周以上，在水中可存活5周，并能耐受常用化学消毒剂，但不耐热，加热50℃几分钟即死亡。

治疗原则为杀灭病原、防治并发症。甲硝唑（灭滴灵）是病原治疗的首选药物。重型常合并有细菌感染者，应加用抗生素。大量肠出血者给予输血。并发肠穿孔、腹膜炎者在甲硝唑和抗生素控制下进行手术治疗。

（二）护理评估

1. 流行病学

（1）传染源：主要为无症状带包囊者，其次为慢性病人。

（2）传播途径：粪－口传播。也可通过苍蝇、蟑螂等媒介间接传播。

（3）易感人群：普遍易感，性别无差异。感染后无免疫力，重复感染十分常见。

（4）流行特征：分布遍及全球，以热带与亚热带地区为高发，夏、秋季节多见。多呈散发，偶有水源性流行。发病率农村高于城市。

2. 身心状况

潜伏期一般为1～2周，可短至4天或长达1年以上。

（1）轻型：症状不明显，可出现腹痛、腹泻，粪检时可查到包囊。

（2）普通型：起病缓慢，腹痛（常局限于右下腹）、腹泻，粪便呈暗红色果酱样，内含滋养体，多无里急后重。

（3）重型：少见，多见于体弱或营养不良者。起病急骤，中毒症状明显，有寒战、高热及极度衰竭。大便次数迅速增多至每日15次以上，含明显脓血及腹部明显压痛。病人有不同程度的脱水与电解质紊乱，甚至休克。易出现肠穿孔及肠出血等并发症。如治疗不及时，可在1～2周内死亡。

（4）慢性型：普通型未经彻底的延续，病程可持续数年。腹泻反复发作，或腹泻与便秘交替出现。间歇期可无任何症状，疲劳、饮食不当、暴饮暴食、受凉及情绪变化等为常见诱因。大便检查可找到滋养体或包囊。

（5）并发症：肠道并发症为肠出血等；肠道外并发症为阿米巴肝脓肿等。

3. 实验室及其他检查

（1）血象：白细胞总数和分类均正常，除暴发型和普通型伴细菌感染时，周围血象白细胞总数和中性粒细胞比例增高。

(2)粪便检查:新鲜大便的黏液带血的部分,找到溶组织内大滋养体为确诊依据。

(3)血清学检查:检测血清中的特异性 IgG、IgM 抗体,当有侵袭性病变时才有抗体。

(三)护理诊断及合作性问题

1. 腹泻　与溶组织阿米巴感染引起肠道病变有关。

2. 疼痛:肝区痛　与肝脓肿导致肝包膜受牵拉有关。

3. 体温过高　与肝脓肿形成,大量坏死物质等致热原释放入血有关。

4. 潜在并发症　肠出血、肠穿孔、休克等。

(四)护理措施

1. 一般护理

①按消化道隔离,至症状消失或大便连续 3 次找不到滋养体及包囊。病人的粪便应当消毒后弃去,保证室内无苍蝇、无蟑螂;②急性期协助病人卧床休息,以减少体力消耗。环境安静,减少不良刺激。症状改善后逐渐增加活动量;③保持皮肤清洁,尤其肛周皮肤。便后及时用温水清洗或 1:5000 高锰酸钾溶液坐浴,以增加舒适感,保护肛周皮肤。

2. 饮食护理

告知病人合理饮食的重要性。急性期给予易消化饮食,避免粗纤维、刺激性、高糖物,利于病变愈合。嘱病人多饮水。

3. 对症护理

(1)发热者应多休息,摄取足够的水分和营养,保持皮肤、口腔清洁。必要时行物理降温。

(2)严重腹泻者,协助床旁排便,或卧于有孔床,孔下放置便器,并用屏风遮挡。频繁腹泻伴明显腹痛者,遵医嘱颠茄合剂或肌注阿托品等解痉剂,亦可使用腹部热敷等方法。

(3)配合医生进行肝穿刺抽脓,以防脓肿溃破。术后及时将脓液送检。

4. 病情观察

观察大便的次数、性质、量和气味,注意是否伴有出血;观察有无突然发生的腹痛、腹肌紧张、腹部压痛及反跳痛等肠穿孔表现。重症者应严密观察生命体征、面色、皮肤弹性、疼痛情况;有无咳嗽、气促等。

5. 心理护理

护士要多与病人及家属沟通。态度和蔼,认真听病人的诉说。耐心解释本病相关知识,介绍方法及疗效,帮助病人树立战胜疾病的信心。

(五)健康教育

病人出院后应注意休息,防止暴饮暴食,避免受凉、劳累、紧张等,以防复发。加强营养,提高体抗力。出院后 3 个月应每月复查大便 1 次。

(六)预防

发现和彻底治愈病人和带包囊者是根本措施。注意饮食卫生(三管:饮水、食品、粪便),消灭苍蝇和蟑螂。

第十五节　血吸虫病病人的护理

（一）概要

血吸虫病是由血吸虫的成虫寄生于人体门静脉系统所引起的地方性疾病。我国流行的只是日本血吸虫（简称血吸虫病）。病变部位主要在结肠和肝脏，较多见的异位损害则在肺和脑。

治疗分为：①病原疗法：吡喹酮是目前较理想的抗血吸虫药物；②对症疗法：急性期持续高热病人，可先用肾上腺皮质激素或解热剂缓解中毒症状和降温处理。

（二）护理评估

1. 流行病学

(1)传染源：日本血吸虫病人的粪便中含有活卵，为本病主要传染源。

(2)传播途径：主要通过皮肤与疫水接触。钉螺为血吸虫的唯一中间宿主，是本病传染过程的主要环节。钉螺感染率以秋季为最高。

(3)易感人群：人与脊椎动物对血吸虫普遍易感，流行区以学龄儿童及青少年感染率最高。

2. 身心状况

(1)急性血吸虫病：见于初次接触疫水者。表现为：①发热：热型为间歇热、弛张热；②过敏反应：以荨麻疹为常见；③消化道症状：食欲不振、腹痛、腹泻多见。少数有脓血便，腹部压痛；④肾脏损害：少数病人有蛋白尿。

(2)慢性血吸虫病：多数病人无明显症状，少数病人有肝轻度肿大，或表现为反复发作性腹痛、贫血、消瘦营养不良、劳动力减退。

(3)晚期血吸虫病：主要表现为血吸虫病性肝硬化所致门脉高压，肝功能无代偿以及严重营养代谢障碍，内分泌失调。

(4)异位损害：是虫卵随血流带到门脉系统以外的其他脏器引起的损害，偶可由成虫异位寄生引起。常见有肺血吸虫病、脑血吸虫病。

3. 实验室及其他检查

(1)血象：白细胞计数及嗜酸粒细胞百分数均明显增加，白细胞总数多在 $10 \times 10^9/L$ 以上，嗜酸粒细胞一般在 20% 以上。

(2)粪便检查：粪沉淀检查易找到血吸虫卵，孵化阳性率极高，阳性率可高达 90% 左右。

（三）护理诊断及合作性问题

1. 体温过高　与血吸虫急性感染后虫卵和毒素作用有关。

2. 营养失调：低于机体需要量　与食欲不佳、腹泻、发热造成的体液耗损有关。

3. 活动无耐力　与血吸虫所致的结肠、肝脏病变引起体力明显下降有关。

（四）护理措施

1. 一般护理

①急性血吸虫病人应卧床休息，慢性病者可适当活动，避免劳累；②晚期应加强生活照

顾,置半卧位以减轻呼吸困难;③病人的粪便,应消毒处理;④发热期供给充足水分,营养丰富、易消化食物;慢性期应给予高糖、高蛋白、丰富维生素食物;晚期应给予优质蛋白、易消化食物。有严重腹水的病人,应限盐饮食,并控制水分摄入,每日不超过1000ml,避免进食粗硬、多纤维和有刺激食物。

2. 病情观察

观察生命体征、腹泻情况,定时称体重、量腹围,记尿量。

3. 对症护理

(1)腹泻护理:指导病人合理休息和饮食,注意腹部保暖。可给予营养丰富易消化的少渣或无渣食物,少量多餐,避免煎炸、油腻、产气食物,减少脂肪摄入,戒烟、酒。保证供给足够水分,维持体液平衡。慢性及晚期病人尤应避免进食粗、硬、刺激性的食物。

(2)皮肤护理:经常用温水清洗,保证皮肤清洁。协助病人更换体位,按摩骨骼隆突处,以免压疮形成。腹泻者便后及时清洗、擦干肛周皮肤,并涂油膏保护。

4. 用药护理

吡喹酮毒性小,副作用短暂而轻微,主要有头晕、头痛、无力、恶心、腹痛,少数可有过敏反应,一般不需要处理。在使用利尿药治疗时,应定期称体重、量腹围,记录尿量,观察利尿效果,维持水电解质和酸碱平衡。

5. 并发症的护理

出现上消化道出血时,应密切观察病情,定期测量并记录呼吸、脉搏、血压,准确记录24小时液体出入量以及便血、呕血的时间、量、性质、色泽等。禁食、口干者可用无菌棉签蘸冷开水湿润口腔。出血停止24小时要进流质,1周后改半流质,饮食宜温热,以免使血管扩张再度出血,不要随意搬动病人,病人侧卧防止窒息。

(五)健康教育

在家治疗应注意休息,避免劳动;注意营养,改善体质;禁烟、酒,避免诱发因素;注意个人卫生,避免感染。

(六)预防

①控制传染源:早隔离、早治疗病人;②切断传播途径:灭螺是切断传播途径的关键;防止人畜粪便污染水源,严格做到无害化处理,严格实行粪管制度;保护水源,改善用水,做到饮用水无害化处理;③保护易感人群:不接触疫水,湖沼地区收割、捕捞、作战训练必须与疫水接触时,应确实做好个人防护措施。可穿桐油布鞋,长统胶鞋、塑料防护裤等。

第十六节　猩红热病人的护理

(一)概要

猩红热是由A组乙型溶血性链球菌引起的急性传染病。临床以发热、咽峡炎、草莓舌、全身弥漫性鲜红色皮疹及皮疹退后片状脱皮为特征。A组乙型溶血性链球菌是唯一对人类致病的链球菌,具有较强的侵袭力,能产生致热性外毒素。该菌外界生命力较强,在痰和渗出物中可存活数周,但对热及一般消毒剂敏感。

治疗原则是首选青霉素G,疗程7~10天,重者可加大剂量或联合使用两种抗生素。

(二)护理评估

1. 流行病学

(1)传染源:猩红热病人及带菌者为主要传染源,自发病前24小时至疾病高峰传染性最强。

(2)传播途径:多在冬、春季节发病,通过空气飞沫传播,也可经皮肤伤口或产道感染传播。3~7岁小儿发病率高。

(3)人群易感性:普遍易感,感染后人体可产生2种免疫力。

(4)流行特征:我国一年四季均可发病,以冬、春季多见。

2. 身心状况

(1)前驱期:以发热、咽峡炎、咽红肿、扁桃体炎化脓为主。

(2)出疹期:多在发热的第2日出现,始于耳后、颈部及上胸部,24小时迅速遍及全身。特点为全身弥漫性充血的皮肤上出现针尖大小的丘疹,触之有砂纸感,疹间无正常皮肤。特殊体征:腋窝、肘窝、腹股沟处可见皮疹密集,并伴出血点,呈线状,称为帕氏线。面部潮红,有少量皮疹,口鼻周围无皮疹,略显苍白,称为口周苍白圈。杨梅舌是指病初舌被覆白苔,3~4天后白苔脱落,舌乳头红肿突起。

(3)脱屑期:于病后1周末,按出疹顺序开始脱屑,躯干为糠皮样脱屑,手掌、足底可见大片状脱皮,呈“手套”“袜套”状。脱皮持续1~2周。无色素沉着。

(4)并发症:主要有急性肾小球肾炎、风湿热等,为变态反应性疾病,多发于病程的2~3周。

3. 实验室及其他检查

白细胞计数明显增高,以中性粒细胞为主,在80%以上。咽拭子细菌培养可得乙型溶血性链球菌。

(三)护理诊断及合作性问题

1. 体温过高　与感染、毒血症有关。

2. 皮肤完整性受损　与皮疹、脱皮有关。

3. 潜在并发症　急性肾小球肾炎、风湿热。

(四)护理措施

1. 一般护理

需卧床休息;给予营养丰富、富含维生素的流质或半流质食物,恢复期给软食,鼓励并帮助病人进食;注意口腔卫生,常规口腔护理,咽痛明显者可用硼酸液漱口或口含溶菌酶含片。

2. 发热的护理

急性期应卧床休息2~3周,给予适当的物理降温或遵医嘱给予退热药,但忌用冷水或乙醇擦浴。提供充足的水分,以利散热及排泄毒素。

3. 皮肤护理

保持皮肤清洁、干燥,勤更换衣物及床单,用温水清洗皮肤,禁用肥皂水。剪短指甲,防止抓伤皮肤。皮肤瘙痒可涂5%碳酸氢钠或炉甘石洗剂等。

4. 预防感染的传播

呼吸道隔离至症状消失1周,连续3次咽拭子培养阴性;有化脓性并发症者应隔离治愈为止。对病人的分泌物及排泄物用含氯消毒液消毒,接触过的物品,应浸泡、熏蒸或日晒消毒。

(五)健康教育

①急性期卧床休息,多饮水;②室内通风换气,每天2次,每次不少于15分钟;③流行季节,尽量避免到公共场所;④增强体育锻炼,提高自身免疫力;⑤玩具可以煮沸消毒,日常用具暴晒,起到灭菌作用。

(六)预防

①管理传染源:病人及带菌者隔离6~7天。有人主张用青霉素治疗2天,连续咽试子培养3次阴性即解除隔离;②切断传播途径:流行期间,应避免到公共场所,住房应注意通风。对可疑猩红热、咽峡炎病人及带菌者,都应给予隔离治疗;③保护易感者:对密切接触者需医学观察3天,并可口服磺胺类药物或红霉素3~5天以预防疾病发生。

[习题]

(一)名词解释

1. 传染病	2. 流行性感冒	3. 病毒性肝炎	4. 乙脑
5. 流行性出血热	6. 狂犬病	7. 艾滋病	8. 菌痢
9. 伤寒	10. 霍乱	11. 流行性脑脊髓膜炎	12. 钩端螺旋体病
13. 疟疾	14. 阿米巴痢疾	15. 血吸虫病	16. 猩红热

(二)填空题

1. 传染病流行过程的3个基本条件__________、__________、__________。
2. 流行性感冒主要通过__________传播。
3. 甲型、戊型肝炎主要经____________________传播。
4. 乙脑最常见的并发症是____________________。
5. 流行性出血热主要传染源为__________。
6. 狂犬病典型的临床经过可分为3期,即__________、__________、__________。
7. 艾滋病的传染源有____________________。
8. 菌痢的潜伏期一般为__________。
9. 目前治疗伤寒的首选药物是________。
10. 治疗霍乱最关键的措施是________。
11. 流脑的传染源是________。
12. 钩体病首次青霉素治疗应注意观察有无________出现。
13. 疟疾的传播媒介为________。
14. 治疗阿米巴病的特效药物是________。
15. 在日本血吸虫生活史中,钉螺是必需的________。
16. 猩红热的传播途径是________。

(三)选择题(A型题)

1. 确定传染病隐性感染的主要依据是(　　)

A. 有明显的流行病学史　B. 有轻微的病理损害结果　C. 有较轻的临床表现
D. 有阳性的病原体检查结果　E. 血清特异性抗体检查阳性结果

2. 传染病确定诊断最直接的证据是(　　)
A. 临床资料　B. 流行病学资料　C. 活组织病理检查结果
D. 免疫功能的检测结果　E. 病原学检查结果

3. 潜伏期是指(　　)
A. 从病原体侵入人体至出现对病原体特异免疫反应的时段
B. 从病原体侵入人体起至出现典型或特征性临床体征的时间
C. 从病原体侵入人体至开始出现临床症状止的时期
D. 从开始出现临床症状至症状明显或典型体征为止的时期
E. 从病原体侵入至排出体外的时期

4. 与病原体致病能力不相关的是(　　)
A. 侵袭力　B. 毒力　C. 病原体的数量
D. 病原体的变异性　E. 机体的免疫功能

5. 发生于城镇的甲类传染病应于发现后多长时间内上报疫情(　　)
A. 3 小时　B. 6 小时　C. 9 小时
D. 12 小时　E. 24 小时

6. 传染过程的 5 种表现形式,通常以哪种最常见(　　)
A. 病原体被清除　B. 病原携带状态　C. 隐性感染
D. 潜伏性感染　E. 显性感染

7. 隐性感染增加时,其临床意义主要是(　　)
A. 显性感染增加　B. 轻型病人增加　C. 潜伏性感染增加
D. 病原携带状态增加　E. 免疫人群扩大

8. 传染病 IgG 抗体效价恢复期比急性期增高多少时才有诊断价值(　　)
A. 增高 1 倍以上　B. 增高 2 倍以上　C. 增高 4 倍以上
D. 增高 6 倍以上　E. 增高 8 倍以上

9. 人体能对抗再感染的主要原因是(　　)
A. 非特异性免疫功能　B. 特异性免疫的作用　C. 预防用药
D. 增强体质　E. 注意个人卫生

10. 经肠道外传播的病毒性肝炎为(　　)
A. 甲型肝炎　B. 乙型肝炎　C. 丙型肝炎
D. 丁型肝炎　E. 戊型肝炎

11. 下列哪一种急性肝炎最易慢性化(　　)
A. 甲型肝炎　B. 乙型肝炎　C. 丙型肝炎
D. 丁型肝炎　E. 戊型肝炎

12. 急性重型肝炎早期最有诊断意义的是(　　)
A. 深度黄疸　B. 严重的消化道症状
C. 病程早期出现肝性脑病表现　D. 高度乏力　E. 腹水出现快

13. 下列何项指标对判断重型肝炎的预后最有意义(　　)

A. 转氨酶　B. 总胆红素　C. 白蛋白
D. 球蛋白　E. 凝血酶原时间或凝血酶原活动度

14. 关于目前艾滋病的预防措施,下列哪一项不正确(　)
A. 主要通过以宣传教育为主的综合性预防措施
B. 注射预防艾滋病的疫苗
C. 加强血制品的筛查与管理
D. 安全避孕套是阻断性传播的有效手段
E. 对静脉吸毒者的管理

15. 变异性最强的肝炎病毒是(　)
A. 甲型肝炎病毒　B. 丙型肝炎病毒　C. 乙型肝炎病毒
D. 丁型肝炎病毒　E. 戊型肝炎病毒

16. 对甲型肝炎的诊断最有意义的指标是(　)
A. 转氨酶升高超过正常值 5 倍以上
B. 总胆红素明显增高 >85.5μmo/L
C. 血清白蛋白降低 <25g/L
D. 血清抗 - HAVIgM 阳性
E. 凝血酶原时间延长

17. 为确诊甲型肝炎最应做下列哪项检查(　)
A. 肝功能　B. 凝血酶原时间　C. 血清抗 - HAVIgM
D. 用 PCR 法检测病人血中 HAV RNA　E. 肝穿刺病理检查

18. 流行性出血热高血容量综合征表现一般不包括下列哪一项(　)
A. 脉搏洪大　B. 体表静脉充盈　C. 心音亢进、心率增快
D. 血压下降　E. 脉压差增大

19. 关于乙脑流行特征,下列哪项是错误的(　)
A. 传播媒介固定,故属虫媒传染病
B. 幼猪为本病的主要传染源
C. 蚊虫是主要传播媒介,又是乙脑病毒的长期保存宿主
D. 流行强度的预测依据流行前仔猪感染率和蚊虫带毒率
E. 感染后发病率高,显性感染多,多呈爆发流行

20. 乙脑确诊的依据是(　)
A. 流行季节出现高热、头痛、呕吐、意识障碍及惊厥
B. 血常规白细胞总数及中性粒细胞数均增高
C. 脑脊液蛋白及细胞数轻度增加
D. 血清特异性 IgM 抗体阳性　E. 脑膜刺激征阳性

21. 乙型脑炎最主要的传染源是(　)
A. 病人　B. 幼猪　C. 蚊虫
D. 隐性感染者　E. 鼠类

22. 流行性乙型脑炎病人死亡的主要原因是(　)
A. 高热　B. 昏迷　C. 抽搐

D. 中枢性呼吸衰竭　　E. 外周性呼吸衰竭

23. 中毒性菌痢多见于(　　)

A. 新生儿　　B. 婴幼儿　　C. 2~7岁儿童

D. 8~12岁儿童　　E. 成人

24. 目前流行性出血热病人死亡最常发生在哪期(　　)

A. 发热期　　B. 低血压休克期　　C. 少尿期

D. 多尿期　　E. 恢复期

25. 流行性出血热原发性休克发生的原因主要是(　　)

A. 血管壁通透性增加,血浆外渗致有效循环血容量下降

B. 腔道大出血　　C. 合并细菌感染

D. 电解质的平衡紊乱　　E. 心功能衰竭

26. 艾滋病病人最常见的肺部机会性感染是(　　)

A. 巨细胞病毒感染　　B. 结核杆菌感染　　C. 念珠菌感染

D. 卡氏肺孢子虫感染　　E. 支原体感染

27. 确诊伤寒的依据是(　　)

A. 典型的临床表现　　B. 有伤寒病人接触史　　C. 血培养伤寒杆菌阳性

D. 外周血白细胞总数及嗜酸细胞减少　　E. 肥达氏反应阳性

28. 目前国内治疗伤寒首选药物是(　　)

A. 氯霉素　　B. 复方新诺酮　　C. 阿莫西林

D. 三代头孢菌素　　E. 喹诺酮类

29. 伤寒的主要传播途径是(　　)

A. 日常生活接触　　B. 虫媒传播　　C. 呼吸道

D. 血液途径　　E. 粪-口途径

30. 下列哪一种热型最支持伤寒诊断(　　)

A. 不规则热　　B. 弛张热　　C. 稽留热

D. 间歇热　　E. 波状热

31. 伤寒最严重的并发症是(　　)

A. 肠出血　　B. 肠穿孔　　C. 中毒性心肌炎

D. 支气管肺炎　　E. 中毒性肝炎

32. 病人腹泻水样便1天,达4~5次,无明显里急后重。大便常规:脓细胞0~2个/HP,红细胞1~3个/HP,悬滴法见运动快的细菌,涂片染色见革兰氏阴性弯曲且排列成鱼群状细菌,确定诊断为(　　)

A. 细菌性痢疾　　B. 阿米巴痢疾　　C. 霍乱

D. 肠滴虫病　　E. 急性肠炎

33. 霍乱的治疗应以下列哪一项为主(　　)

A. 卧床休息,流质饮食　　B. 补液疗法　　C. 病原治疗

D. 一般对症治疗　　E. 输血或输血浆

34. 下列关于流脑的提法哪一项不正确(　　)

A. 带菌者是流脑主要的传染源

B. 脑膜炎球菌体外易自溶，故标本应及时送检
C. 流脑以冬春季发病率高
D. 暴发型流脑休克型病人其脑脊液常规化验多属正常
E. 婴幼儿流脑脑膜刺激征尤为明显

35. 流脑确诊的依据是（　　）
A. 冬春季发病，突起高热、头痛呕吐
B. 意识改变伴有脑膜刺激征　C. 脑脊液检查是化脓性改变
D. 皮肤有淤点、淤斑　E. 以上都不是

36. 流脑败血症期主要而显著的体征是（　　）
A. 脑膜刺激征　B. 皮肤黏膜淤点、淤斑　C. 意识改变
D. 病理反射　E. 唇周单纯疱疹

37. 流脑疾病早期或暴发休克型，腰穿脑脊液的变化主要是（　　）
A. 压力增高　B. 外观微混　C. 蛋白增加
D. 细胞数增高　E. 糖和氯化物含量减低

38. 钩体病的流行季节主要在（　　）
A. 冬春季　B. 春夏季　C. 夏秋季
D. 秋冬季　E. 夏冬季

39. 黄疸出血型钩体病的主要死亡原因是（　　）
A. 肝功能衰竭　B. 肾功能衰竭　C. 呼吸衰竭
D. 循环衰竭　E. 消化系统

40. 钩体病的潜伏期一般为（　　）
A. 5～10 天　B. 7～13 天　C. 6～20 天
D. 10～20 天　E. 15～20 天

41. 控制疟疾临床症状发作的首选药物是（　　）
A. 氯化喹啉　B. 伯氨喹林　C. 乙胺嘧啶
D. 硫酸喹宁　E. 甲氟喹

42. 预防疟疾传播的有效药物是（　　）
A. 氯化喹林　B. 伯氨喹啉　C. 乙胺嘧啶
D. 青蒿素　E. 磺胺类

43. 关于阿米巴原虫的大滋养体，下列哪项不正确（　　）
A. 大滋养体有致病力　B. 存在于病人的粪便和病灶中
C. 有伪足，能运动　D. 不能吞噬红细胞
E. 对外界抵抗力弱，遇寒冷会死亡

44. 阿米巴痢疾的最常见并发症是（　　）
A. 结肠肉芽肿　B. 阿米巴肝脓肿　C. 阿米巴肺脓肿
D. 阿米巴脑脓肿　E. 阑尾炎

45. 典型阿米巴痢疾的粪便是（　　）
A. 黄水样便　B. 黏液便　C. 脓血便
D. 血水样便　E. 果酱样便

46. 阿米巴痢疾的主要传播途径是(　　)

A. 飞沫传播　B. 输血传播　C. 粪－口途径　D. 性接触传播　E. 垂直传播

47. 阿米巴痢疾粪便镜检中最具有诊断意义的是(　　)

A. 聚团状红细胞　B. 大量白细胞　C. 大量脓细胞　D. 夏科－雷登结晶　E. 吞噬红细胞的阿米巴滋养体

48. 日本血吸虫生活史中,必需的中间宿主是(　　)

A. 蚊　B. 钉螺　C. 人　D. 猪　E. 螨

49. 血吸虫病的传播途径是(　　)

A. 粪－口传播　B. 直接接触传播　C. 间接接触传播　D. 经皮肤与疫水传播　E. 血液传播

50. 血吸虫病的基本病变主要由哪项引起(　　)

A. 虫体的代谢产物　B. 虫卵沉积在组织器官内　C. 尾蚴的侵入　D. 成虫寄生的机械刺激　E. 童虫引起的病变

51. 猩红热的发病季节主要是(　　)

A. 冬春　B. 春夏　C. 夏秋　D. 秋冬　E. 春天

52. 猩红热治疗的首选药物及疗程是(　　)

A. 青霉素 3～5 天　B. 青霉素 7～10 天　C. 丁胺卡那霉素 5～7 天　D. 三代头孢菌素 7～10 天　E. 氯霉素 5～7 天

53. 猩红热的皮疹出现在发热后(　　)

A. 12 小时之内　B. 12～48 小时　C. 49～60 小时　D. 61～72 小时　E. 大于 72 小时

(四)病例讨论

张某,男性,30 岁。五年来反复出现乏力、纳差,曾多次查 HBsAg 阳性,肝功能异常。半月前劳累后(参加建房劳动)出现高度乏力、恶心、呕吐,每日进食约 1 两左右,感腹胀明显,尿黄、皮肤黄,间断有鼻衄。大便颜色黑。查体,神志清,皮肤、巩膜重度黄染,肝肋下可触及边缘,脾肋下 2cm,腹水征阳性。肝功能示 ALT600u,总胆红素 228μmo/L,白蛋白 28g/L,凝血酶原时间为 32 秒钟(正常对照 14 秒钟)。

问:1. 病人可能的医疗诊断是什么?

2. 列出 3 个主要的护理诊断。

3. 制定相应的护理措施。

[参考答案]

(一)名词解释

1. 传染病是由病原微生物和寄生虫感染人体后产生的具有传染性的疾病。
2. 流行性感冒是由流感病毒引起的一种急性呼吸道传染病。
3. 病毒性肝炎是由多种不同的肝炎病毒引起的一组以肝脏损害为主的传染病。

4. 乙脑是由乙型脑炎病毒引起的以脑实质炎症为主要病变的急性中枢神经系统传染病。

5. 流行性出血热是由出血热病毒引起的自然疫源性疾传染病。

6. 狂犬病是由狂犬病毒引起的以侵犯中枢神经系统为主的致命性急性传染病。

7. 艾滋病是由人类免疫缺陷病毒引起的一种严重传染病。

8. 菌痢是由痢疾杆菌引起的常见肠道传染病。

9. 伤寒是由伤寒杆菌引起的急性传染病。临床表现包括持续高热、腹部不适、肝脾肿大、白细胞低下,部分病人有玫瑰疹和相对缓脉。

10. 霍乱是由霍乱弧菌引起的烈性肠道传染病,属三大国际检疫传染病之一,也是我国法定管理的甲类传染病。

11. 流行性脑脊髓膜炎简称流脑,是由脑膜炎双球菌引起的化脓性脑膜炎。临床表现为发热、头痛、呕吐、皮肤黏膜淤点、淤斑及颈项强直等脑膜刺激征。

12. 钩端螺旋体病简称钩体病,是由致病性钩端螺旋体所致急性全身性动物源性传染病,临床以早期钩端螺旋体败血症(急性发热与全身酸痛),中期的各器官损害和功能障碍,以及后期的各种变态后发症为特点。

13. 疟疾是由疟原虫经按蚊叮咬传播的传染病。临床上以间歇性寒战、高热、继之出汗退热,以及贫血和脾大为特点。

14. 阿米巴痢疾是由溶组织内阿米巴原虫侵入结肠引起的以腹泻为主要表现的疾病。

15. 血吸虫病是由血吸虫的成虫寄生于人体所引起的地方性疾病。

16. 猩红热是由A组乙型溶血性链球菌引起的急性传染病,临床以发热、咽峡炎、草莓舌、全身弥漫性鲜红色皮疹及皮疹退后片状脱皮为特征。

(二)填空题

1. 传染病流行过程的3个基本条件传染源、传播途径、人群易感性。

2. 流行性感冒主要通过飞沫传播。

3. 甲型、戊型肝炎主要经粪-口传播。

4. 乙脑最常见的并发症是支气管肺炎。

5. 流行性出血热主要传染源为鼠。

6. 狂犬病典型的临床经过可分为3期,即前驱期、兴奋期、麻痹期。

7. 艾滋病的传染源有艾滋病病人和无症状携带者。

8. 菌痢的潜伏期一般为1~3天。

9. 目前治疗伤寒的首选药物是喹诺酮类。

10. 治疗霍乱最关键的措施是补充液体和电解质。

11. 流脑的传染源是带菌者和病人。

12. 钩体病首次青霉素治疗应注意观察有无赫氏反应出现。

13. 疟疾的传播媒介为雌性按蚊。

14. 治疗阿米巴病的特效药物是甲硝唑。

15. 在日本血吸虫生活史中,钉螺是必需的唯一中间宿主。

16. 猩红热的传播途径是呼吸道传播。

（三）选择题（A 型题）

1. E	2. E	3. C	4. E	5. B	6. C	7. E	8. C	9. B	10. D
11. C	12. C	13. E	14. B	15. B	16. D	17. C	18. D	19. E	20. D
21. B	22. D	23. C	24. C	25. E	26. D	27. C	28. E	29. E	30. C
31. B	32. C	33. B	34. E	35. E	36. B	37. A	38. C	39. B	40. B
41. A	42. B	43. C	44. B	45. E	46. C	47. E	48. B	49. D	50. B
51. A	52. B	53. B							

（四）病例讨论

1. 最可能的临床诊断是慢性重型肝炎。

2. 主要的护理诊断有：

(1)营养失调：低于机体需要量　与摄入减少及呕吐有关。

(2)活动无耐力　与肝细胞严重受损有关。

(3)潜在并发症　肝性脑病、腹水、出血、肾功能衰竭。

3. 护理措施：

(1)一般护理：应卧床休息；肝炎早期应进易消化、清淡、合适病人口味的饮食，但应保证足够热量，并多吃维生素丰富的食物。低脂、低盐、高糖、高维生素、易消化食物、限制蛋白质入量（少于0.5g/kg·d），增加病人食欲，少食多餐。

(2)对症的护理：①出血的护理：观察出血的部位、程度，告知病人预防出血，不挖鼻、不剔牙，不用硬牙刷刷牙，注射后压迫长时间；②腹水的护理：测量体重1～2次/周，测腹围1次/d，了解腹水消涨情况；予以低盐饮食。严重腹水者，限制液体入量，记录24小时出入水量。严重腹胀及呼吸困难病人，遵医嘱配合医师行腹穿放腹水治疗，并观察腹穿后反应。

(3)病情观察：生命体征、黄疸是否加重、出血表现、肝浊音界变化、消化道症状有无改变、记录出入量、测量腹围。

(4)用药护理：按医嘱应用保肝药，不滥用药物，特别应禁用损害肝脏药物。

(5)心理护理：保持乐观情绪。

(6)健康教育：让病人了解肝炎类型、传播途径、隔离期及措施、消毒方法；适量运动，以不疲劳为原则；避免不必要输血，且避免共用针头、注射器；避免到公共场所、避免受到感染；及时复查；注意饮水卫生。